高职高专医药院校护理类专业书证融通系列教材

数字案例版

▶ 供护理、康复治疗技术、助产等专业使用

康复护理
（数字案例版）

主　编　戴　波　薛　礼

副主编　陈玉芳　吴兆平　夏　辉　明虎斌

编　者　（以姓氏笔画为序）

王艳波　甘肃中医药大学

王潞萍　长治医学院附属和平医院

冯玉如　聊城职业技术学院

吴兆平　清远职业技术学院

陈玉芳　肇庆医学高等专科学校

明虎斌　平顶山学院

夏　辉　皖西卫生职业学院

曾　珊　广西医科大学附属肿瘤医院

薛　礼　皖西卫生职业学院

戴　波　聊城职业技术学院

华中科技大学出版社
http://www.hustp.com
中国·武汉

内 容 简 介

  本教材是高职高专医药院校护理类专业书证融通系列教材（数字案例版）。

  本教材共五章，主要内容包括康复护理学概论、康复护理评定、康复治疗基本技术、康复护理基本技术、常见疾病的康复护理。每节都设有案例式情境导入，并提出问题，学生可以以问题为导向进行学习，激发学习兴趣。

  本教材可供护理、助产专业使用，也可供广大护理教师和临床护理人员参考。

图书在版编目（CIP）数据

康复护理：数字案例版 / 戴波，薛礼主编.—武汉：华中科技大学出版社，2020.1（2023.1重印）
高职高专医药院校护理类专业书证融通系列教材：数字案例版
ISBN 978-7-5680-5902-2

Ⅰ.①康… Ⅱ.①戴… ②薛… Ⅲ.①康复医学-护理学-高等职业教育-教材 Ⅳ.①R47

中国版本图书馆 CIP 数据核字（2020）第 003059 号

康复护理（数字案例版）   戴 波 薛 礼 主编
Kangfu Huli（Shuzi Anli Ban）

策划编辑：史燕丽
责任编辑：郭逸贤
封面设计：原色设计
责任校对：曾 婷
责任监印：周治超
出版发行：华中科技大学出版社（中国·武汉） 电话：（027）81321913
     武汉市东湖新技术开发区华工科技园 邮编：430223
录 排：华中科技大学惠友文印中心
印 刷：武汉科源印刷设计有限公司
开 本：889mm×1194mm 1/16
印 张：16.75 插页：1
字 数：426 千字
版 次：2023 年 1 月第 1 版第 4 次印刷
定 价：58.00 元

高职高专医药院校护理类专业书证融通系列教材
（数字案例版）

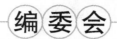

编委会

丛书学术顾问　文历阳　胡　野

委员（按姓氏笔画排序）

王　兵	湖南交通工程学院
王高峰	贵州工程职业学院
卢　兵	镇江高等专科学校
朱　红	山西同文职业技术学院
刘义成	汉中职业技术学院
孙凯华	广东岭南职业技术学院
杨美玲	宁夏医科大学继续教育学院
邹金梅	四川卫生康复职业学院
张　捷	上海中侨职业技术学院
陈小红	铜仁职业技术学院
陈丽霞	泉州医学高等专科学校
陈国富	泰州职业技术学院
陈晓霞	肇庆医学高等专科学校
武　江	镇江高等专科学校
林爱琴	郑州铁路职业技术学院
金庆跃	上海济光职业技术学院
郑纪宁	承德医学院
费素定	宁波卫生职业技术学院
唐忠辉	漳州卫生职业学院
桑未心	上海东海职业技术学院
黄　涛	黄河科技学院
黄岩松	长沙民政职业技术学院
黄绪山	安康职业技术学院
曹新妹	上海交通大学医学院附属精神卫生中心
程红萍	长治医学院
雷良蓉	随州职业技术学院
戴　波	聊城职业技术学院

网络增值服务使用说明

欢迎使用华中科技大学出版社医学资源网

1.教师使用流程

（1）登录网址：http://yixue.hustp.com （注册时请选择教师用户）

（2）审核通过后，您可以在网站使用以下功能：

管理学生

建立课程　　　　　　　　　　布置作业

下载教学　　　　　教师　　　　查询学生学习
资源　　　　　　　　　　　　记录等

2.学员使用流程

建议学员在PC端完成注册、登录、完善个人信息的操作。

（1）PC端学员操作步骤

①登录网址：http://yixue.hustp.com （注册时请选择普通用户）

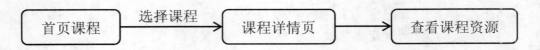

② 查看课程资源

如有学习码，请在个人中心-学习码验证中先验证，再进行操作。

首页课程 —选择课程→ 课程详情页 —→ 查看课程资源

（2）手机端扫码操作步骤

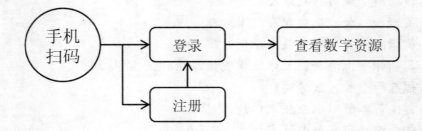

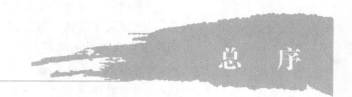

Introduction | 总 序

2019年国务院正式印发《国家职业教育改革实施方案》(下文简称《方案》),对职业教育改革提出了全方位设想。《方案》明确指出,职业教育与普通教育是两种不同教育类型,具有同等重要地位,要将职业教育摆在教育改革创新和经济社会发展中更加突出的位置。职业教育的重要性被提高到了"没有职业教育现代化就没有教育现代化"的地位,作为高等职业教育重要组成部分的高等卫生职业教育,同样受到关注。

高等卫生职业教育既具有职业教育的普遍特性,又具有医学教育的特殊性。其中,护理专业的专科人才培养要求以职业技能的培养为根本,以促进就业和适应产业发展需求为导向,与护士执业资格考试紧密结合,突出职业教育的特色,着力培养高素质复合型技术技能人才,力求满足学科、教学和社会三方面的需求。

为了进一步贯彻落实文件精神,适应护理专业高职教育改革发展的需要,服务"健康中国"对高素质复合型技术技能人才培养的需求,充分发挥教材建设在提高人才培养质量中的基础性作用。经调研后,在全国卫生职业教育教学指导委员会专家和部分高职高专示范院校领导的指导下,华中科技大学出版社组织了全国近50所高职高专医药院校的200多位老师编写了这套高职高专医药院校护理类专业书证融通系列教材(数字案例版)。

本套教材强调以就业为导向、以能力为本位、以岗位需求为标准的原则。按照人才培养目标,遵循"三基"(基本理论、基本知识、基本技能)、"五性"(思想性、科学性、先进性、启发性、适应性)、"三特定"(特定目标、特定对象、特定限制)的编写原则,充分反映各院校的教学改革成果和研究成果,教材编写体系和内容均有所创新,在编写过程中重点突出以下特点。

(1)紧跟教改,接轨"1+X"制度。紧跟高等卫生职业教育的改革步伐,引领职业教育教材发展趋势,注重体现"学历证书+若干职业技能等级证书"制度(即"1+X证书"制度),提升学生的就业竞争力。

(2)坚持知行合一、工学结合。教材融传授知识、培养能力、提高技能、提高素质为一体,注重职业教育人才德能并重、知行合一和崇高职业精神的培养。

(3)创新模式,提高效用。教材大量应用问题导入、案例教学、探究教学等编写理念,将案例作为基础与临床课程改革的逻辑起点,引导课程内容的优化与传授,适应当下短学制医学生的学习特点,提高教材的趣味性、可读性、简约性。

(4)纸质数字,融合发展。教材对接科技发展趋势和市场需求,将新的教学技术融入教材建设中,开发多媒体教材、数字教材等新媒体教材形式,推进教材的数字化建设。

(5)紧扣大纲,直通护考。紧扣教育部制定的高等卫生职业教育教学大纲和最新护士执业资格考试要求,随章节配套习题,全面覆盖知识点和考点,有效提高护士执业资格考试通过率。

本套教材得到了专家和领导的大力支持与高度关注,我们衷心希望这套教材能在相关课程的教学中发挥积极作用,并得到读者的青睐。我们也相信这套教材在使用过程中,通过教学实践的检验和实际问题的解决,能不断得到改进、完善和提高。

高职高专医药院校护理类专业
书证融通系列教材(数字案例版)编写委员会

前　言

Preface

随着社会进步,生活水平的不断提高,人们对生活质量的要求日益提升,加之人口老龄化,疾病谱的转变,慢性疾病患者逐渐增多,意外伤残、自然灾害等造成残疾人数量增加,使得人们对康复护理的需求日益增加。为促进康复护理学科的发展,加强康复护理学科建设和专业人才培养,总结和探索康复护理理论、知识和技能,使康复护士更好了解当前康复护理的新动向、新技能,特编写本教材。

教材编写以临床康复护理实际工作过程为依据,遵循以现代康复为指导,突出康复护理学的特点与特色,基本知识以"必需、够用"为度;基本技能以"培养学生实践动手操作能力"为目标,吸收国内外康复护理学领域的前沿信息,以培养高素质、高质量的高职高专康复护理人才。在编写过程中,注意各章节的内在联系和衔接,避免不必要的重复,突出了强化与康复护理密切相关的专科护理技术、弱化与康复护理专科技术操作不密切的康复治疗技术的"一强一弱"编写特色。

本教材共五章,主要内容包括康复护理学概论、康复护理评定、康复治疗基本技术、康复护理基本技术、常见疾病的康复护理。每节都设有案例式情境导入,并提出问题,学生可以以问题为导向进行学习,激发学习兴趣。在教材形式上,配以案例和图表,力求图文并茂、通俗易懂、易于理解。编写均按照护理程序进行详细的阐述,并对预防保健性有关的康复护理指导加以叙述。强调重视疾病康复,体现以全面康复为目标。本教材可供护理、助产专业使用,也可供广大护理教师和临床护理人员参考。

本教材在编写过程中,得到聊城职业技术学院、长治医学院附属和平医院、甘肃中医药大学、清远职业技术学院、肇庆医学高等专科学校、平顶山学院、皖西卫生职业学院、广西医科大学附属肿瘤医院等单位大力支持与协助,特此感谢。

虽然全体编者均具有康复护理教学经验和临床护理实践经验,但学科不断发展,知识不断更新,疏漏和错误在所难免,恳请读者在使用过程中及时反馈,以便于再版时进一步完善。

戴 波

目 录

MULU

第 五 章　常见疾病的康复护理

第一章　康复护理学概论

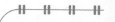

学习目标

1. 掌握:康复、康复医学、康复护理学的概念。
2. 熟悉:康复、康复医学的服务对象,康复护理的任务、康复护理的程序及内容。
3. 了解:康复及康复医学的工作内容,康复护理与一般护理的区别。

第一节　康复与康复医学

情境导入

患者,张某,男,62岁,因脑梗死导致左侧肢体活动不利二月余入院进行康复治疗,目前患者病情平稳,左侧肢体功能经康复训练后明显改善,今日护士长带领护士进行常规查房,听取床位护士小王针对该患者目前躯体功能的描述。

请思考:

1. 针对该患者目前躯体功能做出合适的康复评定。
2. 结合该患者的评定结果制订出有效的康复护理计划。

一、康复及康复医学的概念

(一) 康复概念

1969 年 WHO 康复专家委员会最早提出康复(rehabilitation)是综合协调地应用各种措施,对病、伤、残患者进行训练,消除或减轻病、伤、残对个体身心及社会功能的影响,使个体在生理、心理和社会功能方面达到或保持最佳状态,使其重返社会,提高其生存质量和活动能力。从康复的定义我们可以看出,康复主要是针对病、伤、残患者进行训练或者再训练,以提高其生活质量,最终使其重返社会。

(二) 康复医学概念

康复医学(rehabilitation medicine,RM)是以病、伤、残患者功能障碍的预防、评定和治疗为主要任务,以改善躯体功能、提高自理能力、改善生存质量为目的,为他们重返社会创造条件的医学分支，是以康复为目标的一个医学新领域。临床上虽然常将康复医学简称为康复，但二者并不等同。从学术角度看，康复是事业，医学康复是领域，而康复医学是具体的专业。

二、康复及康复医学的服务对象

（一）康复服务对象

康复服务对象主要是病、伤、残患者，老年人群和亚健康人群。其中"病"是指患有各类疾病的患者；"伤"是指各类工伤、战争伤及各类突发事件（如地震、交通事故等）导致的功能障碍患者；"残"是指各种因素导致肢体或躯体残疾的患者。在当今社会，康复服务对象还应该包括老年人和处于亚健康状态的群体。

（二）康复医学服务对象

康复医学服务对象主要是残疾人、各种创伤、急慢性疾病和因年老所致的功能障碍者，自主能力减低或不能独立生活者。

1. 各种原因引起的功能障碍者　如躯体、精神、心理等方面导致功能障碍者。

2. 老年人群　目前，我国60岁以上老年人数量明显增多，超过全国人口的10%，人口结构发生明显变化，已进入老龄化社会。其中约60%的老年人患有多种老年病或慢性病，迫切需要康复治疗，老年康复问题越来越突出。

3. 亚健康状态者　如不明原因的疲乏无力、头昏头痛、心悸胸闷、睡眠紊乱、食欲不振、性功能减退、怕冷怕热等；情绪低落、心烦意乱、焦躁不安、记忆力下降、注意力不能集中、精力不足、反应迟钝等；不能较好地承担相应的社会角色、工作，不能正常地处理好人际关系、家庭关系，难以进行正常的社会交往等。亚健康状态如果处理得当，则可向健康状态转化；反之则易患上各种疾病。

三、康复及康复医学的工作内容

（一）康复的工作内容

这里"康复"指的是"大康复"，是综合协调地应用各种措施，包括医学、社会、教育、职业等方面的措施使人得到整体的康复，使其获得重返社会的能力。这一概念包括医学康复、社会康复、教育康复、职业康复、康复工程五个方面内容。

1. 医学康复（medical rehabilitation）　医学康复是指通过医学手段来解决病、伤、残患者的功能障碍，以达到康复的目的。其应用一切医学技术和方法，如物理治疗、作业治疗、言语治疗、中医治疗等，使病、伤、残患者尽快恢复和建立功能。

2. 教育康复（educational rehabilitation）　教育康复是指针对病、伤、残患者实施特殊教育，提高功能障碍者的素质和能力，可以通过在普通学校中开设特殊教育班或成立专门招收残疾儿童的学校（如聋哑学校）等来实现。

3. 职业康复（vocational rehabilitation）　职业康复指对病、伤、残患者进行职业评定后，根据其实际的功能障碍实施针对性训练，使其掌握某种或几种实用性的技能，并进行就业前训练，设法为其安排就业，使其成为有用之才。

4. 社会康复（social rehabilitation）　社会康复是研究和协助解决病、伤、残患者经过宏观康复训练后，重返社会时遇到的任何社会问题，如国家对病、伤、残患者的权利和福利通过立法的方式予以保障等。

5. 康复工程（rehabilitation engineering）　康复工程是指利用工程学的原理和手段，

将现代科技的技术和产品转化为改善病、伤、残患者功能的具体服务。如下肢行走训练器、人工假体及人工耳蜗等。

（二）康复医学的工作内容

康复医学的工作内容主要包括康复预防、康复评定和康复治疗三个方面。

1. 康复预防 一级预防为预防能导致残疾的疾病发生；二级预防为早期发现及治疗已发生的伤病，防止遗留残疾的出现；三级预防为轻度残疾或缺陷发生后，积极进行康复训练，以免永久性功能障碍及严重的残疾障碍的发生。

2. 康复评定 康复评定又称功能评定。主要包括以下几个方面。

（1）躯体功能评定：人体发育、关节活动、肌张力、平衡和协调、心肺功能等。

（2）认知功能评定：注意力、记忆力、逻辑思维能力、时间和空间的定向力等。

（3）言语功能评定：口语、手语、书面语、身体语言、书写功能等。

（4）心理功能评定：行为、智力、人格、情绪等。

（5）社会功能评定：社会交流、人际交流、组织等能力。

3. 康复治疗 主要包括以下几个方面。

（1）物理治疗（physical therapy，PT）：广义的物理治疗包括运动疗法和物理因子疗法，即利用个体自身的肌肉收缩和关节活动以及各种物理因子（如电、光、声、磁、冷、热、水、力等）来治疗疾病，恢复与重建功能的治疗方法。

（2）作业治疗（occupational therapy OT）：通过有目的、针对性的日常活动、职业劳动、文娱活动等进行训练，从而达到改善个体功能，使患者的功能与日常生活的各个方面均能达到最佳水平。

（3）言语治疗（speech therapy，ST）：言语治疗是指对各种原因引起的交流障碍患者，通过训练使患者达到能用口语、书面语、手语来传达个人的思想、感情、意见，实现个体之间最大能力交流的治疗。

（4）心理辅导与治疗（psychological therapy，PST）：由专业人员通过观察、交谈、实验和心理测验等对有心理障碍的患者进行个别及集体心理治疗，帮助患者消除或缓解心理问题，促进患者人格向健康方向发展。

（5）中国传统治疗（traditional Chinese medicine，TCM）：中医学中的针灸、中药、中医手法治疗、传统的保健方法如太极拳等。

（6）康复护理（rehabilitation nursing，RN）：康复护理是实施早期康复的主要组成部分，它围绕全面康复的目标进行专科护理，是康复医学的重要组成部分。

（7）其他：如文体治疗、康复工程、社会服务等。

知识链接

健康的概念

1946年世界卫生大会通过的世界卫生组织宪章中对健康的定义：健康不仅是没有疾病，而是身体、精神和社会生活的完美状态。即一个人是否健康不仅仅是看其是否患有疾病，还应包括心理健康和良好的社会适应能力。身体无病只是健康的最基本条件，心理健康是人生一切的保证，而适应社会是个体健康、和谐的体现。

第二节　康复护理学

情 境 导 入

　　患者,唐某,男,45 岁,因脑出血导致左下肢活动不利一月余入院进行康复治疗,目前患者左下肢功能经综合康复训练后明显改善。今日护士长带领护士进行常规查房,听取床位护士小张针对该患者目前肢体功能的评定。

　　请思考:

　　1. 针对该患者目前肢体功能做出合适的康复评定。

　　2. 根据该患者当前的评定结果,对以前的康复护理计划做出适当的调整。

一、康复护理学的概念

　　康复护理学(rehabilitation nursing,RN)是促进病、伤、残患者康复的护理学,是对康复对象进行基础护理和实施各种康复护理专门技术,以预防继发性残疾,减轻残疾的影响,促使其重返家庭,回归社会,最终提高生存质量。

二、康复护理的原则与任务

(一) 康复护理的原则

　　1. 早期同步　即早期预防、早期介入,与临床护理同时进行,是康复护理的首要原则,并应贯穿于康复护理的始终。

　　2. 主动护理　由替代护理转变为主动护理,是康复护理的核心要素,体现了康复护理特色。

　　3. 整体护理　把患者作为整体,从身心以及社会各方面,运用各种方法进行全面护理,以到达康复治疗的成效。

　　4. 团队协作　团队协作是各种治疗师参与治疗,医生、护士和各种治疗师组成了一个治疗团队,相互之间的协调合作是康复护理的必要环节。

(二) 康复护理的任务

　　1. 提供直接护理和舒适的治疗环境　病、伤、残患者常常迫切需要安全、舒适的环境和专业的护理,康复护士是唯一能满足患者这方面需要的人员。她们为患者提供直接的护理照顾,包括日常生活护理及各种医疗护理活动,还为患者创造安全、舒适的康复治疗环境。

　　2. 防止残障的加重　社区护士有责任为病、伤、残患者提供各种康复性护理,包括预防肌肉萎缩,关节变形、僵硬、挛缩等。

　　3. 与病、伤、残患者维持良好的关系　社区护士在康复训练的过程中,还扮演着联络者的角色,也是康复机构、社区及患者间的联络员。

4．配合实施康复治疗　护士的工作可以弥补康复专业治疗工作的不足,如作业治疗师对患者进行日常生活活动训练后,护士执行并督促患者训练并指导患者日常生活活动;物理治疗师在指导患者行走训练后,要依靠护士督导、协助患者经常练习。护士参与各种康复活动的实施,维持了康复活动的连续性,使康复治疗计划更加完善。

5．协助患者重返家庭和社会　患者在接受康复治疗与训练的过程中,护理人员应为患者重返家庭和社会生活做好准备,不仅要为患者重返家庭及社会提供咨询,还要对患者及其家属进行康复知识教育及康复技术操作训练,帮助患者适应有身体缺陷的生活,并结合身体残障情况,指导家庭对其环境进行相应的改变。

三、康复护理的程序和内容

（一）康复护理程序

康复护理程序来源于护理程序,是为护理对象提供健康服务时应用的工作程序,由康复护理评估、诊断、计划、实施和评价五个步骤组成,它是一种系统的、科学的为康复对象解决问题的工作方法,是一个持续的、循环的、动态的过程。

1．康复护理评估　康复护理评估是一个系统、连续收集和整理资料的过程,包括收集资料、整理资料。

2．康复护理诊断　康复护理诊断是一个分析资料、确定康复对象健康问题的过程,包括分析资料、确定诊断和陈述诊断。

3．康复护理计划　康复护理计划是一个设计护理方案的决策过程,包括排列顺序、设定目标、制订措施和计划成文。

4．康复护理实施　康复护理实施是一个执行和完成护理计划的过程,对实施者的基本要求如下:①具备必要的知识和技能;②掌握沟通交流技巧;③善于观察和应变;④善于合作。

5．评价康复护理效果　评价康复护理效果是一个衡量措施执行后患者反应的过程,包括收集资料、判断效果、分析原因和修订计划。

（二）康复护理内容

康复护理是从基础护理中发展起来的一门专科护理技术,所以,康复护理必须体现基础护理的内容,如对患者进行生命体征的评估(如体温、脉搏、血压、呼吸等);观察患者的病情并做好相应的记录;执行康复医生开出的诊疗的医嘱;完成基础护理中的健康教育(如合理饮食、出院后的随诊)等。另外,康复护理一定要突出康复的专科特色,没有康复特色的护理不是康复护理。康复护理技术包括两大类:一类是康复治疗技术,包括物理治疗、作业治疗、言语治疗、康复护理、中国传统治疗等;另一类是康复护士需要掌握的技术,包括体位的摆放、呼吸训练与排痰、吞咽训练、肠道与膀胱护理、皮肤护理以及心理护理等。

四、康复护理人员角色

护士角色是护士应具有的与其角色相适应的社会行为模式。现代护士是受过正规教育、有专门知识的独立实践者。护士的工作不仅是在医院从事临床护理工作,还要面向社会,包括基础护理、专科护理、护理教育、预防保健等。康复护士不仅要具有普通护士的角色,还要掌握康复医学的专业技能,要充分了解心理学、社会学、伦理学以及护理学科的新理论。康复护士应具有以下角色。

（一）康复护理评定者

康复护理评定是康复护理的基础，它包括躯体、心理与社会三个方面功能的评定，康复护士至少应掌握日常生活活动能力、疼痛、排尿排便障碍、吞咽障碍以及心理等评定，熟悉肌力评定、关节功能评定、步态分析、认知功能评定、言语功能评定、感觉功能评定。

（二）康复护理技术实施者

康复护理技术的实施要按照康复计划，与相关科室专业人员密切配合，组成一个康复治疗团队共同完成患者的康复工作。康复护士要熟练掌握临床常见疾病、多发病的护理，如神经系统疾病、呼吸系统疾病、心血管系统疾病、内分泌及代谢疾病的康复护理评估、康复护理目标制订、康复护理措施及专病康复护理技术的实施，预防相关并发症的发生，有利于康复工作顺利进行。

（三）康复效果评价及病情观察者

护士与患者的接触机会最多、时间最长，能及时评估患者功能训练的恢复情况，能及时将康复治疗后出现的问题反馈给治疗师，并作为停止或者调整治疗方案的有力依据。

（四）治疗团队的协调者、督促者

康复计划一般由康复医生、护士、治疗师共同完成，在实施康复治疗的过程中，护士需要根据康复对象的治疗时间来安排、协调各项工作，尤其是与护理有关的工作，以保证康复训练顺利实施；患者在康复治疗过程中，康复护士需要督促患者遵守治疗的时间安排和进度，以保证康复治疗有序安全完成。

（五）康复治疗的教育者

康复护士不仅应对患者进行常规护理，还应教会患者家属掌握康复训练的基本技术，宣传康复知识，通过引导、鼓励和帮助，使他们掌握护理技巧，协助患者完成"自我护理"，为出院回归家庭打好基础。

五、康复护理与一般护理的区别

（一）护理对象

康复护理的对象主要是病、伤、残患者和慢性病患者，他们有着各种各样的功能障碍，这就要求护士在护理患者的同时，一定要尊重患者的人格，不能有任何歧视或厌恶。

（二）护理目的

康复护理首先要完成与一般护理相同的目的，即减轻患者的病痛和促进健康，此外还要帮助患者预防残疾，减轻残疾程度，最大限度地使其恢复生活和活动能力，使患者早日回归家庭和社会。

（三）护理内容

除一般护理内容外，康复护理还有以下要求。

（1）观察患者的残疾情况以及康复训练过程中残疾程度的变化，并认真做好记录，及时向治疗师及有关人员报告。

（2）预防继发性残疾和并发症。

（3）学习和掌握各种有关功能训练技术，配合康复医生及其他康复技术人员对残疾者进行功能评价和功能训练。

（4）训练患者进行"自我护理"。

（5）病、伤、残患者和慢性病患者有其特殊的、复杂的心理活动,甚至精神、心理障碍和行为异常,康复护理人员应理解患者、同情患者,时刻掌握康复对象的心理动态,及时、耐心地做好心理护理工作。

（薛　礼）

直通护考

参考答案

A1 型题

1. 下列哪项不属于康复医学的基本原则?（　　）

A. 功能训练　　　B. 早期同步　　　C. 主动参与　　　D. 全面康复　　　E. 救死扶伤

2. 下列哪项不属于康复医疗设备?（　　）

A. 捏力器　　　　　　　　B. 多导联心电仪　　　　　　　C. 激光治疗仪

D. 系列沙袋　　　　　　　E. 音频电疗仪

3. 医务人员共同的首要义务和天职是（　　）。

A. 维护患者的利益和社会公益　　　　　　B. 维护医务人员和医院的声誉

C. 维护医务人员和医院的经济效益　　　　D. 维护医务人员和医院的自身利益

E. 维护医务人员之间、医院间的和谐

4. 在制订个体化康复方案时,要求尊重患者自主权或决定,若患者坚持己见,可要求医生（　　）。

A. 放弃自己的责任　　　　　　B. 听命于患者　　　　　　C. 无须具体分析

D. 必要时限制患者自主性　　　E. 不伤害患者

5. 康复治疗团队的组长一般为（　　）。

A. 物理治疗师　　　　　　B. 作业治疗师　　　　　　C. 心理治疗师

D. 康复医生　　　　　　　E. 康复护士

6. 康复概念的理解应当是（　　）。

A. 康复是单纯的治病　　　B. 康复就是养病　　　　　C. 康复就是疗养

D. 不能单一认为康复只是疾病的恢复而是"功能训练、全面康复、重返社会"

E. 康复就是单纯的疾病痊愈

7. 康复护理的目的是（　　）。

A. 给药　　　　B. 处置　　　　C. 急救　　　　D. 观察

E. 使康复护理对象最终能够尽可能提高和改善生活自理能力,尽可能回归家庭,回归社会,提高生活质量,恢复如同健全人的权利和地位

8. 康复医疗是（　　）。

A. 临床医疗的后续　　　　　　　　　　B. 临床医疗的重复

C. 临床医疗的后遗症处理　　　　　　　D. 与临床医疗并进并早期介入

E. 以药物治疗为主

9. 康复护理对象应当（　　）。

A. 单指患者　　　B. 仅是老人　　　C. 仅限于残疾人　　　D. 泛指健康人

E. 指残疾人和因某种功能障碍而影响正常生活、学习、工作的慢性病患者,老年患者,还包括病、伤、残患者急性期及手术前后的患者

Note

10. 康复医学的工作方法是（　　　）。

A. 康复医生单独处理　　　　　　B. 物理治疗师单独处理

C. 康复护士处理　　　　　　　　D. 物理治疗师和作业治疗师共同处理

E. 以康复医生为首的多学科协助组

第二章　康复护理评定

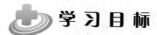

学习目标

1. 掌握：残疾评定的基本概念、分类及评定的方法；常见功能障碍的评定方法；认知障碍、构音障碍和失语症的概念；康复心理学的概念、研究内容和任务。

2. 熟悉：临床常见异常步态；言语功能障碍及认知功能障碍的主要类型和表现；ADL 的概念及分类；神经源性膀胱及神经源性肠道的定义、分类、评定方法。

3. 了解：残疾的构成要素和预防措施；康复护理评定的概念和注意事项；疼痛康复护理的对象、影响疼痛的因素；常用心理评定量表；ADL 常用评定量表。

4. 能运用简易精神状态量表、改良 Barthel 量表进行评定；能有效地向患者进行防跌倒宣教。

5. 对患者具有同理心，能感受患者的痛苦和功能障碍，评定过程认真、细致、严谨。

第一节　康复护理评定概述

情 境 导 入

患者，李某，男，58 岁，患者自述夜间睡眠困难，且日常伴有吞咽困难、夜间翻身困难、小便频繁，失眠多梦等现象，被诊断为脑卒中后住院治疗。在护士长带领下，由护士定期常规查房，要求实习护士小张针对该患者实施康复护理并对护理内容进行描述。

请思考：

1. 康复护理的内容包括哪些方面？

2. 康复护理的评定作用有哪些？

3. 康复护理的评定方法有哪些？

康复护理评定是康复医学的重要组成部分。康复护理评定不同于临床医学的疾病诊断，临床医学的疾病诊断是不断寻找疾病的病因或进行疾病的诊断，而康复护理评定是客观地评定功能障碍的性质、部位、严重程度、发展趋势、预后或转归。康复护理评定也称康复护理评价或评估，是护理人员收集患者的有关资料，检查与测量患者的功能障碍，对其结果进行比较、分析、解释，并对其功能障碍进行诊断的过程。

一、康复护理评定的作用

康复护理评定是一个反馈过程，通过评定可以为护理诊断提供依据，并可了解护理计划、实施护理活动的效果以及患者的康复进展情况。对患者康复护理的综合评定，可以为护理人员提供护理依据。护理人员也可以根据康复护理的最终评定结果，进一步检验康复计划的有效性，并为下一个护理计划的制订提供新的起点。康复护理评定的作用具体体现在以下几个方面。

（一）明确护理诊断

掌握患者的基础信息情况，明确患者的性别、年龄、病情、病症现状等，从比较全面的角度了解患者的基础信息情况。在此基础上，进一步对患者的躯体功能、家庭情况、社会环境等情况进行收集分析，掌握其存在的或潜在的护理问题。

（二）制订护理目标

康复护理评定结果可以使我们了解患者病情的严重程度及可逆程度，也就可以使我们了解患者功能恢复的最大限度，并按照评定结果确定首问题、中优问题和次优问题的顺序，制订出康复治疗的预测目标，根据评定结果制订的目标具有可测量和可观察的特点，避免了盲目性和随意性。

（三）观察护理效果

康复护理评定要在康复护理的前、中、后分期进行，通过评定资料的前后对比可以观察康复治疗及护理的效果，以及该效果是否达到了本阶段的护理目标。

（四）反馈调整

随着康复进程的进展和病情的发展，患者的机体情况不断发生变化，可能出现新的问题或护理诊断的主次发生改变。在此种情况下，及时掌握患者疾病进展期的病症现状，结合患者实际康复现状为患者提供更具针对性的康复护理内容，这是极为必要的。因此，康复护理中期的评定作为一种反馈可以确定康复护理是否达到了预期的目标，并根据评定的结果决定是否继续使用该方案还是对其进行调整和修订。

（五）估计预后

康复护理评定可以帮助康复护士正确地估计患者的预后，以便使患者及其家属做好必要的思想准备，也有利于护理人员制订护理计划。如脊髓损伤的患者，评估其损伤平面，可以了解患者最终达到的独立活动的程度。

（六）有利于护理研究

通过大量资料的积累、整理和分析，比较各种护理方案的优劣，可以筛选出更好的护理方案，从而达到推动护理学发展的目的。

（七）为回归社会做准备

通过评定患者的体能与功能残存情况，做出合理的工作与日常生活活动能力的鉴定，为患者回归社会提出指导性的建议和方案。

二、康复护理评定的方法

（一）交谈法

通过与患者及其家属的交谈，可以了解患者的病史、功能障碍对日常生活和工作的影响等,并可以与患者进行充分的沟通,取得他们的信任,为康复治疗和训练打下良好的基础。

（二）观察法

观察是康复护理评定的重要方法,通过观察可以了解患者全身一级功能障碍部位的形态改变,如患者出现肢体活动障碍,应该注意观察是否有关节畸形、关节痉挛、瘢痕形成等,另外,许多功能障碍的评定是靠观察来进行的,如步态、日常生活活动能力、体位转移等。心理评定也离不开观察,观察患者的行为举止可以了解患者的心理状态、性格、情绪、智力及社交能力。

（三）检查法

根据患者的疾病进展情况和病情表现情况,定期对患者的身体进行检查,明确患者的生命体征及各项身体指标情况。通过对检查结果的整理与综合性分析,可从比较全面的角度掌握患者的康复状况。检查可以量化评定患者的身体状况及残存功能,如肌力、残肢的长度、关节活动度、心功能及肺功能等。

（四）问卷调查法

护理人员可以结合患者的实际病症情况,以及康复护理评定过程中需要掌握的相应内容,对问卷进行全方位的设计和整理,将所有了解的信息内容整理成问题,并在问题下方给出选项,可以划分单项选择和多项选择。在此基础上,把事先设计好的、有针对性的问题制成表格,让患者或其家属填写,以此来收集资料进行康复护理评定。同时,在问卷调查期间,护理人员需要在旁进行指导,对于不理解问卷内容的患者,护理人员可以适当给予解释,使患者明确问题含义,提高问卷结果的准确性。在患者填写问卷后,及时回收。

随着现代科学技术在康复医学中的应用越来越广泛,目前很多仪器设备应用于康复评定,如肌电图机等速运动测定仪、步态分析仪、计算机评定认知功能等。

三、康复护理评定的过程

康复护理评定的过程一般分为收集资料、分析研究及确立康复护理目标、制订康复护理计划三个阶段,每个阶段都需要根据不同的目的采取不同的方法。

（一）收集资料

患者入院后,护士应该立即开始收集患者的资料。收集资料的内容包括主观资料(患者所提供资料)和客观资料(间接有各种现象或观察测量值得到的资料),从而为制订护理计划提供依据。收集资料的内容包括以下几个方面。

1. 患者的一般情况　姓名、性别、年龄、民族、职业、文化程度及宗教信仰等。

2. 临床资料　患者病史、治疗经过、有无并发症及目前的功能状态,注意了解患者的药物过敏史。

3. 日常生活活动能力　生活自理程度。

4. 器官和系统功能　运动功能、感觉功能、心肺功能、排泄功能、吞咽功能等。

5. 心理状态　认知能力、情感、性格、思维能力及意志力等。

6. 社区环境　住房设施、交通状况和工作单位情况等。

7. 社会支持　家庭联系、经济收入、亲朋对患者的态度等。

8. 要求　患者及其家属对康复护理的要求。

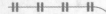

（二）分析研究及确立康复护理目标

康复护理目标包括近期目标和远期目标。近期目标是指 1 个月内能达到的目标，目标大多比较具体。远期目标是指经过康复治疗、护理措施最终希望达到的目标，实现这一目标往往需要 1 个月以上或数月之久。具体步骤如下。

1. 确定问题　通过对资料的分析，尽量找出所有的护理问题。

2. 整理分析资料　研究各种护理问题之间的联系，判断患者在疾病治疗期间实施康复护理的必要性。

3. 设定护理目标　根据患者的实际情况设定通过护理所要达到的护理目标，按照所设定的护理目标，积极完成相应的护理任务，并始终坚持以患者为护理的中心和重点。

（三）制订康复护理计划

在掌握患者基础资料、护理相关内容的同时，对康复护理评定结果进行综合的分析。根据评定结果确定解决康复护理问题的方法的决策过程，包括设定康复护理的先后顺序和康复护理的具体措施。所实施的康复护理的具体措施，主要是依据在康复护理评定结果中，患者对康复护理的认识、需求等综合实际情况，为患者实施康复教育护理、康复心理护理、康复功能护理等诸多护理内容。在护理期间，要保证所实施的康复护理均是参照康复护理评定结果开展的。

四、康复护理评定的要求

康复护理评定是康复护理工作科学有序进行的基本依据和根本保证，是康复护理工作的重要内容。为了做好康复护理评定工作，有以下几点要求。

（一）明确康复护理评定的目的

在对患者实施康复护理前，明确康复护理评定的目的。在此基础上，根据目的选择合适的评定内容、手段和方法等。

（二）选择适宜的康复护理评定方法

任何一种康复护理评定方法必须满足可信性、有效性、灵敏度和统一性的基本要求。

（三）避免误差

护理人员要保证康复护理评定仪器的状态，要使用处于良好的功能状态的康复护理评定的仪器，尽可能避免误差。

（四）取得合作

开展康复护理评定前，认真、耐心地向患者及其家属解释说明康复护理评定的目的、配合的方法，以消除其顾虑，检查时动作熟练、迅速、准确，时间应尽量短，避免引起患者疲劳和厌烦。

（五）康复护理评定环境

康复护理评定环境应光线明亮，环境优雅；另外，为减少外界干扰，减轻患者的心理负担，并从维护患者隐私的角度出发，康复护理评定环境应安静隐蔽，必要时用屏风遮挡。

（六）确保结果客观可靠

一般检查与测量需做 3 次，取其平均值，并做健侧、患侧对照检查，以求结果客观可靠。

（曾　珊）

第二节　残疾评定

情境导入

患者,王某,男,60岁,从小生长发育较同龄人差,因智力差一直未上学,但是沟通尚可。王某成年后不能参加工作,因父母双亡一直由社区负责照顾其生活,个人卫生极差,自己从不主动洗澡,一般由社区保安带去洗澡,喜欢穿破旧衣服,整日蓬头垢面,有时无故在社区吵闹,经常带一根木棒在身边,有冲动、伤人、毁物行为。

请思考:

1. 患者有哪几类残疾,需要做哪些方面的残疾评定?

2. 这几类残疾级别的评定分别是如何判定的?

残疾是损伤给器官功能和个人活动所造成的后果。狭义的残疾人主要指同时具备残疾三要素(病理要素、生理功能障碍要素、社会角色障碍要素)或以社会角色障碍为主的人,他们是政府和社会关注的残疾对象。广义的残疾人实际上指生理功能残疾的人,广义的残疾也泛指生理功能残疾。残疾人应当得到社会的理解、尊重、关心和帮助。残疾人在家庭生活、教育、就业、住房、参加政治社团、利用公共设施、谋求经济自主等方面,有权充分参与并获得和健全人同等的机会。

残疾评定的分类及评定的方法

(一) 概述

长时间以来,人们都在努力寻找表达各种残疾的具体方法,并尽量尝试通过数据来显示评定的结果,但由于功能障碍的复杂性使得至今仍有相当多的残疾状况无法通过定量的方法解释,只能用定性的方法进行分析。

(二) 残疾评定的分类

1. 视力残疾　视力残疾是指由于各种原因导致双眼视力低下并且不能矫正或视野缩小,以致影响其日常生活和社会参与。视力残疾的分类见表 2-2-1。

表 2-2-1　视力残疾的分级

类别	级别	最佳矫正视力
盲	一级	无光感~0.02;或视野半径<5°
盲	二级	0.02~0.05;或视野半径<10°
低视力	三级	0.05~0.1
低视力	四级	0.1~0.3

2. 听力残疾　听力残疾是指由于各种原因导致双耳不同程度的永久性听力障碍,听

不到或听不清周围环境声及言语声，以致影响其日常生活和社会参与。

听力残疾可分为四级。

（1）听力残疾一级：听觉系统的结构和功能极重度损伤，较好耳平均听力损失不小于91 dB，无助听设备帮助下，不能依靠听觉进行言语交流，在理解和交流等活动上极度受限，在参与社会生活方面存在极严重障碍。

（2）听力残疾二级：听觉系统的结构和功能重度损伤，较好耳平均听力损失为81～90 dB，无助听设备帮助下，在理解和交流等活动上重度受限，在参与社会生活方面存在严重障碍。

（3）听力残疾三级：听觉系统的结构和功能中重度损伤，较好耳平均听力损失为61～80 dB，无助听设备帮助下，在理解和交流等活动上中度受限，在参与社会生活方面存在中度障碍。

（4）听力残疾四级：听觉系统的结构和功能中度损伤，较好耳平均听力损失为41～60 dB，无助听设备帮助下，在理解和交流等活动上轻度受限，在参与社会生活方面存在轻度障碍。

3. 肢体残疾 肢体残疾是指人体运动系统的结构、功能损伤造成四肢残缺或四肢、躯干麻痹（瘫痪）、畸形等，进而导致人体运动功能不同程度丧失以及活动受限或社会参与的局限。肢体残疾的分级见表2-2-2。

表 2-2-2 肢体残疾的分级

级别	功能障碍
一级	四肢瘫：四肢运动功能重度丧失；截瘫：双下肢运动功能完全丧失；偏瘫：一侧肢体运动功能完全丧失；单上肢和双小腿缺失；单下肢和双前臂缺失；双上臂和单大腿（或单小腿）缺失；双全上肢或双全下肢缺失；四肢在不同部位缺失；双上肢功能极重度障碍或三肢功能重度障碍
二级	偏瘫或截瘫，残肢保留少许功能（不能独立行走）；双大腿缺失；双上臂或双前臂缺失；单全上肢和单大腿缺失；单全下肢和单上臂缺失；三肢在不同部位缺失（除一级中的情况外）；两肢功能重度障碍或三肢功能中度障碍
三级	双小腿缺失；单大腿及其以上缺失；单前臂及其以上缺失；双手拇指或双手拇指以外其他手指全缺失；两肢在不同部位缺失（除二级中的情况外）；一肢功能重度障碍或两肢功能中度障碍
四级	单小腿缺失；双下肢不等长，差距在5 cm以上（含5 cm）；脊柱畸形，驼背畸形大于70°或侧凸大于45°；单手拇指以外其他四指全缺失；一肢功能中度障碍或两肢功能轻度障碍；单侧拇指全缺失；单足附跖关节以上缺失；双足趾完全缺失或失去功能

（三）残疾评定的方法

1. 观察法 观察法是观察者凭借感觉器官或其他辅助工具，对患者进行有目的、有计划的考查的一种方法。观察可以在实际环境和人为场所的情境中进行。观察法具有患者的自然性、观察的客观性和直接性等特点，而其最大优点是由于观察过程一般不被患者知晓，因而保持了患者表现的自然性而不附加人为的影响，方法简便易行。其缺点是只能了解表现的事实，不能直接解释其发生的原因。观察法属于定性分析法，因而具有一定的主观性。为弥补肉眼观察的不足，可用摄像机将观察内容记录下来以便反复观察和进行再次评定时的比较。

2. 访谈法 通过与患者及其家属的直接接触，可以了解患者功能障碍发生的时间、持续的时间、发展的过程以及对日常生活、工作、学习的影响等大量的资料；也可以通过患者周围的人了解其他有关的信息，如朋友和同事等。

3. 调查法　调查法是以提出问题的形式收集患者的有关资料的一种方法。按回答问题的形式是否预先设计，可分为结构性调查和非结构性调查。前者指所提问题为闭合式，即回答问题的形式以预先确定所有可能的答案和设计好的固定模式出现，患者只需要从中选择一个答案即可，如回答"是"或"否"等。后者指所提问题为开放式，即允许患者用自己的语言自由回答所调查的问题，不做范围的限制。

4. 量表法　量表法是通过运用标准化的量表对患者的功能进行评定的一种方法，在评定中应用较多的量表有以下几种。

（1）按照评定方式分为自评量表和他评量表。自评量表也叫客观量表，由被评定对象自己对照量表的项目及其要求，选择符合自身情况的答案。此类量表在心理学及社会学中应用较多，包括各类问卷和调查表，如症状自评量表、抑郁自评量表等。他评量表是由填表人作为评定者，评定者根据自己的观察和测量结果填表，如关节活动度测量表；也可以询问被评定者，如功能独立性评定量表等。这种他评量表又称为主观量表。

（2）按照量表的编排方式分为等级量表和总结性量表。等级量表是将功能按照某种标准排成顺序，故又称顺序量表。常采用数字或字母将功能进行定性分级，如按 A、B、C、D 或 1、2、3、4 进行分级，徒手肌力检查就是典型的例子。这种评定量表的主要缺点就是无法准确地将登记间隔均等划分，虽然评定比较粗糙但可以对功能的特征进行一定程度的度量。总结性量表是由一系列技能或功能活动组成的，根据患者完成活动时的表现进行评分，最后将分数相加得出结论，从而归纳出某种结论。

5. 设备检测法　设备检测法指借助于仪器设备对患者的某一功能性变量进行直接测量，通过记录的数据反映患者的功能状况，如使用量角器测量关节活动度、通过肌电图机记录周围神经的传导速度以及在脑电生物反馈机上测量患者的注意力集中程度。

（曾　珊）

第三节　运动功能评定

　　　　　　情 境 导 入

　　患者，王某，男，55 岁，被诊断为脑卒中后住院治疗，近半个月病情无明显变化，护士长带领护士进行常规查房，要求实习护士小李针对该患进行躯体运动功能的描述。

　　请思考：

　　1. 躯体运动功能包括哪些方面？

　　2. 如何评定患者有哪些运动功能障碍？

　　3. 针对患者的运动功能障碍，应采取哪些康复治疗及护理措施？

运动功能评定包括肌力评定、肌张力评定、关节活动度评定、平衡和协调功能评定、步态分析、心肺功能评定等。本节主要介绍其中运动功能评定方法和注意事项等。

一、肌力评定

(一) 概述

肌力(muscle strength)是指肌肉或肌群主动收缩时产生的最大力量,是维持姿势、启动或控制运动而产生一定张力的能力。肌力评定是测定受试者在主动运动时肌肉或肌群产生的最大收缩力量,以评价肌肉的功能状态,从而判断有无肌力下降及肌力下降的范围和程度,主要适用于各种运动系统疾病和周围神经系统疾病的康复。

(二) 评定方法

常用的评定方法有徒手肌力检查、简单器械的肌力测试和等速肌力测试。

1. 徒手肌力检查 徒手肌力检查(manual muscle testing,MMT)是检查者不借助任何器械,只借助重力或徒手施加外在阻力,凭借自身的技能和判断力,参照一定标准,对受试者进行肌力测定的方法。主要包括 Lovett 分级法和 MRC 分级法。

(1) Lovett 分级法:Lovett 分级法是美国哈佛大学 Lovett 教授提出的。检查时,根据受检肌肉或肌群的功能,嘱患者处于不同受检体位,分别在抗重、减重或抗阻力的情况下做一定动作,按动作完成情况将肌力分为 0～5 级,共 6 级(表 2-3-1)。

表 2-3-1 Lovett 分级法评定标准

级别	名称	评级标准	正常肌力/(%)
0	零(0)	无可测知的肌肉收缩	0
1	微缩(T)	有轻微收缩,但不能引起关节活动	10
2	差(P)	在减重状态下,能做关节全范围运动	25
3	尚可(F)	能抗重力做关节全范围运动,但不能抗阻力	50
4	良好(G)	能抗重力、抗一定阻力做关节全范围运动	75
5	正常(N)	能抗重力、抗最大阻力做关节全范围运动	100

(2) MRC 分级法:MRC 分级法是在 Lovett 分级法的基础上进一步细分而成(表 2-3-2),即当肌力比某级稍强时,可在此级的右上角加"＋",稍差时则在右上角加"－"。

表 2-3-2 MRC 分级法评定标准

级别	评级标准
0	无可测知的肌肉收缩
1	可触及肌肉有轻微收缩,但无关节运动
1^+	肌肉有强力收缩,但无关节运动
2^-	在减重状态下,关节能活动到最大活动范围的1/2以上,但不能达最大活动范围
2	在减重状态下,关节能活动到最大活动范围
2^+	在减重状态下,关节能活动到最大活动范围,如抗肢体重力时,可活动到最大活动范围的1/2以下
3^-	抗肢体本身重力,关节能活动到最大活动范围的 1/2 以上,但不能达最大活动范围
3	抗肢体本身重力,关节能活动到最大活动范围

续表

级别	评级标准
3⁺	抗肢体本身重力，关节能活动到最大活动范围，且在运动终末可抗轻度阻力
4⁻	能抗比轻度稍大的阻力活动到最大活动范围
4	能抗中等度阻力活动到最大活动范围
4⁺	能抗比中等度稍大的阻力活动到最大活动范围
5⁻	能抗较充分阻力稍小的阻力活动到最大活动范围
5	能抗充分阻力活动到最大活动范围

2. 简单器械的肌力测试　当肌力超过 3 级时，为进一步进行准确的定量评定，可采用器械进行肌力测定。常用的器械有四肢肌的器械、握力计、捏力计、拉力计及等速肌力测试仪等。

（1）四肢肌力：用手提测力计即两端有手柄的测力计测试，用于精确测量 4 级和 5 级肌力。将手提测力计的压力传感装置置于所测部位并施加压力，要求患者抵抗手提测力计的压力并使关节保持不动。手提测力计通过测量施加在肌肉上的机械压力来反映肌肉为克服阻力而产生的收缩力量。

（2）握力：用握力计（图 2-3-1）测试，评定握力指数。测试时，患者站立或坐位，嘱患者上肢置于体侧，适当屈肘，前臂和腕呈中立位，手握住握力计手柄，用最大力量握手柄，测试 2～3 次，取最大值。握力指数＝握力（kg）/体重（kg）×100%，大于 50% 为正常。

（3）捏力：用捏力计（图 2-3-2）测试，测试拇指与其他手指间的捏力大小，包括指尖捏力、指侧捏力、三指捏力。测试 2～3 次，取最大值。其正常值约为握力的 30%。

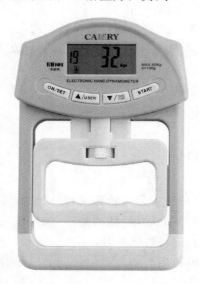

图 2-3-1　握力计

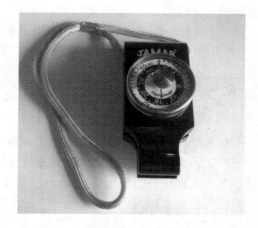

图 2-3-2　捏力计

（4）背肌力：用拉力计测试，评定拉力指数。嘱患者双足站在拉力计上，手柄高度平膝，双膝伸直，双手握住手柄两端，然后伸腰用力向上拉手柄。进行背肌力测试时，腰椎应力大幅度增加，易引起腰痛发作，故不适用于腰痛患者及老年人。拉力指数＝拉力（kg）/体重（kg）×100%，正常值男性为 150%～200%，女性为 100%～150%。

3. 等速肌力测试　采用等速肌力测试仪进行测定，可以记录等速运动过程中肌肉收缩的过程。用等速运动的方法对肌肉运动功能进行动态评估,是目前肌肉功能评估及肌肉力学特性研究的最佳方法。通常利用等速肌力测试仪进行不同速度的肌肉等速向心性收缩测试,也可进行离心性收缩或等长收缩测试。

> **知识链接**
>
> **顺应性阻力**
>
> 在等速肌力测试中,等速仪器所提供的阻力与肌肉收缩的实际力矩输出相匹配,为一种顺应性阻力。这可使肌肉在整个关节活动中的每一瞬间或处于不同角度时,都能承受相应的最大阻力,产生最大张力和力矩输出,有利于肌肉发挥最大收缩能力。

(三)注意事项

(1)检查前应向患者说明检查目的、步骤、方法,要求患者尽力主动收缩被检肌肉,取得最大合作。

(2)采取正确的测试姿势,肢体运动时,被检肌肉附着的近端肢体应充分固定,避免肌肉对被检查的无力肌肉的替代动作。

(3)选择适当的测试时机,疲劳时、运动后或饱餐后不宜进行。

(4)对于肌力3级以下患者,应将被测肢体置于减重体位;肌力3级以上患者,在肢体远端施加阻力,阻力方向与肌肉用力方向相反,同时测试健侧同名肌,以进行对比。

(5)检查顺序要适当。检查时尽可能在同一体位完成所需检查以减少患者因不断地变换体位所带来的不便,如做完仰卧位全部检查后,再换成俯卧位。

(6)对肌力达4级以上患者,所做抗阻须连续施加,并保持与运动相反的方向。

(7)评定过程应慢慢增加阻力并同时密切观察患者有无不适和疼痛迹象,一旦发生,应立即中止继续增加阻力,并做标记。

(8)在全面的肌力检查中,还应考虑避免患者的疲劳感。

(9)中枢神经系统疾病或损伤所致的痉挛性瘫痪不宜做徒手肌力检查。

二、肌张力评定

(一)概述

肌张力(muscle tone)是指肌肉组织在静息状态下保持一定的紧张度,即被动运动时所显示的肌肉紧张度。正常肌张力是维持身体各种姿势和正常活动的基础,按其在人体不同状态的表现可分为静止性肌张力、姿势性肌张力和运动性肌张力。

肌张力的异常降低或升高都会对患者的形态姿势和运动功能产生影响。肌张力过低又称弛缓,可见于下运动神经元疾病,如周围神经炎等,同时可见于小脑病变、脑卒中早期、急性脊髓损伤的休克期等;肌张力过高(hypertonia)又称痉挛,见于上运动神经元疾病,如脑卒中、脑外伤、帕金森病等;肌张力障碍(dysmyotonia),表现为肌张力高低不确定性异常。

(二)肌张力评定

1. 肌肉的检查 首先观察并触摸受检肌肉在放松、静止情况下的张力状态。肌张力显著降低时,肌肉不能保持正常时的一定外形与弹力,表现为松弛;肌张力增高时,肌腹丰满,硬度增高。然后,患者肢体在放松的情况下,检查者以不同的速度对患者的有关关节做屈、伸、内收、外展、旋转的被动运动,同时体会活动过程中所遇到的阻力状况。肌张力增高时,感觉有明显阻力,甚至很难进行被动活动,如果检查者突然松手,被动活动的肢体被拉向肌张力增高的方向;肌张力减低时,感觉软弱、阻力较正常时小,患者自己不能抬起肢体,检查者松手时,肢体将向重力方向落下。

2. 肌张力临床分级　　肌张力临床分级是一种定量评估方法,检查者根据被动活动肢体时所感受到的肢体反应或阻力,将肌张力分为 0~4 级,共 5 级(表 2-3-3)。

表 2-3-3　肌张力临床分级

分级	肌张力	评判标准
0	软瘫	被动活动肢体无反应
1	低张力	被动活动肢体反应减弱
2	正常	被动活动肢体反应正常
3	轻、中度增高	被动活动肢体有阻力反应
4	重度增高	被动活动肢体有持续性阻力反应

3. 改良 Ashworth 痉挛量表评定　　该量表可评定患者肌张力增高的程度,在评定时,患者一般采用仰卧位,分别对其双侧上下肢进行被动运动。它在原始 Ashworth 痉挛量表等级Ⅰ与Ⅱ之间增加了Ⅰ⁺等级(表 2-3-4)。

表 2-3-4　改良 Ashworth 痉挛量表

分级	评定标准
0	被动活动患侧肢体在整个范围内均无阻力
Ⅰ	被动活动患侧肢体到终末端有轻微阻力
Ⅰ⁺	被动活动患侧肢体时,在前 1/2 ROM 中有轻微"卡住"感觉,后 1/2 ROM 时有轻微阻力
Ⅱ	被动活动患侧肢体在大部分 ROM 内均有阻力,但仍可以活动
Ⅲ	被动活动患侧肢体在整个 ROM 内均有阻力,活动较困难
Ⅳ	患侧肢体僵硬,阻力很大,被动活动十分困难

注:ROM 指关节活动度。

(三) 注意事项

(1) 对清醒的患者,评定前说明检查目的、步骤、方法和感受,消除紧张。

(2) 检查应避免在患者剧烈活动后、疲劳、情绪激动时或饱餐后进行。

(3) 对同一患者,再次检查应在同一时间进行。

(4) 评定时,摆放好患者体位,充分暴露被评定肢体;先检查健侧同名肌,再检查患侧,两侧对比;避免检查室室内温度过低。

(5) 避免其他影响痉挛及肌张力异常评定的因素,如体位和肢体位置与牵张反射的相互作用;中枢神经系统的状态;紧张和焦虑等心理因素;患者对运动的主观作用;药物;患者的整体健康水平等。

三、关节活动度评定

(一) 概述

关节活动度(range of motion,ROM),也称关节活动范围,是指关节的运动弧度或关节的远端向近端运动,远端骨所达到的最终位置与开始位置之间的夹角,即远端骨所转动的度数。关节活动度的测量是评定肌肉、骨骼、神经病损患者运动功能的基本方法,可分为主动关节活动度和被动关节活动度,主动关节活动度是指患者做主动运动时产生相应关节的运动范围;被动关节活动度是指患者仅由外力作用于关节而产生的运动范围。正常情况下,被动关节活动度较主动关节活动度略大。

(二) 关节活动度评定

评定关节活动度对判断病因、评估关节活动障碍的程度、评定治疗效果有重要作用,常用的评定方法有两种。

1. 量角器法 通常有通用量角器、电子角度计、指关节量角器和方盘量角器(图2-3-3)。通常量角器由固定臂和移动臂组成,两臂之间由一轴心相连,主要用于测量四肢关节的活动度。通常对所有关节来说,0°位是开始位置。对大多数运动来说,解剖位就是开始位,180°是重叠在发生运动的人体一个平面上的半圆。关节的运动轴心就是这个半圆或运动弧的轴心。所有关节运动均是在0°开始并向180°方向增加。

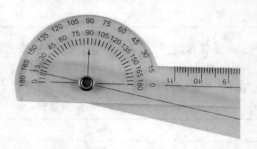

图 2-3-3 量角器

测量时,将量角器的轴心与关节运动轴心对齐,固定臂与关节近端骨的长轴平行,移动臂与关节远端骨的长轴平行并随之移动,读出两臂间夹角的度数。为便于测量和记录,一般规定除前臂旋转测定以手掌处于矢状面时为0°外,其余关节以肢体处于解剖位时的角度为0°,关节的运动均由0°开始向180°方向增加。四肢主要关节关节活动度的测量和正常值见表2-3-5和表2-3-6。

表 2-3-5 上肢主要关节关节活动度的测量

关节	运动	受检体位	量角器放置方法			正常值
			轴心	固定臂	移动臂	
肩	屈、伸	坐位或站立位,臂置于体侧,肘伸直	肩峰	与腋中线平行	与肱骨纵轴平行	屈 0°~180° 伸 0°~50°
	外展	坐位和站立位,臂置于体侧,肘伸直	肩峰	于身体中线平行	同上	0°~180°
	内、外旋	仰卧位,肩外展90°,肘屈90°	鹰嘴	与腋中线平行	与前臂纵轴平行	各 0°~90°
肘	屈、伸	仰卧位或坐位或站立位,臂取解剖位	肱骨外上髁	与肱骨纵轴平行	与桡骨纵轴平行	0°~150°

续表

关节	运动	受检体位	量角器放置方法			正常值
			轴心	固定臂	移动臂	
腕	桡尺 旋前、旋后	坐位,上臂置于体侧,肘屈90°,前臂中立位	尺骨茎突	与地面垂直	腕关节背面(测旋前)或掌面(测旋后)	各 0°～90°
	屈、伸	坐位或站立位,前臂完全旋前	尺骨茎突	与前臂纵轴平行	与第二掌骨纵轴平行	屈 0°～90° 伸 0°～70°
	尺、桡侧偏移(尺、桡侧外展)	坐位,屈肘,前臂旋前,腕中立位	腕背侧中点	前臂背侧中线	第三掌骨纵轴	桡偏 0°～25° 尺偏 0°～55°

表 2-3-6　下肢主要关节关节活动度的测量

关节	运动	受检体位	量角器放置方法			正常值
			轴心	固定臂	移动臂	
髋	屈	仰卧位或侧卧位,对侧下肢伸直	股骨大转子	与身体纵轴平行	与股骨纵轴平行	0°～125°
	伸	侧卧位,被测下肢在上	同上	同上	同上	0°～15°
	内收 外展	仰卧位	髂前上棘	左右髂前上棘连线的垂直线	髂前上棘至髌骨中心的连线	各 0°～45°
	内旋 外旋	仰卧位,两小腿于床沿外下垂	髌骨下端	与地面垂直	与胫骨纵轴平行	各 0°～45°
膝	屈、伸	俯卧位、侧卧位或坐在椅子边缘	股骨外踝	与股骨纵轴平行	与胫骨纵轴平行	屈 0°～150° 伸 0°
踝	背伸 跖屈	仰卧位,踝处于中立位	腓骨纵轴线与足外缘交叉处	与腓骨纵轴平行	与第五跖骨纵轴平行	背伸 0°～20° 跖屈 0°～45°
	内翻 外翻	俯卧位,足位于床沿外	踝后方两踝中点	小腿后纵轴	轴心与足跟中点连线	内翻 0°～35° 外翻 0°～25°

运动抵抗

    在测量关节活动度时，因出现运动抵抗而达到运动终止位。操作者应学会判断这种抵抗是生理性运动终末感（正常），还是病理性运动终末感（病理）。生理性运动终末感分为软组织性抵抗、结缔组织性抵抗和骨性抵抗 3 种；病理性运动终末感分为软组织性抵抗、结缔组织性抵抗、骨性抵抗和虚性抵抗 4 种。

2. 线测法   用尺或带子测量两骨或某骨性标志到地面的距离，以厘米（cm）表示，如测量脊柱的前屈、后伸及侧屈。测量手指外展时，将直尺横放在相邻手指的远端，测量手指外展的最大距离；测量手指屈曲时，将直尺放在测量手指与手掌之间，测量屈曲手指指尖到手掌的垂直距离。

（三）注意事项

（1）向患者解释测试的目的和方法，取得患者的理解和配合。

（2）采取正确的测试体位，充分裸露待测关节，避免邻近关节代偿动作。

（3）先测量主动关节活动度，后测被动关节活动度，并与对侧进行比较。

（4）被动活动关节时手法要柔和，速度缓慢均匀，尤其对伴有疼痛和痉挛的患者不能做快速活动。

（5）主动与被动关节活动度均应测量并在记录中注明。

（6）避免在按摩、运动及其他康复治疗后立即检查关节活动度。

（7）记录检查结果时，确定关节活动的起点即 0°位十分重要。

四、平衡和协调功能评定

（一）概述

1. 平衡   平衡（balance）是指身体处于某一种静态姿势或稳定性运动的状态，或是指在运动或受到外力作用时，自动调整并维持姿势稳定性的一种能力。人体平衡是指身体所处的一种姿势状态，并能在运动或在受到外力作用时自动调整并维持姿势的一种能力。平衡的维持是一种复杂的运动控制过程，包括感觉输入、中枢整合和运动的控制性输出三个环节。

人体支撑面

    人体支撑面是指人体在卧、坐、站立及行走时所依靠的接触面，支撑面的大小直接影响身体的平衡，为了保持平衡，人体的重心必须垂直落在支撑面的范围内。如人体站立状态时的支撑面包括两足底在内的两足之间的面积。

2. 协调   协调（coordination）又称共济，是指人体产生平滑、准确、有控制的运动的能力，能按照一定的方向和节奏，采用适当的力量和速度，完成稳定的动作，达到准确的目标。

    平衡和协调功能互相影响，紧密联系，两者均需有良好的肌力、肌张力、关节灵活性、视觉、躯体感觉（特别是本体感觉）、前庭功能及中枢神经系统的整合功能，共同维持身体的各种活动。脑损伤、脊髓损伤、外周神经病损、前庭器官病变、下肢骨折术后等各种病损以及衰老均可引起平衡和协调功能障碍。

（二）平衡功能评定

平衡功能评定的主要目的是了解患者是否存在平衡功能障碍，找出引起平衡功能障碍的原因，确定是否需要护理，预测发生跌倒的危险性。

1. 观察法　观察患者在坐位、站立位和行走等各种日常生活活动中的平衡状态。临床常检查以下方面：在静止状态能否保持平衡，如睁、闭眼坐，睁、闭眼站立，双足靠拢站，足跟对足尖站，单足交替站等；在运动状态下能否保持平衡，如坐、站立时移动身体，在不同条件下行走，包括足跟着地走、足尖着地走、直线走、走标记物、侧方走、倒退走、环行走等。观察法操作简便，但较粗略和主观，因而对平衡功能的反映性差。

2. 量表法　量表法因其评定简单，应用方便，故临床应用普遍。目前临床上常用的平衡量表有 Berg 平衡量表（BBS）、Tinnetti 量表、"站起-走"计时测试。Berg 平衡量表从易到难分为 14 项，每项分为 5 级，即 0、1、2、3、4，满分 56 分，总分＜40 分表明有跌倒的危险。Tinnetti 量表分为平衡（10 项）和步态（8 项）两个部分，15 min 即可完成，满分 44 分，总分＜24 分提示有跌倒的危险。"站起-走"计时测试主要评定患者从座椅站起、向前走 3 m、折返回来的时间及在行走中的动态平衡。

3. 平衡测试仪评定法　通过对姿势图中摇摆轨迹、摆幅、摆速及功率谱的分析，深入了解各种情况下的平衡和姿势控制情况或评定平衡功能损害的部位、程度和类型，有助于制订康复治疗措施，评价治疗效果。平衡测试仪包括静态平衡测试仪和动态平衡测试仪。静态平衡测试仪采用高精度传感器，利用计算机测量技术，给出患者平衡能力的评价。动态平衡测试仪模拟不同的情况，以测定患者的肌肉、神经维持运动或静止的平衡能力，并可对某些方面的平衡问题进行针对性训练，用以提高患者在不同情况下的平衡能力。

（三）协调功能评定

协调功能障碍又称共济失调，是小脑、脊髓和锥体外系共同参与而完成精确的协调运动，根据中枢神经系统的病变部位不同，可将其分为小脑性共济失调、大脑性共济失调和感觉性共济失调。判断有无协调功能障碍主要是观察患者动作的完成是否直接、精确，时间是否正常，在动作的完成过程中有无辨距不良、震颤或僵硬，同时要注意共济失调是一侧性还是双侧性的。检查包括以下内容。

1. 指鼻试验　患者用自己的食指先接触自己的鼻尖，再接触检查者的食指。检查者通过改变自己食指的位置，来评定患者在不同平面内完成该试验的能力。

2. 指对指试验　检查者与患者相对而坐，患者双肩外展 90°，两肘伸展，双手向中线靠近，将两食指在中线位置相触。检查者通过改变食指的位置，来评定患者对方向、距离改变的应变能力。

3. 食指对指试验　患者的食指指尖依次触碰其他各指指尖，并逐渐加快速度。

4. 轮替试验　患者双手张开，一手向上，一手向下，交替转动；也可以一侧手在对侧手背上交替转动。

5. 拇指对指试验　患者拇指依次与其他四指相对，速度可以由慢渐快。

6. 握拳试验　患者双手握拳、伸开。可以同时进行或交替进行（一手握拳，一手伸开），速度逐渐增加。

7. 拍膝试验　患者一侧用手掌，对侧握拳或拍膝；或一侧手掌在同侧膝盖上做前后移动，对侧握拳在膝盖上做上下运动。

8．跟-膝-胫试验 患者仰卧，抬起一侧下肢，先将足跟放在对侧下肢的膝盖上，再沿着胫骨前缘向下推移。

9．旋转试验 患者上肢在身体一侧屈肘90°，前臂交替旋前、旋后。

10．拍地试验 患者足跟触地，足尖抬起做拍地动作，可以双足同时或分别做。

协调功能评定的评分标准如下。

5分：正常。

4分：轻度障碍，能完成指定活动，但速度和熟练程度比正常稍差。

3分：中度障碍，能完成指定活动，但协调缺陷明显，动作慢，不稳定。

2分：重度障碍，只能开始动作而不能完成。

1分：不能开始动作。

（四）注意事项

（1）检查前与患者沟通，讲解并示范检查动作，取得患者的积极配合。

（2）根据患者实际情况，选择适当的评定方法，有严重心血管疾病患者不宜进行站立平衡测评。

（3）注意观察患者运动完成的情况。

（4）检查其他相关功能的情况。

（5）保证检查过程中患者的安全。

五、步态分析

（一）概述

步态分析（gait analysis）是对患者步行姿态进行评定的方法，旨在通过生物力学和运动学手段揭示步态异常的关键环节和影响因素，从而协助康复评估和治疗，也有助于协助临床诊断、疗效评估、机理研究等。

1．步态 步态（gait）是人体在行走时的姿态或特征，即行走的方式或模式。

2．步行周期 步行周期（gait cycle，GC）是指行走时，从一侧足跟着地起到该侧足跟再次着地为止所需要的时间。在一个步行周期中，每一侧下肢都要经历一个与地面接触并负重的支撑相及离地腾空向前挪动的摆动相（图2-3-4）。支撑相是指下肢接触地面和承受重力的时间，约占步行周期的60%；摆动相是指足跟离开地面向前迈步到再次落地之间的时间，约占步行周期的40%。

（1）支撑相（support phase）：又称站立相，指步行中下肢与地面接触的阶段，以所占步行周期的百分比或时间（s）为单位。支撑相约占个步行周期的60%，包括单支撑相和双支撑相。

（2）摆动相（swing phase）：又称迈步相，指支撑腿离开地面向前摆动的阶段，即从一侧下肢的足尖离地，到该侧足跟着地前的时期。即此时期为对侧步行周期中的单支撑相，以所占步行周期的百分比或时间（s）为单位。每个步行周期只有一个摆动相，约占一个步行周期的40%。

3．步行基本参数

（1）步长（step length）：又称单步长，行走时左右足跟或足尖先后着地时两点间的距离。一般男性为60～70 cm，女性为55～65 cm。步长与身高成正比。正常人行走时，左、右侧步长基本相等。

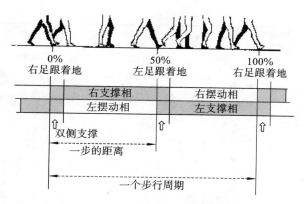

图 2-3-4　步行周期示意图

（2）步幅（stride length）：又称跨步长，指一侧足跟着地到该侧足跟再次着地的距离。长度通常为步长的两倍，为 100～160 cm。

（3）步频（cadence）：又称步调，单位时间内行走的步数称步频，以每分钟的步数表示。正常人平均自然步速每分钟为 95～125 步。一般女性步频大于男性。

（4）步速（velocity）：步行的速度，单位时间内行走的直线距离。正常人的步速为 65～100 m/min。步速与步幅和步频有关，步幅增大，步频加快，步速亦加快。

（5）步宽（step width）：又称支撑基础，指两足心之间的平行距离或双侧步长测量线之间的垂直距离。正常人为 5～11 cm。

（6）足偏角（toe out angle）：又称步角，足跟到第二趾连线与行进方向间的夹角，左右足分别计算。正常人约为 6.75°。

（二）步态分析方法

1. 评定前准备

（1）病史回顾：病史是判断步态障碍的前提。步态分析前，仔细询问患者的现病史、既往史、手术史、康复治疗措施等基本情况，分析诱发步态异常和改善步态的相关因素。

（2）体格检查：体格检查是判断步态障碍的基础，特别是神经系统和骨关节系统的检查。着重检查患者的生理反射和病理反射、肌力和肌张力、关节活动度、感觉、压痛、肿胀及皮肤状况等，以协助诊断和鉴别疾病。

2. 目测定性分析法　让患者按习惯方式来回行走，检查者从前面、侧面和后面系统地观察患者踝、膝、髋、骨盆及躯干等在步行周期的各个分期中的表现（表 2-3-7），观察顺序：由远端至近端，先矢状面，再冠状面。检查者难以准确地在短时间内完成多部位、多环节的分析，因此，有必要利用摄像机将行走过程记录下来，以便以后反复观看，细致观察分析，从而提高分析的客观性、可靠性。

表 2-3-7　正常步态中主要肌群活动

步行周期	正常运动	肌群活动		
		髋关节肌群	膝关节肌群	踝关节肌群
足跟着地 ↓ 足放平	髋关节：30°屈曲 膝关节：0°～15°屈曲 踝关节：0°～15°屈曲	骶棘肌、臀大肌、腘绳肌收缩	股四头肌先向心性收缩后离心性收缩	胫前肌离心性收缩，防止足放平时前足掌拍击地面

续表

步行周期	正常运动	肌群活动		
		髋关节肌群	膝关节肌群	踝关节肌群
足放平 ↓ 站立中期	髋关节：30°～5°屈曲 膝关节：15°～5°屈曲 踝关节：15°跖屈～10°背曲	臀大肌逐渐停止收缩	股四头肌逐渐停止活动	腓肠肌和比目鱼肌离心性收缩控制小腿前倾
站立中期 ↓ 足跟离地	膝关节：5°屈曲 踝关节：10°～15°背屈			腓肠肌、比目鱼肌离心性收缩对抗踝关节背屈
足跟离地 ↓ 足趾离地	髋关节：10°过伸位～中立位 膝关节：5°～35°屈曲 踝关节：15°背屈～20°跖屈	髂腰肌、内收大肌、内收长肌收缩	股四头肌离心收缩控制膝关节过屈	腓肠肌、比目鱼肌、腓骨短肌、拇长屈肌收缩引起踝关节屈曲
加速期 ↓ 迈步中期	髋关节：20°～30°屈曲 膝关节：40°～60°屈曲 踝关节：背屈～中立位	髋关节屈肌、髂腰肌、股直肌、股薄肌、缝匠肌、阔筋膜张肌收缩，启动迈步期	股二头肌（短头）、股薄肌、缝匠肌向心性收缩使膝关节屈曲	背屈肌收缩使踝关节呈中立位，防止足趾拖地
迈步中期 ↓ 减速期	髋关节：30°～20°屈曲 膝关节：60°～30°～0° 踝关节：中立位	腘绳肌收缩	股四头肌向心性收缩以稳定膝关节伸展位，为足跟着地做准备	胫前肌收缩使踝关节保持中立位

3. 测量法 测量法是一种简单定量的方法。可用足印法测定距离参数，即在地面撒上滑石粉，使患者行走时留下足印，测试距离至少 6 m，每侧不少于 3 个连续足印，根据足印分析两侧下肢的步态参数；亦可测定时间参数，即嘱患者在规定距离的道路上行走，用秒表计时，实测行走距离不少于 10 m，两端应至少再加 3 m 以便患者起步加速和减速停下。

4. 动态肌电图或表面肌电图 在活动状态同步检测多块肌肉电活动的方法，可揭示步行中肌肉活动与步态的关系，在步态分析中起重要作用，是临床步态分析必不可少的环节，也是鉴别、诊断神经肌肉疾病最灵敏的方法。

5. 步行能力评定 步行能力评定是一种相对精细的半定量评定，常用 Hoffer 步行能力分级、Holden 步行功能分类。

6. 三维步态定量分析法 三维步态定量分析法指利用仪器、专用设备和计算机技术，基于运动学和动力学分析等原理，对获得的具体数据进行步态分析的方法。但由于价格不菲，分析技术复杂，目前尚不能推广使用。

（三）常见异常步态

1. 中枢神经系统损伤常见的步态

（1）偏瘫步态：多见于脑卒中、脑外伤，为中枢神经系统损伤引起肌张力和运动控制的变化。典型特征为患侧膝关节因僵硬而使摆动相时活动范围减小、患侧足下垂内翻；为了将瘫痪侧下肢向前迈步，摆动相时患侧肩关节下降、骨盆代偿性抬高、髋关节外展、外旋，使患侧下肢经外侧划一个半圆弧向前迈出，故又称为划圈步态。站立相时常见膝过伸。

（2）截瘫步态：见于脊髓损伤所致截瘫患者。如脊髓损伤部位稍高且损害程度较重但能拄双拐行走时，双下肢可因肌张力高而始终保持伸直，行走时出现剪刀步，在足底着地时伴有踝阵挛，痉挛性截瘫步态而使行走更加困难。如脊髓损伤部位较低且能用或不用双拐行走时，步态可呈现为臀大肌步态、垂足步态或仅有轻微异常。

（3）剪刀步态：多见于痉挛型脑性瘫痪者，是中枢神经系统受损后肌张力增高，尤其是下肢肌张力增高导致的。行走时骨盆前倾，因髋关节内收肌痉挛，行走时摆动相下肢向前内侧迈出，双膝内侧常相互摩擦碰撞，足尖着地，呈剪刀步或交叉步，交叉严重时步行困难。

（4）蹒跚步态：又称小脑共济失调步态，为小脑病变或其传导通路受损，从而使运动的协调性和精确性受到破坏。患者行走时摇晃不稳，不能走直线，而呈曲线或呈"Z"形前进，两上肢外展以保持身体平衡，因步行摇晃不稳，状如醉汉，故又称酩酊或醉汉步态。

（5）慌张步态：见于帕金森病或基底节病变而表现为双侧运动控制障碍和功能障碍，表现为步行启动困难、行走时双下肢交替迈步动作消失、躯干前倾、髋膝关节轻度屈曲、踝关节于摆动相时无跖屈，拖步、步幅缩短。患者行走时上肢缺乏摆动动作，步幅短小，步频较快，不能随意停止或转向，又称前冲步态或帕金森病步态。

2. 周围神经系统损伤常见的步态

（1）臀大肌步态：臀大肌肌力下降时由于伸髋无力，行走时在足触地时躯干代偿性用力后仰，促使身体重心向前。表现为站立相早期臀部突然后退，中期腰部前凸，形成仰胸凸肚的姿态。

（2）臀中肌步态：由于髋外展肌群无力，不能维持髋的侧向稳定，行走时患者在站立相早期和中期骨盆向患侧下移，髋关节向患侧凸，患者肩和腰出现代偿性侧弯。如双侧臀中肌均无力，步行时上身左右摇摆，形如鸭子走步，故又称鸭步。

（3）股四头肌无力步态：站立相早期膝关节处于过伸位，利用臀大肌保持股骨近端位置、比目鱼肌保持股骨远端位置，从而保持膝关节稳定。膝关节过伸导致躯干前屈，产生额外的膝关节后向力矩。长期处于此状态将极大增加膝关节韧带和关节囊负荷，导致损伤和疼痛。

（4）胫前肌无力步态：在足触地后，因踝关节不能控制跖屈，导致站立相早期缩短，迅速进入站立相中期。严重时患者摆动相出现足下垂，导致下肢功能性过长，常以过分屈髋屈膝代偿（上台阶步态），同时站立相早期由全足掌或前足掌先接触地面，犹如跨越门槛，又称跨阈步态。

3. 骨关节病变常见的步态

（1）疼痛步态：因各种原因引起患腿负重时疼痛加剧，为了减轻关节承受的压力，患者会尽量缩短患侧腿的站立相，使对侧下肢跳跃式摆动前进，步长缩短，又称短促步。

（2）关节挛缩步态：当关节活动度受到限制时，就需要肌肉额外做功以替代丧失的运动，维持身体正常重心位置。膝关节屈曲挛缩 30°时，患者将无法进行功能性移动；若踝关节跖屈挛缩 15°，行走时必须采用足尖行走或足底触地的代偿姿势，此时身体重心线位于足后，为避免向后倒，躯干前倾位于足上方，以维持平衡。

（3）下肢不等长步态：又称跛行步态、短腿步态，患肢缩短达 2.5 cm 以上时，该侧站立相表现为同侧骨盆下降，同侧肩下沉；对侧下肢摆动相髋膝关节过度屈曲和踝背伸加大，呈斜肩步。如患肢缩短超过 4 cm，患侧则用足尖着地的形式进行代偿，站立相缩短。整个行走周期身体重心移位明显增加。

（4）假肢步态：穿戴下肢假肢后步态受多种因素影响，其中截肢平面是影响步态的关键。步行试验显示，患者步行能力以膝下假肢最好，膝关节离断假肢较好，膝上假肢次之，髋关节离断假肢、一侧膝上另一侧膝下假肢较差，双侧膝上假肢的步行能力最差。

（四）注意事项

（1）评定前与患者交流，说明评定的目的，取得患者的配合。

（2）评定前应了解患者的基本情况（如肌力、肌张力、关节活动度、平衡等），以确定其残存的功能及缺陷。

（3）评定中首选较简单安全的项目，然后是较困难的项目。

（4）评定时注意观察患者的实际操作能力，给予的指令应详尽具体，不能仅依靠口述，患者在帮助下完成的动作要做详细描述。

六、心肺功能评定

（一）概述

心肺功能是人体吐故纳新、新陈代谢的基础，是人体运动耐力的基础。评价心肺功能最主要的是评价心肺运动功能。

1. 心功能容量（functional capacity，FC） 心功能容量又称为心脏有氧能力（functional aerobic capacity，FAC），是机体进行最大强度活动时的耗氧量。心功能容量单位常以代谢当量（metabolic equivalent，MET）来表示，是评估心肺功能的重要指标。

2. 代谢当量 代谢当量是以安静、坐位时的能量消耗为基础，表达各种活动时相对能量代谢水平的常用指标。

3. 运动耐力 运动耐力是指机体持续活动的能力。全身运动耐力的决定因素是机体有氧代谢的能力，取决于心肺功能和骨骼肌代谢能力，因此在临床上通常把全身运动耐力训练称为有氧训练（aerobic training）。

4. 应激试验（stress testing） 泛指施加各种因素引起人体生理反应加剧的试验方式。心肺功能评定所采用应激试验主要指运动试验。

5. 最大耗氧量（maximal oxygen consumption） 最大耗氧量是指机体在运动时所能摄取的最大氧量，用 VO_{2max} 表示。

（二）心功能评定

心功能评定常用的方法包括对体力活动的主观感觉分级（如心功能分级、自觉用力程度分级）、超声心动图、心脏负荷试验（如心电图运动试验、超声心动图运动试验、核素运动试验、6 min 步行试验）等。心脏负荷试验中最常用的是心电图运动试验。本节主要介绍心功能分级法及心电图运动试验。

1. 心功能分级法 美国纽约心脏病学会心功能分级及治疗分级方法简便易行（表2-3-8），该分级方法主要用于心脏病患者心功能的初步评定，并可指导患者的日常生活活动及康复治疗。

表 2-3-8　心功能分级及治疗分级

		临床情况	持续-间歇活动的能量消耗/（千卡/分）	METs
功能分级	Ⅰ	患有心脏疾病，其体力活动不受限制。一般体力活动不引起疲劳、心悸、呼吸困难或心绞痛	4.0～6.0	6.5
	Ⅱ	患有心脏疾病，其体力活动稍受限制，休息时感到舒适。一般体力活动时，引起疲劳、心悸、呼吸困难或心绞痛	3.0～4.0	4.5
	Ⅲ	患有心脏疾病，其体力活动大受限制，休息时感到舒适。一般体力活动为轻时，即可引起疲劳、心悸、呼吸困难或心绞痛	2.0～3.0	3.0
	Ⅳ	患有心脏疾病，不能从事任何体力活动，在休息时也有心功能不全或心绞痛症状，任何体力活动均可使症状加重	1.0～2.0	1.5
治疗分级	A	患有心脏疾病，其体力活动不应受任何限制		
	B	患有心脏疾病，其一般体力活动不应受限，但应避免重度或竞赛性用力		
	C	患有心脏疾病，其一般体力活动应中度受限，较为费力的活动应予以终止		
	D	患有心脏疾病，其一般体力活动应严格受到限制		
	E	患有心脏疾病，必须完全休息，限于卧床或坐椅子		

2. 心电图运动试验　心电图运动试验（ECG exercise test）是指通过逐步增加运动负荷，以心电图为主要检测手段，并通过试验前、中、后心心电图和症状以及体征的反应来判断心肺功能的试验。应根据试验的目的选择合适的试验方案，运动的起始负荷必须低于患者的最大承受能力，每级运动负荷最好持续 2～3 min，以达到心血管稳定状态，试验的运动时间最好在 6～12 min。

（1）平板运动试验：又称跑台试验，用极量运动试验修订的 Bruce 方案见表 2-3-9。在选好试验方案、安排好监测仪器和准备好安全措施之后，即可按方案中规定的阶段选定坡度、速度和持续时间，逐级连续地进行，直到出现终止试验的指征时，立即停止试验，让患者休息。记录下平板运动试验终止阶段的 METs、血压、脉搏或心率。此时的 METs 相当于患者的症状限制性心功能容量，此时的心率相当于峰心率。

表 2-3-9　修订的 Bruce 方案

级别	速度		坡度/（%）	持续时间/min	耗氧量/(mL/(kg·min))	METs
	mph	km/h				
0	1.7	2.7	0	3	5.0	1.7
1/2	1.7	2.7	5	3	10.2	2.9
1	1.7	2.7	10	3	16.5	4.7
2	2.5	4.0	12	3	24.8	7.1
3	3.4	5.5	14	3	35.7	10.2
4	4.2	6.8	16	3	47.3	13.5

续表

| 级别 | 速度 | | 坡度/(%) | 持续时间 | 耗氧量 | METs |
	mph	km/h		/min	/(mL/(kg·min))	
5	5.0	8.0	18	3	60.5	17.3
6	5.5	8.8	20	3	71.4	20.4
7	6.0	9.7	22	3	83.3	23.8

（2）下肢踏车运动试验：又称踏车负荷试验，可采用 Astrand 方案，运动负荷：男，从 300 kg·m/min 起始，每 3 min 增加 300 kg·m/min。女，从 200 kg·m/min 起始，每 3 min 增加 200 kg·m/min。速度均为 50 rpm（每分钟的转数）。患者心理负担较轻，可以在卧位进行，但对于体力较好者，往往不能达到最大心脏负荷。另外，运动时患者易因意志而停止运动，一些老年人或不会骑车者比较难以完成。

（3）上肢转轮运动试验：其原理与下肢踏车运动试验相似，仅改用于上肢而已。运动起始负荷为 150～200 kg·m/min，每级负荷增量 100～150 kg·m/min，时间 3～6 min。适用于职业或业余活动中必须持续上身用力的患者，但血压难以测定。

（4）心电图运动试验的适应证与禁忌证：应用范畴内，无明显步态、骨关节异常，无感染且精神正常、自愿检查、主动配合者均适用；禁忌证见表 2-3-10。

表 2-3-10　心电图运动试验的禁忌证

绝对禁忌证	相对禁忌证
急性心肌梗死（2 天内）	左右冠状动脉主干狭窄和同等病变
药物未控制的不稳定型心绞痛	中度瓣膜狭窄性心脏病
引起症状和血流动力学障碍的未控制心律失常	明显的心动过速或过缓
严重动脉新狭窄	肥厚型心肌病或其他原因所致的流出道梗阻性病变
未控制的症状明显的心力衰竭	电解质紊乱
急性肺动脉栓塞和肺梗死	高度房室传导阻滞及高度窦房传导阻滞
急性心肌炎或心包炎	严重动脉压升高
急性主动脉夹层	精神障碍或肢体活动障碍，不能配合进行运动

（5）心电图运动试验结果的判断：目前国内外较公认的判断心电图运动试验的阳性标准主要为运动诱发典型心绞痛；运动中及运动后（2 min 内）心电图出现 ST 段下斜型或水平型下移≥0.1 mV，持续时间至少大于 1 min；运动中收缩期血压下降（低于安静水平）。符合以上条件之一，可以判断为阳性。以上标准不能简单地套用，可以作为临床诊断的参考，而不等于临床诊断。

（三）肺功能评定

肺功能评定包括主观的呼吸功能障碍感受分级和客观检查，用于了解呼吸功能不全的严重程度，区别通气障碍的类型，预测耐受康复训练的能力，评估康复治疗效果。

1. 呼吸功能障碍感受分级　评定对象做一些简单的动作或短距离行走，根据出现气短的程度对其呼吸功能做初步评定。评定等级为 0～5 级（表 2-3-11）。

表 2-3-11　呼吸功能障碍感受分级

分级		评价标准
1	正常	
2⁻		能上楼梯从第 1 层到第 5 层
2	轻度	能上楼梯从第 1 层到第 4 层
2⁺		能上楼梯从第 1 层到第 3 层
3⁻		如按自己的速度不休息能走 1 km
3	中度	如按自己的速度不休息能走 500 m
3⁺		如按自己的速度不休息能走 200 m
4⁻		如走走歇歇能走 200 m
4	重度	如走走歇歇能走 100 m
4⁺		如走走歇歇能走 50 m
5⁻		起床、做身边的事就感到呼吸困难
5	极重度	卧床、做身边的事就感到呼吸困难
5⁺		卧床、说话也感到呼吸困难

2. 肺呼吸功能测定

（1）肺容积：呼吸道与肺泡的总容量。安静时测定一次呼吸所出现的容积变化,具有静态解剖意义。胸肺部疾病引起呼吸生理的改变常表现为肺容积的变化。包括以下几点。

潮气量（TV）：一次平静呼吸时进出肺内的气量。

补吸气量（IRV）：在平静吸气后,再用力吸气所能吸入的最大气量。

补呼气量（ERV）：在平静呼气后,再用力呼气所能呼出的最大气量。

深吸气量（IC）：在平静呼气后再尽力吸气所吸入的最大气量,即潮气加补吸气量。

肺活量（VC）：肺活量为潮气量、补吸气量和补呼气量之和。

残气量（RV）及功能残气量（FRC）：残气量及功能残气量分别是最大深呼气后和平静呼气后残留于肺内的气量。

肺总量（TLC）：深吸气后肺内所含的总气量,为肺活量及残气量之和。

（2）肺通气功能：单位时间进出肺的气量,可显示时间与容量的关系,并与呼吸幅度、用力大小有关。

每分通气量（VE）：每分钟出入肺的气量,即潮气量与呼吸频率的乘积。

最大通气量（MVV）：以最快的频率和最大的幅度呼吸 1 min 的通气量。

肺泡通气量（AW）：每分钟进入呼吸性细支气管及肺泡的气量。

第 1 秒用力呼气量（FEVI）：最大吸气至 TLC 后第 1 秒内的最快速呼气量。它既是容量测定,又是第 1 秒内的平均流速测定,是肺功能受损的主要指标。

3. 血气分析　血气分析可了解肺部气体交换的情况和酸碱状态,是对呼吸功能的综合评定。

（1）动脉血氧分压（PaO_2）：血浆中物理溶解的氧分子所产生的压力。正常值为 80～100 mmHg,随着年龄的增加,正常值下降。

（2）动脉血氧饱和度（SaO_2）：单位血红蛋白的含氧百分数,正常值为 97%。

（3）动脉血二氧化碳分压（$PaCO_2$）：血浆中物理溶解的二氧化碳分子所产生的压力,是反映呼吸性酸碱平衡的重要指标,其正常值为 35～45 mmHg。$PaCO_2$ 增多表示通气不足，为呼吸性酸中毒；$PaCO_2$ 降低表示换气过度，为呼吸性碱中毒。

4. 有氧代谢能力评定 通过呼吸气分析，推算体内气体代谢情况的一种动态检测方法。该方法无创伤、可反复，能综合反映心肺功能状态和体力活动能力，是很有临床价值的生理指标。

（1）摄氧量（VO_2）：又称耗氧量、吸氧量，指机体所摄取或消耗的氧量。它是机体能量消耗和运动强度的指标，也反映了机体摄取和利用氧的能力。

（2）最大摄氧量（VO_{2max}）：又称为最大耗氧量或最大有氧能力，指运动强度达到最大时，机体所摄取并提供组织细胞消耗的最大氧量。它是综合反映心肺功能状态和最大有氧运动能力的生理指标。

（3）代谢当量（metabolic equivalent，MET）：是一种表示相对能量代谢水平和运动强度的重要指标。健康成年人处于安静状态下耗氧量为 $3.5 \ mL/(kg \cdot min)$，将此定为 1 MET。

（4）无氧阈（AT）：人体在逐级递增负荷运动中，有氧代谢不能满足运动肌肉的能量需求，开始大量无氧代谢供能。无氧阈值越高，机体的有氧供能能力越强。

（四）注意事项

1. 心功能评定

（1）评定者通俗简要地介绍试验目的及方法，取得患者的合作。

（2）感冒及其他细菌感染的患者，1 周内不宜进行评定。

（3）评定前，患者应有充足的休息。进行评定前至少 1 h 内不应进食、饮水、吸烟。

（4）患者在进行下肢踏车运动试验时，蹬车时间不宜过长，否则体力消耗过大。两次负荷之间应休息 3 min，一般可坐在车上休息。试验结束后，禁止患者采取双足下垂或站立不动的姿势。

2. 肺功能评定

（1）怀疑是哮喘的患者检查前需停用平喘药物，停用时间请遵医嘱。

（2）存在未控制的高血压、心脏病的患者不能进行肺功能评定。

（3）存在通气功能障碍的患者慎行支气管激发试验。

（4）近几周内有大咯血、气胸、巨大肺大疱且不准备手术者、心功能不稳定者，慎做需用力呼气的肺功能评定。

（戴　波）

第四节　认知及言语功能评定

情境导入

（1）

患者，男，58 岁。5 个月前因车祸导致昏迷，经重症监护室治疗后好转，患者病情平稳，神志清楚，言语清晰，但不能说出家人的名字和关系，情绪不稳定，易怒,早晨夜晚分不清,物品放在何处很快就忘记了。

请思考:

1. 该患者的主要护理问题是什么?

2. 认知功能评定方法有哪些?

（2）

患者,男,55岁。因车祸导致昏迷在重症监护室行气管切开,其余治疗不详。在住院期间因食物呛咳引起坠积性肺炎,治疗后病情平稳,神志清楚,对答合理,但言语欠清晰。因遗留左侧肢体无力、饮水呛咳入院。

请思考:

1. 该患者的主要护理问题是什么?

2. 吞咽和言语功能评定方法有哪些?

一、认知功能评定

认知（cognition）是人脑接受外界信息,经过加工处理将其转换成内在的心理活动,从而获取知识或应用知识的过程。它包括记忆、语言、视空间、执行、计算和理解判断等方面。

认知功能是指人脑加工、储存和提取信息的能力,即人们对事物的构成、性能与他物的关系、发展动力、发展方向及基本规律的把握能力。它是人们完成活动最重要的心理条件。

认知障碍（cognitive disorder）是脑损伤造成大脑在摄取、存储、重整和处理信息的基本功能上出现的异常表现,包括判断力差、注意力障碍、记忆障碍、推理能力降低、执行功能障碍、交流困难等。不同脑区的损害导致不同的认知障碍表现见表2-4-1。

表 2-4-1 不同脑区的损害导致不同的认知障碍表现

损伤部位	认知障碍表现
额叶	记忆、注意、智能、执行方面的障碍
顶叶	失用症、躯体失认、忽略症、空间辨别障碍及体像障碍
枕叶	视觉失认、皮质盲
颞叶	听觉理解、短期记忆障碍
广泛大脑皮质损伤	全面的智能减退,甚至成为痴呆

（一）意识障碍评定

1. 觉醒度改变

（1）嗜睡:意识障碍的早期表现,患者经常入睡,但能被唤醒,醒来后意识基本正常,停止刺激后继续入睡。

（2）昏睡:患者处于较深睡眠,一般外界刺激不能被唤醒,不能对答,较强烈刺激可有短时间的意识清醒,醒后可简短回答提问,当刺激减弱后很快进入睡眠状态。

（3）昏迷:意识活动完全丧失,对外界各种刺激或自身内部的需要不能感知。可有无意识的活动,任何刺激均不能被唤醒。按刺激反应及反射活动等可分为三度。

①浅昏迷:随意活动消失,对疼痛刺激有反应,各种生理反射（吞咽反射、咳嗽、角膜

反射、瞳孔对光反射等)存在,体温、脉搏、呼吸多无明显改变。

②中度昏迷:对外界一般刺激无反应,强烈疼痛刺激可见防御反射活动,角膜反射减弱或消失,呼吸节律紊乱,可见周期性呼吸或中枢神经性过度换气。

③深昏迷:随意活动完全消失,对各种刺激皆无反应,各种生理反射消失,可有呼吸不规则、血压下降、大小便失禁、全身肌肉松弛、去大脑强直等。

2. 意识内容改变

(1)意识模糊:患者的时间、空间及人物定向明显障碍,思维不连贯,常答非所问,错觉可为突出表现,幻觉少见。

(2)谵妄状态:对客观环境的认识能力及反应能力均有所下降,注意力涣散,定向障碍,言语增多,思维不连贯,多伴有睡眠-觉醒周期紊乱。

(3)类昏迷状态:许多不同的行为状态可以表现出类似于昏迷症状或与昏迷相混淆的症状,而且,最初是昏迷的患者,随着时间的延长可逐渐发展为各种行为状态中的某一种。这些行为状态主要包括:闭锁综合征又称失传出状态、持久性植物状态、无动性缄默症、意志缺乏症、紧张症、假昏迷。一旦患者出现睡眠-觉醒周期,真正的昏迷就不再存在。这些状态与真性昏迷的鉴别,对使用恰当的治疗方法及判定预后是重要的。

(二) 认知功能评定量表

总体认知功能的评定可以全面了解患者的认知状态,为认知功能的诊断提供依据。以下介绍几种临床上常用的认知功能评定量表。

1. 简明精神状态检查量表 简明精神状态检查量表(minimum mental state examination,MMSE)总分为30分,评定时间为5~10 min。根据患者的文化程度划分认知障碍的标准:如果老年人是文盲且评定结果小于17分,或小学文化程度且评定结果小于20分,或中学以上文化程度且评定结果小于24分,则为痴呆。MMSE痴呆评分参考:27~30分为正常;21~26分为轻度;10~20分为中度;0~9分为重度(表2-4-2)。

表 2-4-2 简明精神状态检查量表

序号	检查内容	评分	
1	现在是哪一年	1	
2	现在是什么季节	1	
3	现在是几月份	1	
4	今天是几号	1	
5	今天是星期几	1	
6	我们现在是在哪个国家	1	
7	我们现在是在哪个城市	1	
8	我们现在是在哪个城区(或什么路、哪一个省)	1	
9	(这里是什么地方?)这里是哪个医院	1	
10	这里是第几层楼(你是哪一床?)	1	
11	我告诉你三种东西,在我说完之后请你重复一遍它们的名字,"树""钟""汽车"。请你记住,过一会儿我还要你回忆出它们的名字	树 钟 汽车	1 1 1

续表

序号	检查内容		评分
12	请你算算下面几组算术： 100－7＝？ 93－7＝？ 86－7＝？ 79－7＝？ 72－7＝？	93 86 79 72 65	1 1 1 1 1
13	现在请你说出刚才我让你记住的那三种东西的名字	树 钟 汽车	1 1 1
14	（出示手表）这个东西叫什么		1
15	（出示铅笔）这个东西叫什么		1
16	请你跟我说"如果、并且、但是"		1
17	我给你一张纸，请你按我说的去做，现在开始： 用左/右手（未受累侧）拿着这张纸； 用（两只）手将它对折起来； 把纸放在你的左腿上		1 1 1
18	请你念念这句话"闭上你的眼睛"，并按上面的意思去做		1
19	请你给我写一个完整的句子		1
20	（出示图案）请你按这个样子把它画下来		1

2. 格拉斯哥昏迷量表　格拉斯哥昏迷量表（glasgow coma scale，GCS）由英国格拉斯哥大学的 Graham Teasdale 和 Bryan J. Jennett 于 1974 年制订，用于确定患者有无昏迷及昏迷的严重程度。评定时间一般为 2 min。

若 GCS 分数≤8 分为昏迷状态，提示重度脑损害；9～12 分为中度脑损害；13～15 分为轻度脑损害。最高得分为 15 分，预后最好；最低得分为 3 分，预后最差；8 分以上恢复机会较大；3～5 分有潜在死亡危险，尤其是伴有瞳孔固定或缺乏眼前庭反射者（表 2-4-3）。

表 2-4-3　格拉斯哥昏迷量表

项目	刺激	患者反应	评分
睁眼反应（E）	无	自己睁眼	4
	说话或呼名	呼叫时睁眼	3
	疼痛	疼痛刺激时睁眼	2
	疼痛	任何刺激不睁眼	1
言语反应（V）	言语：与患者交谈	正常	5
	言语：与患者交谈	有错语	4
	言语：与患者交谈	词不达意	3
	言语：与患者交谈	不能理解	2
	言语：与患者交谈	无言语	1

续表

项目	刺激	患者反应	评分
非偏瘫侧运动反应(M)	运动指令	正常(服从命令)	6
	疼痛	疼痛时能拨开医生的手	5
	疼痛	疼痛时逃避反应	4
	疼痛	疼痛时呈屈曲状态	3
	疼痛	疼痛时呈伸展状态	2
	疼痛	无运动	1

3. LOCTA认知功能成套测验 LOCTA认知功能成套测验基本涵盖了检测认知功能的各个方面,可应用于有认知功能障碍的脑外伤患者、脑血管意外患者及其他神经心理功能障碍患者、学习困难的青少年以及为充分发挥潜力的学生(表2-4-4)。通过评定后可了解其对每个领域的认知情况。

表2-4-4 LOCTA认知功能成套测验

测试项目		内容
定向	地点定向	问患者当时所在地点(医院、城市),家庭地址,靠近家的大城市
	时间定向	问患者日期、星期几、不看表估计时间、住院有多久等
视知觉	物体识别	让患者辨别椅子、茶壶、表、钥匙、鞋、自行车、剪刀、眼镜8种日常用品的图片
	几何图形识别	让患者分辨正方形、三角形、圆形、矩形、菱形、半圆形、梯形、六角形8种图形
	图形重叠识别	让患者辨认香蕉、苹果、梨或锯、钳、锄三者重叠在一起的图形
	物品一致性识别	只给出小汽车的前挡风玻璃、电话的后面、叉的侧面、锤子的侧面,让患者认出
空间知觉	身体方向	让患者先后伸出右手、左脚,用手触摸对侧的耳朵、大腿
	与周围物体的空间关系	让患者指出房间内前、后、左、右4个不同方向上的4个不同物体
	图片中的空间关系	给患者看一幅图片,然后要求其说出图片中人物前、后、左、右的物体名称
动作运用	动作模仿	让患者模仿检查者的动作
	物品使用	让患者示范如何使用以下物体:梳子、剪刀和纸、信封和纸、铅笔和橡皮

续表

测试项目		内容
动作运用	象征性动作	让患者示范如何刷牙、如何用钥匙开门、如何用餐刀切面包、如何打电话
视运动组织	复绘几何图	让患者复绘圆形、三角形、菱形、立方形等复杂图形
	复制二维图形	让患者按照给定的图案绘出几何图形,包括1个圆形、1个矩形(正方形)、2个三角形以及一些相关的形状
	插孔拼图	让患者在有1个100洞的塑料板上用15个塑料插钉插出1个斜置的三角形
	彩色木块设计	让患者用9块5种颜色(黄、橙、绿、蓝、红)的积木拼出检查者给出的模型
	无色木块设计	让患者用7块积木拼出检查者给出的图形
	拼蝴蝶	让患者将分为9个的蝴蝶片图拼成1个蝴蝶
	画钟表盘	给出圆形钟面,让患者绘出长短针,使其指在10时15分处
思维运作	范畴测验	让患者将火车、直升机、电话、缝纫机、剪刀、铅笔、锤子、飞机、自行车、小汽车、轮船、针、螺丝刀、帆船14种物品,按不同的原则分类
	Riska无组织物品分类	让患者将18块深棕色、浅棕色、奶色的扇形、剪头形、椭圆形塑料片按自己的意图分类
	Riska有组织物品分类	Riska无组织物品分类,不同的是让患者按检查者出示的分类方法对18块塑料片进行分类
	排序A	给患者5张某人上树摘苹果的图,顺序打乱,让患者排成合乎逻辑的关系
	排序B	给患者6张某人扫树叶,但树叶被风刮走的图,让他排成合乎逻辑的关系
	几何推理	给患者看一下按规律变化的几何图,再让他看一系列未完成的几何图,让他完成
	逻辑问题	给患者阅读逻辑问题,让其回答
注意力及专注力		根据患者测试时的表现评分

4. 蒙特利尔认知评估(中文版) 蒙特利尔认知评估(MoCA)是一个用来对轻度认知功能异常进行快速筛查的评定工具。灵敏度及特异度均在 97%～98% 之间。它评定了许多不同的认知领域,包括视空间与执行功能、命名、记忆、注意、语言、抽象、延迟回忆、定向。完成 MoCA 检查大约需要 10 min。在整个评定中不给予患者对或错的提示。

最好在其旁边没有家属和他人干扰的情况下完成。做完 MMSE 后间隔 1 h 可完成 MoCA,但如果先完成 MoCA,需待第二天才能完成 MMSE。

把右侧栏目中各项得分相加即为总分,满分为 30 分。量表设计者的英文原版应用结果表明,如果受教育年限≤12 年则加 1 分,最高分为 30 分。总分≥26 分属于正常(表 2-4-5)。

表 2-4-5　蒙特利尔认知评估(MoCA)

视空间与执行功能		得分
戊　甲　⑤结束　①开始　乙　②　丁　④　丙　③　[　]　[　]	复制立方体　画钟表盘(11 时 10 分)(3 分)　　　　　　轮廓[　]　指针[　]　数字[　]	___/5
命名		
狮子[　]　犀牛[　]　骆驼[　]		___/3

记忆	读出下列词语,然后由患者重复上述过程,重复 2 次,5 min 后回忆。		面孔	天鹅绒	教堂	菊花	红色	不计分
		第一次						
		第二次						

注意	读出下列数字,请者重复(每秒 1 个)。	顺背[　]	21854	___/2
		倒背[　]	742	
	读出下列数字,每当数字出现 1 时,患者敲 1 下桌面,错误数大于或等于 2 不给分。	[　]52139411806215194511141905112		___/1

100 连续减 7	[　]93	[　]86	[　]79	[　]72	[　]65	___/3
4~5 个正确给 3 分,2~3 个正确给 1 分,全部错误为 0 分。						

语言	重复:我只知道今天张亮是来帮过忙的人。[　]狗在房间的时候,猫总是躲在沙发下面[　]	___/2
	流畅性:在 1 分钟内尽可能多地说出动物的名字。[　]_____(n≥11 名称)	___/1

抽象	词语相似性:香蕉-橘子=水果　[　]火车-自行车　[　]手表-尺子	___/2

续表

视空间与执行功能							得分
延迟回忆	回忆时不能提醒	面孔〔　〕	天鹅绒〔　〕	教堂〔　〕	菊花〔　〕	红色〔　〕	仅根据非提示记忆得分
	分类提示:						__/5
	多选提示:						
定向	日期〔　〕　月份〔　〕　年代〔　〕　星期几〔　〕　地点〔　〕　城市〔　〕						__/6
总分							__/30

（三）适用对象

（1）中枢神经损伤如脑卒中、脑外伤等导致的认知功能障碍者。

（2）老年痴呆患者或血管性痴呆患者。

（3）焦虑症、抑郁症等相关心身疾病患者。

（4）儿童多动症、抽动症、注意力不集中等。

（5）老年人、亚健康者及正常人。

（四）注意事项

（1）选择安静的环境，避免干扰。

（2）评定前向患者及其家属说明评定目的、要求和主要内容，以取得配合。

（3）注意观察患者的精神状态，不配合或兴奋不安的精神病患者不适合认知功能评定。

（4）认知功能评定不宜一次性完成，避免疲劳，疲劳后不宜评定。

（5）评估时不要随意纠正患者的错误反应，不得暗示或提示患者，要记录患者反应的正误和原始反应（包括手势、体态语等）。

（6）患者的身体情况不佳或情绪明显不稳定时，不得勉强继续检查。根据患者的恢复情况，在适当的时候完成标准化的系统测查。

二、言语功能评定

言语是人运用语言材料和语言规则所进行的交际活动的过程。语言是人类社会中客观存在的现象，是人们约定的符号系统。言语障碍是指个体语言的产生、理解及应用等方面出现困难的情况。

常见的言语障碍有失语症、构音障碍、语言发育迟缓等。

（一）失语症

失语症是由大脑受损导致的语言功能受损或丧失而引起。表现为患者意识清楚、无精神障碍、无严重认知障碍、无感觉缺失、无发音器官肌肉瘫痪及共济失调，但听不懂别人的讲话，说不出要表达的意思，不理解或写不出病前会读、会写的字句等。

39

1. 失语症的分类及鉴别诊断　典型失语症分类及鉴别诊断见表 2-4-6。

表 2-4-6　典型失语症分类及鉴别诊断

类型	自发语	听理解	复述
Broca 失语	非流畅性	好	差
经皮质运动性失语	非流畅性	好	好
完全性失语	非流畅性	差	差
经皮质混合性失语	非流畅性	差	好
Wernicke 失语	流畅性	差	差
经皮质感觉性失语	流畅性	差	好
传导性失语	流畅性	好	差
命名性失语	流畅性	好	好

2. 失语症流畅性与非流畅性的鉴别　失语症流畅性与非流畅性的鉴别见表 2-4-7。

表 2-4-7　汉语失语症口语的流畅性与非流畅性鉴别

口语特征	1 分	2 分	3 分
语量	<50 字/分	51～99 字/分	>100 字/分
语调	不正常	不完全正常	正常
发音	构音困难	不完全正常	正常
短句长短	短(1～2 字,电报式)	部分短语短	正常(每句 4 字以上)
用力程度	明显费力	中度费力	不费力
强迫言语	无	有强迫倾向	有
用词	有实质词	实质词少	缺实质词,说话空洞
文法	无	有部分文法	有文法
错语	无	偶有	常有

3. 失语症的筛查　失语症筛查表见表 2-4-8。

表 2-4-8　失语症筛查表

评估内容		正确	不正确
	A. 一步指令		
	1.指给我哪个是笔	(　　)	(　　)
	2.把勺子拿起来	(　　)	(　　)
	3.把杯子扣过来	(　　)	(　　)
	4.伸出你的手来	(　　)	(　　)
Ⅰ.口语		(正答　　%)	
理解	B. 两步指令		
	1.指给我哪个是笔,然后拿起勺子	(　　)	(　　)
	2.拿起笔,把它放在杯子的右边	(　　)	(　　)
	3.先伸出两个手指,然后把勺子拿起来	(　　)	(　　)
	4.把肥皂递给我,然后用手指笔	(　　)	(　　)
		(正答　　%)	

续表

评估内容	正确	不正确
C.三步指令		
1.把笔放在杯子里,递给我肥皂,再拿起勺子	(　)	(　)
2.拿起勺子,把它放在肥皂的左边,再把杯子扣过来	(　)	(　)
3.指给我哪个是灯,然后伸出两个手指,再闭上你的眼睛	(　)	(　)
4.把笔放在肥皂和杯子之间,拿起勺子,再指你的鼻子	(　)	(　)
	（正答　　%）	
A.单词理解		
1.杯子	(　)	(　)
2.勺子	(　)	(　)
3.肥皂	(　)	(　)
4.笔	(　)	(　)
	（正答　　%）	
B.句子理解		
1.拿起勺子	(　)	(　)
2.伸出两个手指	(　)	(　)
3.把勺子放在笔和肥皂之间	(　)	(　)
4.把杯子放在笔的左边	(　)	(　)
	（正答　　%）	
1.杯子——示范用杯子喝水的动作,然后让患者指出摆在他面前用来喝水的物品	(　)	(　)
2.笔——示范用笔写字的动作,然后让患者指出你所用来写字的物品	(　)	(　)
3.肥皂——示范用肥皂洗手的动作,然后让患者指出你用来洗手的物品	(　)	(　)
4.勺子——示范用勺子吃饭的动作,然后让患者指出你所用来吃饭的物品	(　)	(　)
	（正答　　%）	

I.口语理解（对应前四行三步指令）

II.书面语理解（对应A单词理解和B句子理解）

III.手语的理解（对应最后四行示范动作）

4.失语症的常用评定方法

（1）波士顿诊断性失语症检查（Boston diagnostic aphasia examination,BDAE）:此检查是由美国 Harold Gooldglass 和 Edith Kaplan 在 1972 年编制发表的,是目前英语国家普遍采用的标准失语症检查法,许多国家都据此修改应用或作为蓝本制订本国的诊断试验。此检查由 27 个分测验组成,分为对话和自发言语、听觉理解、言语表达、书面语理解、书写等 5 大项。还附加一组评价顶叶功能的非言语分测验,包括计算、手指辨认、左右辨认、时间辨认和三维木块图测查等。

（2）西方失语症成套测验（western aphasia battery,WAB）:此检查法由加拿大人 Andrew Kertesz 在 1982 年依据 BDAE 修改形成的短缩版,它克服了 BDAE 冗长的缺点,在 1 h 内可完成检查,而且可单独检查口语部分,根据检查结果进行失语症的分类。

此检查法的内容还包含运用视空间功能、非言语性智能、结构能力、计算能力等非言语功能内容的检查。该法是目前西方国家流行应用的一种失语症评估方法,很少受民族文化背景的影响。

（3）汉语标准失语症检查法（China rehabilitation research center aphasia examination, CRRCAE）：该检查法由中国康复研究中心于1990年编制完成,目前广泛应用于我国临床。此检查由30个分测验组成,分为9个大项目,包括听、复述、说、朗读、阅读、抄写、描写、听写和计算。

（4）汉语失语症检查法（aphasia battery of china, ABC）：该检查法由北京医科大学附属第一医院神经心理研究室制订。主要参考西方失语症成套测验（WAB）,结合我国国情和临床经验,经过探索、修改而拟订。此检查法按规范化要求制定统一指导语,统一评分标准,统一图片及文字卡片,统一失语症分类标准。其内容以国内常见词、句为主,适量选择使用频率较少的词、句,无罕见词、句及难句。为减少文化水平的差异,ABC大多测试语句比较简单;阅读及书写检查较类似检查法少见。临床检验结果显示,不同文化水平者对其口语理解和听理解各亚项内容可完成91%以上。ABC可区别言语功能正常者和失语症患者;对脑血管疾病言语正常者,也可查出某些言语功能的轻度缺陷,通过ABC不同亚项测试可做出失语症分类诊断。

（二）构音障碍

构音障碍指在言语活动中,构音器官的运动或形态结构异常,环境或心理因素等原因所导致的语音不准确的现象。表现为发声困难,发音不准,咬字不清,声响、音调、速度、节律等异常和鼻音过重等言语听觉特征的改变。伴有咀嚼、吞咽和控制流涎的困难。构音的产生见图2-4-1。

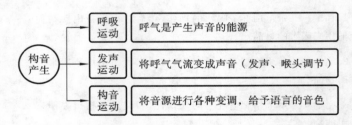

图 2-4-1　构音的产生

1. 构音障碍的分类

（1）运动性构音障碍:由于神经病变,与构音有关肌肉的麻痹、收缩力减弱或运动不协调所致的言语障碍,其有六种类型（表2-4-9）。

（2）器质性构音障碍:由于先天和后天的原因,构音器官的形态、结构异常,致使构音器官出现异常,从而导致的构音障碍。

（3）功能性构音障碍:指发音错误,表现为固定状态,但找不到明显原因的构音障碍。

表 2-4-9　运动性构音障碍的分类及言语特征

分类	病因	运动障碍的性质	言语特征
迟缓型构音障碍	（周围性构音障碍）颅神经麻痹、延髓麻痹、肌肉本身障碍、进行性肌营养不良、外伤、感染、代谢性疾病,常见于下运动神经元损伤或真性延髓麻痹	肌肉运动障碍,肌力低下,肌张力低下,腱反射减弱,肌萎缩	不适宜的停顿,气息音,辅音错误,鼻音减弱,低音调,音量减弱,发音不清,伴有肌张力降低等

续表

分类	病因	运动障碍的性质	言语特征
痉挛型构音障碍	(中枢性运动障碍)脑血管疾病、假性延髓性麻痹,脑瘫、脑外伤、脑肿瘤、多发性硬化,常见于假性延髓性麻痹	异常的运动模式(质性变化)自主运动出现异常模式伴有其他异常运动,肌张力升高,反射增强,病理反射阳性	发音增强,说话缓慢费力,说话短,不自然中断,音量音调变化,粗糙音,费力音,元音辅音歪曲,鼻音过重,面部表情改变,伴有肌张力增加等
运动失调型构音障碍	(小脑系统障碍)肿瘤、多发性硬化,酒精中毒,外伤	运动不协调,肌张力低下,运动速度降低,震颤	韵律失常,声音的高低强弱呆板,震颤,开始发声困难,声音大,重音语调异常,音中断明显,发音不清,不规则,重音过度,伴有运动不协调等
运动过强型构音障碍	(锥体外系障碍)舞蹈病,肌阵挛、手足徐动	异常的不随意运动	元音和辅音歪曲,失重音,不适宜的停顿产生费力音,声音强弱急剧变化,鼻音过重,发音高低、长短、速度失调,伴有异常的不随意运动
运动过弱型构音障碍	(锥体外系障碍)帕金森病	运动范围和速度受限,僵硬	单一音量,单一音调,重音减少,有呼吸音或失声现象
混合型构音障碍	(运动系统多重障碍)威尔逊病,多发性硬化,肌萎缩性侧索硬化症,上下运动神经元病变	多种运动障碍的混合或合并	各种症状的混合

2. 构音障碍常用评定方法

(1)普通话发音测试:见表 2-4-10 和表 2-4-11。

表 2-4-10　普通话发音测试(表一)

测试字词		目标语音	单韵母/复韵母	鼻韵母	声调
1	鼻	bí	i	—	2
	子	zi	i	—	0
2	耳	ěr	er	—	3
	朵	duo	uo	—	0
3	嘴	zuǐ	ui	—	3
4	手	shǒu	ou	—	3
	指	zhǐ	i	—	3

续表

	测试字词	目标语音	单韵母/复韵母	鼻韵母	声调
5	头	tóu	ou	—	2
	发	fa	a	—	0
6	脚	jiǎo	iao	—	3
7	鞋	xié	ie	—	2
8	裙	qún	ü	n	2
	子	zi	i	—	0
9	苹	píng	i	ng	2
	果	guǒ	uo	—	3
10	西	xī	i	—	1
	瓜	guā	ua	—	1
11	香	xiāng	ia	ng	1
	蕉	jiāo	iao	—	1
12	肉	ròu	ou	—	4
13	菜	cài	ai	—	4
14	碗	wǎn	a	n	3
15	筷	kuài	uai	—	4
	子	zi	i	—	0
16	刀	dāo	ao	—	1
17	桌	zhuō	uo	—	1
	子	zi	i	—	0
18	水	shuǐ	ui	—	3
19	洗	xǐ	i	—	3
	脸	liǎn	ia	n	3
20	刷	shuā	ua	—	1
	牙	yá	a	—	2
21	床	chuáng	ua	ng	2
22	门	mén	e	n	2

表 2-4-11 普通话发音测试(表二)

	测试字词	目标语音	声母	单韵母/复韵母	鼻韵母	声调
1	灯	dēng	d	e	ng	1
2	雨	yǔ	y	ü	—	3
	伞	sǎn	s	a	n	3
3	太	tài	t	ai	—	4
	阳	yáng	y	a	ng	2

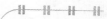

续表

测试字词		目标语音	声母	单韵母/复韵母	鼻韵母	声调
4	月	yuè	y	üe	—	4
	亮	liang	l	ia	ng	0
5	星	xīng	x	i	ng	1
	星	xīng	x	i	ng	1
6	花	huā	h	ua	—	1
7	鸟	niǎo	n	iao		3
8	熊	xióng	x	io	ng	2
	猫	māo	m	ao	—	1
9	飞	fēi	f	ei	—	1
	机	jī	j	i		1
10	小	xiǎo	x	iao	—	3
	汽	qì	q	i	—	4
	车	chē	ch	e	—	1
11	球	qiú	q	iu	—	2
12	钢	gāng	g	a	ng	1
	琴	qín	q	i	n	2
13	女	nǚ	n	ü	—	3
	孩	hái	h	ai	—	2
14	男	nán	n	a	n	2
	孩	hái	h	ai		2
15	红	hóng	h	o	ng	2
16	心	xīn	x	i	n	1
17	谢	xiè	x	ie	—	4
	谢	xie	x	ie	—	0
18	再	zài	z	ai	—	4
	见	jiàn	j	ia	n	4
19	棍	gùn	g	u	n	4
	子	zi	z	i	—	0
20	书	shū	sh	u	—	1
21	夹	jiā	j	ia	—	1
	子	zi	z	i	—	0
22	圆	yuán	y	ua	n	2
	圈	quān	q	ua	n	1

（2）Frenchay 构音障碍评定法：见表 2-4-12。

表 2-4-12 Frenchay 构音障碍评定法

功能		损伤严重程度 a 正常← →严重损伤 e				
		a	b	c	d	e
反射	咳嗽					
	吞咽					
	流涎					
呼吸	静止状态					
	言语时					
唇	静止状态					
	唇角外展					
	闭唇鼓腮					
	交替发音					
	言语时					
颌	静止状态					
	言语时					
软腭	进流质食物					
	软腭抬高					
	言语时					
喉	发音时间					
	音调					
	音量					
	言语时					
舌	静止状态					
	伸舌					
	上下运动					
	两侧运动					
	交替发音					
	言语时					
言语	读字					
	读句子					
	会话					
	速度					

（三）语言发育迟缓

1. 语言发育迟缓 语言发育迟缓是指由于各种原因引起的儿童口头表达能力或语言理解能力明显落后于同龄儿童的正常发育水平。常见原因有智力低下、听力障碍、构音器官疾病、中枢神经系统疾病、语言环境不良等。

2. 评定方法　评定方法参照(S-S法)语言发育迟缓检查表(CRRC版)。此检查表是根据日本的(S-S法)语言发育迟缓检查法的模式,依据汉语的特点研制的一个较系统的检查方法。检查内容包括三个方面:①基础性过程,②符号形式与指示内容的关系,③交流态度。

通过此检查可以发现语言发育迟缓儿童的语言水平与正常儿童的差别,不但可以早期发现这种言语障碍,还可以为训练计划的制订提供重要依据。

（吴兆平）

第五节　日常生活活动能力评定

情境导入

患者,李某,男,67岁,因左侧脑基底节出血导致右侧瘫痪1月入院,二便可控制,但穿衣裤和便后处理依赖家人,两人扶持下可以坐起,可用左手抓匙吃饭,但不能自己盛饭。可用家人递上的毛巾擦脸,自己不会拧干。不能步行,情绪低落。

请思考:

1. 患者目前主要的护理问题是哪些?

2. 如何应用Barthel指数记分法对患者的生活自理能力及其严重程度进行评定?

一、日常生活活动能力评定

(一)概述

日常生活活动(activities of daily living,ADL)能力,是指人们为了维持生存及适应生存环境而反复进行的,最基本的、最具有共性的活动(衣、食、住、行等)。ADL能力是个体在发育成长过程中逐渐习得的,它反映人们在家庭、医疗机构和社区中的基本能力之一。ADL的概念,最早是由Dearier于1945年提出的,他认为ADL是个人独立的基础,是一个人履行社会角色任务的准备性活动。若康复对象无法完成日常生活活动会导致其自尊心和自信心丧失,进而加重日常生活活动能力的降低乃至丧失,常常影响患者与他人的交往,继而可能影响到整个家庭和社会的和谐。因此,使患者达到最大限度的自理能力是康复护理工作中的一个重要方面。而要改善患者的ADL能力,首先需要了解他们在ADL中的功能状况,即进行ADL能力的评定。

(二)ADL能力评定的目的

ADL能力的评定是在个体水平上对能力障碍进行评定,评定的目的一般归纳为以下几点。

（1）判断患者在 ADL 方面能否独立及独立程度和功能预后。

（2）为制订康复护理目标、护理方案、评价护理效果提供依据。

（3）为制订环境改造方案提供依据。

（4）比较各种康复护理方案的优劣，总结经验和教训。

二、日常生活活动能力的分类

根据人们每天从事日常生活活动时，是否需要各种工具及其他技能的情况，我们将日常生活活动能力分为以下两大类。

（一）基础性日常生活活动能力

基础性日常生活活动（basic ADL，BADL）能力是指患者在家中或医院里每日所进行最基本的、粗大的、不利用工具的日常生活活动能力，包括自理活动和功能性移动两类活动能力。自理活动包括穿衣、洗漱、梳妆、进食、如厕、洗澡等，功能性移动包括翻身、床上坐起、由坐到站、行走、驱动轮椅、上下楼梯等。基础性日常生活活动的评定结果反映了个体较粗大的运动功能，适用于较重的残疾，常在医疗机构内应用。

（二）工具性日常生活活动能力

工具性日常生活活动（instrumental ADL，IADL）能力是指人们在社区独立生活所需要的高级技能，常需使用各种工具（电话机、电饭煲、洗衣机、自行车等）才能完成，故称之为工具性 ADL 能力。工具性日常生活活动能力评定结果反映了较精细的运动功能，适用于较轻的残疾，多在社区老年人和残疾人中应用。

三、ADL 能力评定的内容

人们因年龄、性别、民族、职业、所处环境和地区的不同，生活方式千差万别，日常活动内容和习惯也各不相同，但日常生活活动是人们维持生存的必需活动，因此人们的日常生活活动具有许多共同之处。

一般情况下，ADL 的内容大致包括体位转移、行走及乘坐交通工具、卫生自理、交流能力、家务劳动和社会认知六个方面。

（一）体位转移方面

床上体位及活动能力、坐起及坐位平衡能力、站立及站立位平衡能力。

（二）行走及乘坐交通工具方面

使用轮椅、室内外行走、上下楼梯、交通工具的使用等。

（三）卫生自理方面

更衣、个人清洁与修饰、如厕等。

（四）交流能力方面

打电话、阅读、书写、识别环境标记、使用辅助交流用具，如录音机、计算机等。

（五）家务劳动方面

购物、备餐、保管、清洗衣物、清洁家具、照顾孩子、安全使用家用电器、环境控制器及收支预算等。

（六）社会认知方面

社会交往、解决问题和记忆能力等。

四、评定方法

ADL 能力的评定方法多采用经过标准化设计、具有统一内容、统一评定标准的量表进行评定,包括直接观察和间接评定两种。

(一)直接观察

通过直接观察患者的实际操作能力进行评定,而不是通过询问。该方法的优点是能够比较客观地反映患者的实际功能情况,可有效避免患者夸大或缩小自己的能力,但缺点是费时费力,患者不宜配合。

(二)间接评定

通过询问的方式进行了解与评定。可从家人和患者周围的人那里获取患者完成活动的信息;通过电话或书信及信息技术平台获取患者完成活动的信息;也可通过康复医疗小组讨论获取患者完成活动的信息。该方法的优点是简单、快捷,但缺点是缺乏可信性,故主要用于一些不宜直接观察或演示的动作评定,如二便的控制、洗澡等。

五、常用的评定工具

ADL 能力有大量的评定方法,常用的标准化的 PADL 评定有 Barthel 指数、Kotz 指数、PUISES、修订的 Kenny 自理评定等,常用的 IADL 评定有功能活动问卷(FAQ)、快速残疾评定量表(RDRS)等。以下介绍几种评定相对简单、临床应用较广的方法。

(一)PADL 评定量表

下面以标准化的 PADL 评定量表中的 Barthel 指数评定为例介绍 ADL 能力评定方法。Barthel 指数评定产生于 20 世纪 50 年代中期,由美国 Florence Mahoney 和 Dorothy Barthel 设计并应用于临床,是国际康复医疗机构常用的方法。20 世纪 70 年代后期,中国许多医院开始应用该指数评定患者的 ADL 能力。Barthel 指数评定简单、操作性强、可信度高、灵敏度也高,是目前临床上应用最广、研究最多的一种 ADL 能力评定方法,它不仅可以用来评定治疗前后的功能状况,而且可以预测治疗效果、住院时间及预后状况(表 2-5-1)。

表 2-5-1　Barthel 指数评定内容及评分标准

项目	评级标准	评分
进食	依赖	0
	需部分帮助:能吃任何食物(但需搅拌、夹菜等)或较长时间才能完成	5
	自理:能使用必要的辅助器具,完成整个进食过程	10
穿衣	依赖	0
	需要帮助:在适当的时间内或指导下,能完成至少一半的工作	5
	自理:能独立穿脱各类衣裤(穿鞋袜、系扣、拉拉链等)和穿脱矫形器	10
大便控制	失禁:无失禁,但有昏迷	0
	偶尔失禁:每周≤1 次,或在帮助下需要使用灌肠剂、栓剂或器具	5
	能控制:在需要时,可独立使用灌肠剂或栓剂	10
小便控制	失禁:无失禁,但有昏迷	0
	偶尔失禁:每周≤1 次,或在帮助下需要使用灌肠剂、栓剂或器具	5
	能控制:在需要时,可独立使用灌肠剂或栓剂	10

续表

项目	评级标准	评分
上下楼梯	依赖	0
	需要帮助:在语言指导或体力的帮助下,完成上、下一层楼	5
	自理:在辅助器具的帮助下,独立完成上、下一层楼	10
如厕	依赖	0
	需部分帮助:穿脱裤子、清洁会阴或保持平衡时,需要指导或帮助	5
	自理:能独立进出厕所,如使用便盆时,会清洗便盆	10
修饰	依赖或需要帮助	0
	自理:可独立完成洗脸、刷牙、梳头、刮脸等动作	5
洗澡	依赖或需要帮助	0
	自理:自己能安全进出浴池,进行擦浴、盆浴或沐浴,完成整个过程	5
转移	依赖:不能坐起,或使用提升机	0
	需大量帮助:能坐起,但需要两个人帮助	5
	需小量帮助:需语言指导、监督或一个人帮助	10
	自理:能独立进行轮椅-床、轮椅-椅子、轮椅-坐便器的转移	15
行走	依赖:不能行走	0
	需大量帮助:可使用轮椅行走 45 m,进出厕所	5
	需小量帮助:可在指导、监督或体力的帮助下,行走 45 m 以上	10
	自理:可独立行走(或使用辅助器下)45 m 以上。但排除使用带轮助行器	15

Barthel 指数评分结果:最高分是 100 分,60 分以上者为良,生活基本自理;40～60 分者为中度残疾,有功能障碍,生活需要帮助;20～40 分者为重度残疾,生活需要很大帮助;20 分以下者为完全残疾,生活完全依赖。Barthel 指数 40 分以上者康复治疗效益最大。

(二) IADL 评定量表

下面以标准化的 IADL 评定量表中的功能综合评定量表评定为例介绍 ADL 能力评定方法。

功能综合评定量表(functional comprehensive assessment,FCA)是由复旦大学附属华山医院在吸收国内外先进经验基础上,为研究出适合我国国情,便于在临床上有效地操作应用而设计完成的。FCA 作为国家"十五"攻关项目(脑血管疾病三级康复)中重要的功能评定方法之一,经国内学者研究、比较,结果显示 FCA 的效度很高,其可靠性较强,是一种有效的功能评定方法。对 FCA 进行了信度分析和重测信度研究,结果表明 FCA 也具有良好的重测信度。其在急性脑血管疾病的三级康复中,具有指导意义。功能综合评定量表记录表见表 2-5-2。

表 2-5-2　功能综合评定量表(FCA)记录表

评定内容	入院时	月	日	出院时	月	日	随访时	月	日
A. 自我照料									
1.进食									
2.修饰									

续表

评定内容	入院时	月	日	出院时	月	日	随访时	月	日
3.洗澡									
4.穿上衣									
5.穿下衣									
6.如厕									
B.括约肌控制									
7.膀胱括约肌控制									
8.直肠括约肌控制									
C.转移									
9.床-椅(轮椅)转移									
10.坐便器-轮椅转移									
11.进出浴池或浴室									
D.行走									
12.步行/轮椅									
13.上下楼梯									
运动功能评分合计									
E.交流									
14.视听理解									
15.语言表达									
F.社会认知									
16.社会往来									
17.解决问题									
18.记忆能力									
认知功能评定合计									
总分									
评定者									

1. 评定标准 每个项目最高分为 6 分,最低分为 1 分。18 项满分为 108 分,最低分为 18 分。评分标准见表 2-5-3。

表 2-5-3 功能综合评定量表(FCA)评分标准

分值	评定标准
6	患者能在合理时间内、安全地、完全独立地完成项目,不需要辅助器具
5	需要借助一定的辅助器具,或仅需监护、提示、哄劝等不接触身体的帮助,独立完成项目,或需要正常 3 倍以上的时间
4	需要他人轻接触身体帮助,患者能完成活动的 75% 或以上
3	需要他人中等程度的帮助,患者能完成活动的 50%~74%
2	需要他人很大程度的帮助,患者只能完成活动的 25%~49%
1	完全依赖帮助或基本依赖帮助,患者只能完成活动的 0~24%

2. 结果判定 108 分为综合功能正常;90～107 分为综合功能基本正常;72～89 分为轻度功能障碍;54～71 分为中度功能障碍;36～53 分为重度功能障碍;19～35 分为极重度功能障碍;18 分为完全功能障碍。

(三) 功能独立性评定

功能独立性评定量表(functional independence measure,FIM)是由美国物理医学与康复学会提出的医学康复统一数据系统中的重要内容,FIM 不仅可评定躯体功能,还包括言语、认知和社交功能。它是近年来提出的一种更全面、客观地反映残疾者 ADL 能力的评定方法。FIM 评定现已被世界各国康复界广泛用于评定脑卒中、颅脑损伤、脊髓损伤、骨科及其他神经科疾病,是医疗康复中唯一建立了医学康复统一数据系统的测量残疾程度的方法。功能独立性评定量表见表 2-5-4。

表 2-5-4 功能独立性评定量表(FIM)

项目	评定内容
自我护理	进餐:包括吃、喝,如打开盛放食物的容器,倒水或饮料,切肉或食物,咀嚼、吞咽 梳洗:包括口腔护理、梳头、洗脸、剃须、化妆(女患者) 洗澡:包括在浴池、盆浴或澡盆中洗颈部以下部位 穿上衣:如有假肢或支具应能自己戴上或取下 穿下衣:如有假肢或支具应能自己戴上或取下 如厕:包括如厕前后的脱、穿裤子及便后的清洁
大小便控制	排尿:能控制并能排空 排便:能控制并能排空
体位转移	床、椅、轮椅的相互转移并站起 进出厕所 进出浴池或浴室(沐浴)
行走	平地行走:如坐轮椅可操纵轮椅在室内活动 上下一层或 12～14 级楼梯
交流	理解:正确理解 表达:能清楚地用言语或非言语的方式表达意思
社会认知	社会完整性:能与他人相处或参加集体活动 解决问题:能用以前所学知识解决日常生活中遇到的问题 记忆力:在住院期间或在社区环境中,指导每天完成的日常活动

评定标准 FIM 评分总分最高为 126 分,最低为 18 分。得分越高,表示独立性越好,依赖性越少。根据评分结果,可做以下分级:126 分,完全独立;108～125 分,基本独立;90～107 分,极轻度依赖;72～89 分,轻度依赖;54～71 分,中度依赖;36～53 分,重度依赖;19～35 分,极重度依赖;18 分,完全依赖。评分标准见表 2-5-5。

表 2-5-5 功能独立性评定量表(FIM)评分标准

能力	分值	评定标准
完全独立	7	活动完成规范,不需要修改和矫正,不用辅助设备和任何帮助

续表

能力	分值	评定标准
有条件独立	6	需要辅助设备才能完成；或需要较长时间，或有安全顾虑
监护	5	需要他人给予提示或示范能完成活动，不需要他人接触身体的帮助
最小量帮助	4	患者需要他人接触身体的帮助，患者自己在活动中付出的力量≥75%
中度帮助	3	患者需要他人接触身体的帮助，患者自己在活动中付出的力量50%～75%
重度帮助	2	患者需要他人接触身体的帮助，患者自己在活动中付出的力量25%～50%
完全依赖	1	患者需要他人接触身体的帮助，患者自己在活动中付出的力量≤25%

六、注意事项

（1）评定前应与患者交谈，让患者明确评定的目的，以取得患者的理解与配合，以保证评估结果的准确性。

（2）评定前还必须对患者的基本情况有所了解，如肌力、关节活动度、平衡能力等，还应考虑到患者生活的社会环境、反应性、依赖性等。

（3）评估时尽量以观察法为主，在评估一些不便完成或较难控制的动作（如大小便控制、穿脱紧身衣裤等）时，常通过询问的方式来评估。

（4）把握适当的评估时机，尽量在实际生活中评估，如患者睡醒起床时评估穿衣、洗漱的能力，进餐时评估其进食能力。

（5）要从简单容易的项目开始评估，逐渐过渡到较复杂困难的项目。

（6）重复进行评定时应尽量在同一条件或环境下进行、在分析评定结果时应考虑有关影响因素，如患者的生活习惯、文化素养、职业、社会环境、评定时的心理状态和配合程度等。

知识链接

生存质量评定

生存质量（quality of life，QOL）又称为生活质量、生命质量，是一个内涵十分丰富而复杂的概念。广义的生存质量被理解为人类生存的自然状态和社会条件的优劣状态，其内容包括收入、健康、教育、营养、环境、社会服务和社会秩序等方面。世界卫生组织对于生存质量的定义：个人根据自身条件的文化和价值体系，对于自身生存状态的主观感受，这种感受充分考虑了其目标、期望、标准及所关心的各种事物，同时受到个人身体健康、心理状态、个人信仰、社会关系和所处环境的综合影响。

生存质量有两种，即社会学与经济学领域的生存质量和医学领域的健康相关生存质量（health-related quality of life，HRQOL）。在医学领域，健康相关生存质量是指患者对于自身疾病与治疗产生的躯体、心理和社会反应的一种实际的、日常的功能性描述。

（陈玉芳）

第六节 疼痛评定

情境导入

患者,女,57岁,自述四肢不自主抖动、翻身困难、疼痛难忍。尤其是夜间起夜费劲,肢体疼痛明显。在入院就诊后,针对该患者的肢体疼痛问题,护士长对护理人员进行了疼痛护理理念教育,要求实习护士杨某针对该患者进行疼痛护理,并对疼痛的相关内容进行描述。

请思考:
1. 疼痛可以分为哪些种类?
2. 疼痛的评定方法有哪些?

一、概述

(一)定义

国际疼痛学会(LASP)对疼痛的定义:疼痛是一种与组织损伤或潜在损伤相关的、不愉快的主观感觉和情感体验。疼痛是最常见的临床症状。美国于20世纪50年代建立了疼痛门诊、疼痛科、疼痛临床研究中心,并在1974年成立了国际疼痛研究会(LASP)。1999年在维也纳召开的第九届国际疼痛大会中提出疼痛不仅是一个症状,也是一种疾病。

(二)成分

疼痛包括以下两个主要成分。

1. 疼痛的感觉 疼痛的感觉是一种复杂主观的感受。在人体上测定的疼痛阈值简称痛阈,即患者用语言表达在刚出现疼痛感觉时所受的最小刺激量。

2. 疼痛的反应 疼痛的反应可分成三个方面。

(1)躯体运动性反应:伴有肢体屈曲反射、握拳、呻吟、叫喊、挣扎、逃脱以及疼痛局部的肌肉反射性痉挛。

(2)自主-内脏性反应:伴有心率加快、血压升高、呼吸频率加快、瞳孔散大、汗多、血糖升高等。

(3)神经-精神性反应:伴有脑电图的改变以及痛苦、焦虑、烦躁不安的表情。

3. 机制 目前普遍认为有效合理的机制是1965年Melzack和Wall提出的闸门学说。闸门学说的核心是脊髓的阶段性调制,抑制性中间细胞元起着关键的闸门作用。阶段性调制的神经网络是由初级传入神经A纤维和传入神经C纤维、背角投射神经元(T细胞)和脊髓胶质区抑制性中间细胞元(SG细胞)组成。SG细胞是痛觉调制的关键部位,起到闸门作用。传入神经A纤维和传入神经C纤维传入冲动均能激活T细胞活动,但对SG细胞则作用相反,传入神经A纤维传入冲动可兴奋SG细胞,传入神经C纤维传入冲动能抑制SG细胞的活动。因此当伤害性刺激经过传入神经C纤维传入时,SG细胞被抑制,闸门打开,T 细胞兴奋,痛觉信息就会上传,当非伤害性刺激(如轻揉皮肤等)经传入神经 A 纤维传入时,SG 细胞兴奋,闸门关闭,T 细胞活动被抑制,就阻碍了伤害性刺激的上传。

4. 评定目的　准确判断疼痛的部位、强度特性、发展过程,明确疼痛的原因;确定疼痛对运动功能、日常生活等的影响;为选择正确的治疗方法提供依据。

二、疼痛分类

疼痛可以按照疼痛的性质、部位及持续时间等分类。

(一) 按疼痛的性质

按疼痛的性质可分为以下几类。

1. 刺痛　刺痛又称第一痛(锐痛、快痛)。人体对刺痛的主观感受是痛觉迅速产生,迅速消失,疼痛部位明确,常伴有受刺激肢体的保护性反射,下意识躲避,一般无明显的不良情绪反应。

2. 灼痛　灼痛又称第二痛(弥散痛、钝痛)。人体对灼痛的主观体验是痛觉缓慢产生,缓慢消失,往往难以忍受,疼痛部位不明确,多伴有自主神经症状及强烈的情绪反应。

3. 酸痛　酸痛又称第三痛。人体对酸痛的主观体验是疼痛形成缓慢,部位广泛,无法指出疼痛的具体部位,疼痛难以描述,常伴有内脏与躯体反应和较强的情绪反应。

4. 放射痛　放射痛是指患者除感觉患病部位的局部疼痛外,还可以出现远离病变部位体表或深部组织的疼痛,多是由于周围神经根病变引起,表现为疼痛沿着受累神经向其远端支配的区域传导。在临床上,很多疾病都是以放射痛为首发症状或主要症状,如腰椎间盘突出症。

5. 牵涉痛　牵涉痛是指某些内脏疼痛往往会引起体表的某一部位感觉疼痛或痛觉过敏的现象,如阑尾炎可引起脐周围或上腹部疼痛,心肌缺血或梗死引起心前区、左肩和左上臂尺侧发生疼痛,胆囊病变可在右肩区出现疼痛。

(二) 按疼痛的部位

按疼痛的部位可分为以下几类。

1. 躯体性疼痛　躯体性疼痛是传出神经被激活但无周围神经及中枢神经的损伤,表现为疼痛部位明确,如头痛、牙痛、胸痛、腹痛等。

2. 内脏性疼痛　内脏性疼痛是内脏感受伤害的神经被激活的结果,表现为深部刺痛,并伴有痉挛的感觉,如神经系统的疼痛、心血管系统的疼痛、血液系统的疼痛、消化系统的疼痛、泌尿系统的疼痛等。

(三) 按疼痛的持续时间

按疼痛的持续时间可分为以下几类。

1. 短暂性疼痛　一过性疼痛。

2. 急性疼痛　发病急,持续时间短,在短时间内或经过处理就会消失。

3. 亚急性疼痛　疼痛介于急性疼痛和慢性疼痛,这一过程也可被视为疼痛可以完全被治愈的最后机会。

4. 慢性疼痛　疼痛的持续时间长或间断发作,其发病缓慢是由于慢性疼痛由多种原因延续所致。国际疼痛学会认为疼痛持续 3 个月即可诊断为慢性疼痛。由于原因不同,临床上宏观地将慢性疼痛分为癌性疼痛和非癌性疼痛两大类。

5. 再发性疼痛　再发性疼痛为一种间隔较长一段时间后再发作的"孤立"的疼痛模

式,它常常是在慢性病理基础上的急性发作,是不连续的急性发作。

三、疼痛评定

(一)视觉模拟评分法

视觉模拟评分法(visual analogue scale,VAS)是临床上最常用最简单的测评方法。国内临床上通常采用的是中华医学会疼痛学会监制的 VAS 卡。VAS 卡中心在刻有数字的 10 cm 长线上有可滑动的游标,两端分别表示"无痛"(0)和"极痛"(100)。患者可将游标放在当时最能代表疼痛程度的部位,护士面对有刻度的一面,记录疼痛的程度(图2-6-1)。

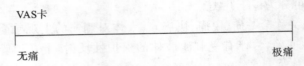

图 2-6-1　视觉模拟评分法

(二)口述描绘评分法

口述描绘评分法(verbal descriptor scale,VDS)是由一系列用于描述疼痛的形容词组成,这些形容词以最轻疼痛到最强疼痛的顺序排列,用于评定疼痛的强度。最轻程度的疼痛的描述常被评为 0 分,以后每级增加 1 分,因此每个形容疼痛的形容词都有相应的评分,以便于定量分析疼痛。有许多不同分级的 VDS,如 4 级评分、5 级评分、6 级评分、12 级评分和 15 级评分法。

(三)数字评分法

数字评分法(numeric rating scale,NRS)是以 0 到 10 共 11 个点来描述疼痛的强度。其中,0 表示无痛,10 表示剧痛,患者根据个人疼痛的感受在其中的一个数字上做记号(图 2-6-2)。

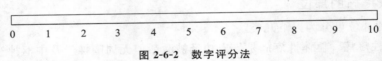

图 2-6-2　数字评分法

(四)麦吉尔疼痛调查表

麦吉尔疼痛调查表(McGill pain questionnaire,MPQ)是 Melzack 和 Torgerson 提出,用于评估各种疼痛的治疗效果。调查表共包括 78 个词汇,并把这些词汇分成三大类20 个组:第一大类,第 1~10 组按时间、空间、温度、压力和其他性质描述疼痛感觉类的词汇;第二大类,第 11~15 组是按照紧张、恐惧和自主神经系统反应性质描述情感类词汇,第 16 组为描述主观疼痛强度的评定词汇;第三大类,第 17~20 组为不分类的词汇。目前麦吉尔疼痛调查表是英美国家应用最广泛的疼痛评估工具。由于麦吉尔疼痛调查表的合理性,其被翻译成多种文字被广泛应用。疼痛常用评定方法的比较见表 2-6-1。

表 2-6-1　疼痛常用评定方法的比较

	优点	缺点
VAS	①有效测定疼痛的强度;②易于理解;③可随时进行;④与 VDS 相比,效果更好;⑤也可用于疼痛的缓解情况	①太随意;②不适宜在老年人中应用,因为老年人感知直线和准确标定坐标位置的能力较低

续表

	优点	缺点
VDS	①易于管理和评分；②结果可靠和有效；③其结果与疼痛的强度密切相关；④对疼痛病情变化十分敏感；⑤能较好地反应疼痛的多方面性	①以疼痛程度来划分等级，等级又取决于患者自身的经验；②用不同级别的 VDS，不同的形容词代表不同的分值；③对细微的感觉变化不敏感，容易受感情变化的影响
NRS	①易于理解；②比 VDS 更为直观	患者容易受到数字和描述词汇的干扰，降低灵敏性和准确性
MPQ	①在主观疼痛测定中的敏感性强，结果可靠；②不仅能顾及疼痛体验的多个方面，而且对疼痛的治疗效果和不同诊断十分灵敏	①不易于理解，需要评定者做详细的解释工作；②观察项目多，费时；③对其稳定性和内部统一性存在质疑

知识链接

监护疼痛观察工具

　　疼痛评定是疼痛管理的第一步，患者的主诉是疼痛评定的"金标准"。而 ICU 患者的疼痛评定常得不到患者的主诉，因此有必要采用客观疼痛评定工具。加拿大学者 Gelinas 等研制的重症监护疼痛观察工具（CPOT）信效度较好、条目简洁、可操作性强，是应用较为广泛的客观疼痛评定工具。该工具从与疼痛相关的行为中筛选出 4 个测量条目，适用于气管插管和非气管插管患者，前 3 个条目（面部表情，肢体活动，肌张力）对两类患者均适用，第 4 个条目观察气管插管患者通气依从性和观察非气管插管患者发声。进行疼痛评定时，根据患者的反应情况，每个条目分别赋予 0～2 分，患者的疼痛评分为 4 个条目的总分。分值越高，患者的疼痛程度越高。

（曾　珊）

第七节　心 理 评 定

情 境 导 入

　　患者，男，58 岁，于 2007 年在家时无明显诱因突然出现头晕、恶心、呕吐，右下肢乏力伴麻木，左侧肢体活动障碍，跌倒在地，随即进入昏迷状态，有二便失禁，口吐白沫，无四肢抽搐及双目上视，遂立即被送至市第三人民医院。头颅 CT 示脑干出血，给予脱水降颅内压等支持治疗后意识恢复，可进行简单对话，好转后出院，遗留有运动性失语，肢体活动障碍。先后在省人民医院、省残疾人康复医院行康复治疗。近几年来，为了进一步康复治疗，改善肢体功能，曾在我院反复住院治疗,今家属为方便照顾及康复治疗,再入我院,门诊拟"脑出血后遗症"收住我科。病程中患者常常反复向治疗人员询问病情,期待通过治疗能够恢复至以前的运动功能水平。患者对治疗过程不满意,言辞激烈,质疑治疗人员没有用心对其进行治疗。

请思考:

1. 患者目前对于自身的残疾处于哪个心理接受阶段?

2. 患者目前有哪些非正常的心理活动?

一、概述

心理评估(psychological assessment,PA)是指运用心理学的理论和方法测试和评估患者的心理行为变化和心理特征。从理论上来讲,心理评估是一门心理技术,通过合理的方法和相应的工具,结合个体所表现出的心理状态、心理行为等现象,做出相对全面和系统的客观性描述、鉴别与诊断。一般来说,心理评估的要素可以划分为以下几个方面,个人行为方面主要是指个体所展现出的饮食习惯、衣着习惯等;心理行为方面主要是指个体在日常生活中,与他人沟通和交流的能力、处理事务的能力;社会行为方面主要是指个体在处理家事或是社交活动的行为;医疗行为方面主要是指个体在接受健康体检或药物治疗时的互动行为。互动行为主要是指患者家属与患者沟通的行为及其对患者的态度。

(一)心理评估的方法

心理评估的方法有多种,包括观察法、访谈法、心理测验心理生理评估等。一般主张多种方法结合使用会达到更好的效果。

1. 观察法 观察法是通过对研究对象表现出来的心理现象的外部活动进行科学观察和分析,研究其中的心理行为规律的方法,可分为自然观察和特定情境中观察两类。主要内容包括仪表、体型、人际沟通风格、言行举止、注意力、各种情境下的应对行为等。通常情况下,对个体的各种言行举止和仪表等进行观察,能够从相对全面的角度上掌握患者心理状态。

2. 访谈法 访谈法是指心理医生或医护人员运用词语或非词语语言与患者进行的一种有目的的沟通和交流,以便深入了解患者心理状况的评估方法。在访谈过程中,要注意收集患者非词语语言的一些信息,如患者的姿势、手势、表情等。主要内容包括对病伤残和康复的认识、伤后情绪表现、睡眠和饮食情况、对残疾生活的态度等。在与患者进行沟通交流期间,患者可能会在相对和谐的交流环境中,将其内心真实情感、对待事物的态度表现出来。通过与患者的交流,护理人员能够有效掌握患者在接受治疗期间的心理状态。

3. 心理测验 心理测验是指在标准的环境下,运用一套预先经过标准化的问题(量表)来测量患者的某些心理品质的方法。它包括心理测验和评估量表,是心理评估中的主要方法。标准化的心理测验必须由经过专门训练的人员施测。在对患者实施心理测验时,通常是采用心理测验量表,量表中的相关问题与心理状态具有密切关系,通过患者回答问题的方式和问题答案的选择情况,可以在一定程度上掌握患者的心理状态。

4. 心理生理评估 心理生理评估是指通过监控心理生理变量来评估,包括大脑的活动情况及其功能状况,如脑电图(EEG)、功能性磁共振成像技术(fMRI)、脑磁图(MEG)、激素和免疫系统参数及反应形式;自主神经-心血管系统反应模式如心电图(ECG);汗腺活动变量如皮肤电活动;肌肉紧张参数如肌电图(EMG)等进行测定、评估。

(二)心理评估的目的

1. 为康复治疗与护理提供依据 了解伤病引起的功能和生理上的变化,能够在一定程度上掌握患者当前身体的康复状态,从患者的言语和行为中,进一步明确其心理异常的范围、性质、程度和对其他功能的影响。在此基础上,结合心理评估的结果,可以从科学、合理的层面上为调整康复计划提供重要依据。

2. 对康复的效果进行评价 在预测康复过程中,可将患者心理评估的结果进行整理和归纳,通过对心理评估结果的综合分析,从根本上明确患者康复期间的心理健康情况。同时,依据心理评估结果所体现的患者心理状态情况,及时调整康复程序提高康复的效果。心理评估也是客观评价康复护理的重要指标。

3. 为回归社会做准备 通过心理评估了解患者的潜在能力,对患者回归社会提供指导依据,帮助患者更好地回归家庭、社会。

二、心理测验的常用方法

(一)智力检测

1. 定义 智力(intelligence)也称智能,是指人类认识、理解客观事物并运用知识、经验等解决问题的能力,包括观察力、理解力、记忆力、思维能力等。智力测验(intelligence test)是通过测验的方式衡量个体普通心智功能的一种科学的方法。医护人员可根据测验结果指导患者进行康复训练。智商(intelligence quotient,IQ)是智力数量化的单位,是将个体智力水平数量化的估计值,能反映个体智力水平的高低。

2. 韦克斯勒智力量表 韦克斯勒智力量表是目前使用最广泛的智力检测量表,包括韦克斯勒儿童智力量表(WISC)、韦克斯勒成人智力量表(WAIS)和韦克斯勒幼儿智力量表(WPPSI),适用于4~74岁被测者。中国修订版韦克斯勒成人智力量表(WAIS-RC)适用于16岁以上的成人,测试包括11个分测试项目,分为言语测试和操作测试两类,言语测试包括6个分测试项目,操作测试包括5个分测试项目(表2-7-1)。

表 2-7-1 WAIS-RC 测试项目和内容

类别	分测试项目和内容	所测能力
	知识:29个题目,包括历史、地理、天文等	知识、兴趣范围和长时记忆等能力
	领悟:14个题目,涉及社会风俗、价值观、成语等	对社会的适应程度,尤其是对伦理道德的判断能力
	算术:14个心算,要计时	对数的概念和操作(加、减、乘、除)能力,注意力及解决问题的能力
言语测试	相似性:有13对词,念给患者听时要求其说出每对词的相似性	抽象和概括能力
	数字广度:念给患者听一组数字,要求其顺背3~12位数,倒背2~10位数	瞬时记忆和注意力
	词汇:念40个词汇给患者听,要求其在词汇表上指出并说明含义	词语理解和表达的能力

59

续表

类别	分测试项目和内容	所测能力
	数字符号：阿拉伯数字 1～9 各配一个符号，要求患者给检测表上 90 个无顺序的数字配上相应的符号，限时 90 s	手-眼协调能力、记住能力和操作速度
	画图填充：21 个图画，都缺失一个重要部分，要求患者说出缺失什么并指出缺失部分	视觉辨认能力，对组成物件要素的认识能力及扫视后迅速抓住缺点的能力
操作测试	木块图案：要求患者用 9 块红白两色的立方形木块按照木块测验图卡组合成图案，共7 个	辨认空间关系的能力、视觉分析综合能力
	图片排列：把说明一个故事的一组图片打乱顺序后给患者看，要求其摆成应有的顺序，共 8 组	逻辑联想，部分与整体的关系、思维灵活性
	图形拼凑：把人体、头像等图形的碎片给患者，要求其拼成完整的图形，共 4 个	想象力、抓住事物线索的能力、手-眼协调能力

评估者可根据相应百分等级常模表转换成量表分，再根据不同年龄组的转换表得出言语智商（verbal intelligence quotient，VIQ）、操作智商（performance intelligence quotient，PIQ）和全量表智商（full intelligence quotient，FIQ）。FIQ 代表患者的总智力水平，VIQ 代表言语智力水平，PIQ 代表操作智力水平。智商与智力等级关系见表2-7-2。智商与文化教育程度相关，但文化教育程度并不等同于社会适应能力，对智商的解释和应用必须十分谨慎。

表 2-7-2 韦克斯勒智力量表的智力水平分级

智力等级	IQ 的范围
极超常	≥130
超常	120～129
高于平常	110～119
平常	90～109
低于平常	80～89
边界	70～79
智力缺陷	≤69

3. 其他的智力检测量表 ①斯坦福-比奈智力量表（stanford-binet intelligence scale）检测对象以儿童为主，检测得到的智商量可表明被检者在同岁儿童中或青少年中的相对智力水平，可检测 2～8 岁的儿童和青少年，在学龄儿童中使用比较准确。②贝利婴儿发展量表（Bayley scale of infant development）是美国常用的婴儿智力量表，适用于30 月龄的婴儿，包括运动量表、智能量表和社会行为量表。

（二）人格测验

人格是指个体在适应社会的成长过程中，经遗传和环境的作用形成的稳定而独特的心理特征，包括气质、性格、能力、兴趣、态度等。人格测验是对人格特点的揭示和描述，即测量个体在一定情境下经常表现出来的典型行为和情感反应,通常包括气质或性格类型的特点、情绪状态、人际关系、兴趣和态度等内容。

艾森克人格问卷(EPQ)是国际公认的、临床上常用的人格测验工具,分为儿童版(适用于 7~15 岁)和成人版(适用于 16 岁以上)我国修订的 EPQ 中有 88 个问题,被测者根据自己看完问题后的最初想法回答"是"或"否",然后由评估者对其分别评分,再根据被测者的年龄、性别,诊断出被试者的人格特征。EPQ 的评估说明详见表 2-7-3。

表 2-7-3　EPQ 的 4 个量表及评估说明

量表名称	说明
E 量表—内外向(21 条)	高分:外向性格,爱交际,易兴奋
	低分:内向性格,安静离群,不喜欢冒险
N 量表—神经质(24 条)	高分:焦虑、紧张,常抑郁,情绪反应强烈
	低分:情绪反应慢、弱、平静,不紧张
P 量表—精神质(23 条)	高分:倾向于独身,不关心他人,难以适应环境
	低分:友善,合作,适应环境
L 量表—测谎分值(20 条)	高分:有掩饰或较老练成熟
	低分:掩饰倾向低,有淳朴性

(三)情绪测验

情绪是人对客观事物所持有的态度在内心产生的一种反应。情绪状态有积极和消极之分,临床上常见的消极情绪有焦虑和抑郁两种。焦虑是对事件或内在想法与感受的一种紧张和不愉快的体验,表现为持续性紧张或发作性惊恐状态,但此状态并非由实际威胁所引起。抑郁是一种对不良外界刺激产生长时间的沮丧感受的情绪反应。用于焦虑抑郁的评估量表分为他评量表和自评量表。

1. 焦虑评估量表　常用的焦虑评估量表有汉密尔顿焦虑量表、Zung 焦虑自评量表等。汉密尔顿焦虑量表(Hamilton anxiety scale,HAMA)是英国学者汉密尔顿于 1959年编制的一种医生常用的焦虑测验量表。它能很好地衡量治疗效果,一致性好,长度适中、简便易行,用于测量焦虑症以及患者的焦虑程度,是当今应用的最广泛的焦虑量表(表 2-7-4)。

表 2-7-4　汉密尔顿焦虑量表

项目	分数	说明
焦虑心境	0 1 2 3 4	担心,担忧,感到有最坏的事情要发生,易激惹
紧张	0 1 2 3 4	紧张感,易疲劳,不能放松,易哭,颤抖,感到不安
害怕	0 1 2 3 4	害怕黑暗、陌生人、独处、动物、乘车或旅行及人多的场合
失眠	0 1 2 3 4	难以入睡,易醒,睡眠不深,多梦,梦魇,夜惊,醒后感疲倦
认知功能	0 1 2 3 4	或称记忆、注意障碍,注意力不能集中,记忆力差
抑郁心境	0 1 2 3 4	丧失兴趣,对以往爱好缺乏快感,忧郁,早醒,昼重夜轻
肌肉系统症状	0 1 2 3 4	肌肉酸痛,活动不灵活,肌肉抽动,肢体抽动,牙齿打战,声音发抖
感觉系统症状	0 1 2 3 4	视物模糊,发冷发热,软弱无力,浑身刺痛

续表

项目	分数	说明
心血管系统症状	0 1 2 3 4	心动过速,心悸,胸痛,血管跳动感,昏倒感,期前收缩
呼吸系统症状	0 1 2 3 4	胸闷,窒息感,叹息,呼吸困难
胃肠道症状	0 1 2 3 4	吞咽困难,嗳气,消化不良,肠动感,肠鸣,腹泻,体重减轻,便秘
生殖泌尿系统症状	0 1 2 3 4	尿频、尿急,停经,性冷淡,过早射精,勃起不能,阳痿
自主神经症状	0 1 2 3 4	口干、潮红,苍白,易出汗,起"鸡皮疙瘩",紧张性头痛,毛发竖立
会谈时行为表现	0 1 2 3 4	紧张,不能松弛,忐忑不安,咬手指,紧握拳,摸弄手帕,面肌抽动,不停顿足,手发抖,皱眉,表情僵硬,肌张力高,叹息样呼吸,面色苍白;吞咽,呃逆,安静时心率快,呼吸过快(>20 次/分),腱反射亢进,震颤,瞳孔放大,眼睑跳动,易出汗,眼球突出

结果分析:总分<7 分,没有焦虑;总分>7 分,可能有焦虑;总分>14 分,肯定有焦虑;总分>21 分,有明显焦虑;总分>29 分,可能是严重焦虑。

2. 抑郁评估量表 常用的抑郁评估量表包括汉密尔顿抑郁量表、Zung 抑郁自评量表等。汉密尔顿抑郁量表(Hamilton depression scale,HAMD)是汉密尔顿于 1960 年编制,是最标准的抑郁量表(表 2-7-5)。

表 2-7-5 汉密尔顿抑郁量表(HAMD)

项目	分数	项目	分数
抑郁情绪	0 1 2 3 4	全身症状	0 1 2
有罪感	0 1 2 3 4	性症状	0 1 2
自杀	0 1 2 3 4	疑病	0 1 2 3 4
入睡困难	0 1 2	体重减轻	0 1 2
睡眠不深	0 1 2	自知力	0 1 2
早睡	0 1 2	日夜变化:A 早; 　　　　　B 晚	0 1 2 0 1 2
工作和兴趣	0 1 2 3 4	人格或现实解体	0 1 2 3 4
迟缓	0 1 2 3 4	偏执症状	0 1 2 3 4
激越	0 1 2 3 4	强迫症状态	0 1 2 3 4
精神性焦虑	0 1 2 3 4	能力减退感	0 1 2 3 4
躯体性焦虑	0 1 2 3 4	绝望感	0 1 2 3 4
胃肠道症状	0 1 2	自卑感	0 1 2 3 4

(曾　珊)

第八节　神经源性膀胱评定

患者,男,28 岁,主因"高处坠落伤后至双下肢感觉运动障碍 2 个月余"入院,入院诊断:"T_{12}～L_1 脊髓损伤"。双上肢肌力正常,双下肢肌力 1 级。小便障碍,膀胱有充盈感,但不能自行排尿。简易膀胱容量与压力测定:膀胱容量为550 mL。压力测定:0.9% 生理盐水灌注 200 mL 时压力为 6 cmH_2O,300 mL时压力为 8 cmH_2O,400 mL 时压力为 11 cmH_2O,500 mL 时压力为 13 cmH_2O。既往史:无高血压、糖尿病等慢性病病史。根据以上资料,请思考:

1. 该患者目前属于何种类型膀胱?
2. 需要评估该患者哪些项目?

神经源性膀胱是康复医学中常见的并发症之一,尤其多见于脊髓损伤患者。主要表现为尿潴留和尿失禁。常可造成泌尿系统感染、肾盂扩张积水,严重时导致肾脏功能受损或丧失,肾衰竭是此类患者死亡的主要原因。康复评定目的主要是确定排尿障碍的原因、确定排尿障碍的类型、了解排尿障碍对患者的生理、心理、社会交往的影响及排尿障碍所导致的并发症,为患者选择合适的膀胱管理方法,制订科学的康复护理计划。

一、概述

(一) 定义

神经源性膀胱(Neurogenic bladder,NGB)是控制排尿功能的中枢或周围神经受损而引起的膀胱尿道功能障碍。主要表现是排尿不畅和尿潴留,常见的病因有脊髓损伤、脑血管意外、颅内占位、多发性硬化、椎管狭窄、糖尿病、获得性免疫缺陷综合征,急性感染性多发性神经根炎等。另外脊柱手术后、根治性的盆腔手术后、重症肌无力、系统性红斑狼疮等也可引起。神经源性膀胱可引起多种并发症,严重的是上尿路损害、肾衰竭。

(二) 排尿的生理过程

正常情况下,膀胱逼尿肌在副交感神经的支配下处于轻度收缩状态,膀胱内压保持在 10 cmH_2O 以下。当膀胱充盈时,膀胱内压增高,但由于膀胱壁具有适应能力,因此膀胱内压无明显升高,维持在 15 cmH_2O 以下。当膀胱内尿液继续增加至 350～550 mL时,膀胱内压力超过 15 cmH_2O,刺激膀胱壁的牵张感受器产生神经冲动,神经冲动沿盆神经传导至腰骶部的初级排尿反射中枢,同时将冲动上传至大脑高级排尿中枢,产生尿意。如无适当的排尿机会,初级排尿中枢便受到大脑皮质的抑制,直到有适当的排尿机会,抑制才被解除。排尿反射进行时,冲动沿盆神经传出,逼尿肌收缩,尿道内括约肌松弛,尿液进入后尿道,反射性地抑制阴部神经,使尿道外括约肌松弛,尿液排出。同时,腹肌和膈肌收缩,使腹内压增高促进膀胱内尿液排空。

（三）神经源性膀胱的病因和发病机制

1. 大脑支配中枢 大脑皮质、基底神经节、脑干网状结构等对排尿均有控制和调节作用。

（1）大脑皮质：排尿受意识控制，皮质逼尿肌区是控制膀胱逼尿肌的中枢；皮质阴部神经感觉运动区是控制尿道周围横纹肌的中枢。

（2）基底神经节：基底神经节内黑质病变导致多巴胺神经递质减少，导致帕金森病，引起逼尿肌无抑制性收缩，出现运动急迫性尿失禁。

（3）脑干网状结构：脑干网状结构神经元发出纤维至丘脑、基底节、边缘系统、下丘脑及小脑，且脑干网状结构也接受这些部位发出的下行性神经纤维至骶髓的逼尿肌核和阴部神经核。因此脑干网状结构的神经元对膀胱逼尿肌和尿道周围横纹肌具有协调作用。

环路Ⅰ：由大脑皮质、基底神经节、脑干网状结构间的联络通路构成环路Ⅰ。环路Ⅰ受到损伤时排尿反射部分或完全失去随意控制，出现膀胱无抑制性收缩。

环路Ⅱ：由骶髓排尿中枢与脑干网状结构之间的往返通路构成。受损初期表现为膀胱逼尿肌无反射，之后可形成脊髓节段性反射，骶髓排尿中枢的兴奋阈降低出现逼尿肌反射亢进。

2. 脊髓支配中枢 脊髓支配中枢包括交感神经中枢、副交感神经中枢和躯体运动神经中枢。

（1）交感神经中枢：交感神经中枢在 $T_{11} \sim L_3$ 灰质的中间外侧细胞柱内，其纤维经腹下神经分布至膀胱及尿道内括约肌。储尿期交感神经兴奋，膀胱逼尿肌松弛，尿道内括约肌收缩。

（2）副交感神经中枢：副交感神经中枢在 $S_2 \sim S_4$ 的侧角，其纤维经盆神经分布至膀胱及尿道内括约肌。副交感神经兴奋时膀胱逼尿肌收缩，尿道内括约肌松弛，膀胱排空。

（3）躯体运动神经中枢：即阴部神经核，在 $S_2 \sim S_4$ 的前角，其神经纤维分布于尿道周围横纹肌及尿道外括约肌。储尿期尿道周围横纹肌保持强直性收缩；排尿期尿道周围横纹肌及尿道外括约肌松弛。

环路Ⅲ：由骶髓逼尿肌核与阴部神经核之间的神经联系构成，协调逼尿肌与尿道周围横纹肌及尿道外括约肌之间的活动。损伤后导致逼尿肌与尿道周围横纹肌及尿道外括约肌协同失调。

3. 周围神经支配 支配膀胱和尿道的神经主要有三条：盆神经、腹下神经和阴部神经。

（1）盆神经：$S_2 \sim S_4$ 由脊髓灰质中间外侧的逼尿肌核发出，主要为副交感神经，其神经纤维邻近或位于逼尿肌内的神经节，换神经元后分布于膀胱逼尿肌的核内括约肌，兴奋时引起膀胱逼尿肌收缩，尿道内括约肌松弛，使膀胱排空。

（2）腹下神经：由 $T_{11} \sim L_3$ 脊髓灰质的中间外侧细胞柱发出，为交感神经，其纤维分布于膀胱和尿道内括约肌。交感神经兴奋时膀胱逼尿肌松弛、尿道内括约肌收缩抑制尿液排出。

（3）阴部神经：为躯体神经，由 $S_2 \sim S_4$ 的脊髓前角发出，接受大脑皮质意识和反射控制，兴奋时引起尿道外括约肌收缩，抑制尿液排出。

环路Ⅳ：由大脑皮质阴部神经感觉运动区与骶髓阴部神经核之间的往返通路构成。主要作用是随意控制尿道外括约肌的收缩和扩张。损伤后尿道外括约肌失去随意控制能力。

二、神经源性膀胱的分类

神经源性膀胱分类方法很多。随着尿流动力学检测技术的不断发展和完善,依据尿流动力学的检查结果及临床表现对神经源性膀胱进行分类,可以提出更具有针对性的治疗方案。

(一) Wein 分类法

Wein 分类法是以临床表现和尿流动力学为基础的功能分类法,是一种实用的方法,广泛应用于临床(表 2-8-1)。

表 2-8-1　Wein 分类法

临床表现	尿流动力学特点
尿失禁	(1)由膀胱引起:逼尿肌无抑制性收缩;膀胱容量减少;膀胱壁顺应性降低;逼尿肌正常(但有认知、运动等问题)。
	(2)由出口引起:膀胱颈功能不全;尿道外括约肌松弛等
尿潴留	(1)由膀胱引起:神经源性逼尿肌松弛;肌源性逼尿肌松弛;膀胱容量增大/顺应性增加;逼尿肌正常(但有认知、运动问题)。
	(2)由出口引起:机械性因素;尿道内括约肌协同失调;尿道外括约肌协同失调
尿潴留与尿失禁	(1)逼尿肌-尿道括约肌失调。
	(2)逼尿肌和尿道括约肌正常(但有认知、运动等问题)

(二) Madersbacher 分类法

欧洲泌尿外科协会提供的 Madersbacher 分类法(图 2-8-1)是一个基于膀胱和尿道括约肌的分类系统,其优点是容易理解,能够解释功能障碍的性质,并可以使用尿流动力学进行精确表征。但该模型不考虑病因,也不考虑横纹肌和平滑肌之间的差异,在临床上难以用于进一步诊断。

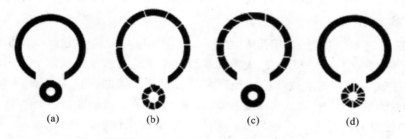

(a)　　　　(b)　　　　(c)　　　　(d)

图 2-8-1　Madersbacher 分类法模型图

注:(a)逼尿肌过度活跃伴尿道括约肌过度活跃;(b)逼尿肌活动不足伴尿道括约肌活动不足;
(c)逼尿肌活动不足伴尿道括约肌过度活跃;(d)逼尿肌过度活跃伴尿道括约肌活动不足。
实线代表肌肉过度活跃,虚线代表肌肉活动不足。

(三) 根据临床表现分类

根据临床表现可将神经源性膀胱分为尿失禁、尿潴留。尿失禁是指排尿失去意识控制,尿液不自主地由尿道流出;尿潴留是指膀胱充满尿液但是不能自主排出。

三、神经源性膀胱排尿障碍的评定

神经源性膀胱排尿障碍的评定包括病史采集、临床检查、症状评估、尿流动力学检查等。

（一）病史采集

1. 一般情况和排尿情况　如尿频、尿急、排尿次数、排尿方式、排尿控制情况、有无尿意、尿失禁、尿潴留等。

2. 询问病史

（1）有无先天性及遗传性疾病史，如先天性脊柱裂、脊膜膨出等。

（2）有无中枢或外周神经系统损伤及疾病史，如脊髓损伤、马尾神经损伤、脑卒中、腰椎间盘突出症等病史。

（3）既往治疗史，如神经系统手术史、泌尿系统手术史、盆腔系统手术史。

（4）有无疾病治疗史，如是否使用过抗胆碱能药物、三环类抗抑郁药、α受体阻滞剂。

（5）以往的饮水和排尿习惯、性生活史等。

（6）是否已接受过膀胱相关治疗与干预、目前的膀胱管理方法如留置导尿、挤压排尿等。

（7）是否有代谢性疾病，如糖尿病血糖治疗及控制情况、是否导致外周神经损伤。

（8）社会和心理方面：了解患者的生活环境、日常生活饮食习惯等。

（二）临床检查

1. 体格检查　体格检查包括针对原发病进行的全身体格检查和针对膀胱进行的腹部检查。

全身体格检查包括患者的意识、精神状态、认知、膀胱充盈期及排尿后生命体征的变化、四肢感觉运动功能、躯体感觉运动平面、日常生活活动能力、手功能、会阴部感觉及运动功能、球海绵体反射、肛门括约肌及盆底肌自主收缩功能等；腹部检查包括腹肌张力，下腹部有无包块、压痛，膀胱充盈情况，肾区有无叩击痛；皮肤检查应重点检查骶尾部皮肤处有无破损。

2. 实验室检查及影像学检查　如血常规、尿常规、肾功能、尿液细菌学检查、药敏试验检查、泌尿系统超声、泌尿系统平片、膀胱尿道造影、静脉尿路造影等。

（三）症状评估

1. 排尿日记　20世纪80年代末，排尿日记在排尿功能障碍方面得到了广泛应用，用于诊断下尿路疾病。排尿日记已成为大多数试验研究的重要组成部分，并且是部分治疗方法，如注射A型肉毒素或移植神经调节的重要评估标准。通过记录24 h的排尿次数，出现尿失禁的次数、时间、量、伴随症状（如尿急、尿痛）及程度，饮水量，饮食结构等，了解排尿功能障碍的类型和严重程度。患者在家里或工作单位都可以自己完成。通过填写排尿日记，患者在诊断过程中能成为积极的参与者。

2. 尿垫试验　通过称尿垫重量来评估尿失禁程度。可分为：①短时测试：历时1 h，尿垫重量大于1 g为阳性。②长时测试：历时24 h，尿垫重量大于4 g为阳性。尿垫试验主要是对漏尿程度进行定量，这是定量漏尿最有效的方法，但它不用于评估某种程度的尿失禁对患者生活质量的影响。尿流动力学学会推荐尿垫试验用于评估治疗前尿失禁患者的情况与治疗后效果的随访。

3. 症状评分　不同排尿障碍的患者临床表现、伴随症状和病因不同，为了客观评估排尿功能障碍的严重程度，了解其对患者生活质量的影响，客观评估治疗效果，建议采用症状评分。临床可根据不同的需求选用不同的评估系统，最常使用的是各种类型的问卷表，如国际尿失禁咨询委员会尿失禁问卷表（ICI-Q-LF）等。

（四）尿流动力学检查

尿流动力学检查是借助流体动力学和电生理学的基本原理和方法,检测尿路各部位压力、流率及生物电活动,从而了解尿路排送尿液的功能机制,以及排尿功能障碍性疾病的病理生理学变化。它可以客观地反映逼尿肌、尿道内括约肌、尿道外括约肌各自的功能状态及其在储尿、排尿过程中的相互作用。它可为排尿功能障碍性疾病的诊断和治疗方法的选择以及疗效评定提供客观依据。常用的尿流动力学检查项目主要包括以下几个方面。

1. 充盈期膀胱压力测定　了解膀胱顺应性、稳定性、本体感觉和膀胱容量。

2. 尿道括约肌肌电图检查(EMG)和静态尿道压力描记(RUPP)　了解尿道功能。

3. 影像尿流动力学检查　准确了解膀胱功能障碍的类型,判断下尿路有无梗阻和梗阻的水平以及有无输尿管反流。

使用尿流动力学检查能客观准确地评估神经源性下尿路功能障碍。应先进行排尿日记、自由尿流率、残余尿测定等无创检查项目,然后再进行充盈期膀胱测压、排尿期压力流率测定、肌电图检查、神经电生理检查等有创检查项目。尿流动力学检查有助于准确诊断及治疗神经源性膀胱。

知识链接

顺应性(C)

顺应性＝$\triangle V$(膀胱容量变化)÷$\triangle P$(逼尿肌动态中的压力变化)

▼正常值:30～50 mL/cmH$_2$O;平均>20 mL/cmH$_2$O

例:顺应性＝500 mL÷15 cmH$_2$O＝33 mL/cmH$_2$O

▼非正常值:

①低顺应性痉挛型膀胱:一般顺应性<20 mL/cmH$_2$O

例:顺应性＝200 mL÷40 cmH$_2$O＝5 mL/cmH$_2$O

(顺应性<5 mL/cmH$_2$O,膀胱容量<200 mL,逼尿肌强力收缩、弹性降低)

②高顺应性无张力膀胱,一般顺应性>150 mL/cmH$_2$O

例:顺应性＝800 mL÷5 cmH$_2$O＝160 mL/cmH$_2$O

(压力保持低水平,逼尿肌无收缩、无弹性,膀胱容量>500 mL)

（五）简易膀胱容量和压力测定

医疗机构设备条件的限制或患者病情不允许等原因,导致尿流动力学无法检查时,可通过简易膀胱容量和压力测定初步判断患者膀胱容量大小和压力变化情况,为神经源性膀胱护理及膀胱训练提供依据。它是根据压力量表的原理,将与大气压相通的压力管与膀胱相通,膀胱内压力随储量的改变通过水柱波动来显示。

1. 用物准备　可调式输液架1个,测压标尺1个,三通管1个,膀胱冲洗器2条(其中一条固定在100 cm长的标尺上作为测压器,另一条作为输液器),500 mL的生理盐水1瓶,带有刻度的量杯(或有刻度的尿壶)1个,无菌导尿包1个,12号或14号的无菌导尿管1根。

2. 操作流程　将500 mL的生理盐水加温至35～37 ℃;将测压管垂直固定于测压

标尺旁，将测压标尺挂在输液架上；插上输液器排气后悬挂在输液架上；将三通管分别与输注生理盐水的输液器和测压器的下端相接；嘱患者排空膀胱，取仰卧位或坐位；插入无菌导尿管，排空膀胱内的尿液，记录导尿量（残余尿量）；将导尿管的开口与三通管另一端相连，确认各管道连接通畅；调节输液架使测压器的零点（先灌入少量生理盐水以调零）与患者的耻骨联合在同一水平面上；打开输液调节器以 $20\sim30$ mL/min 的速度向膀胱内灌入生理盐水；观察测压管中的水柱波动；询问患者的感觉，包括最初排尿感、正常排尿感、强烈排尿感、急迫排尿感、疼痛等，并对应容量进行记录；记录容量改变时对应的压力改变（每灌入 50 mL 液体量对应水柱波动的数值）；当测压管中的水柱升至 40 cmH$_2$O 时或尿道口有漏尿时，停止测定；撤除测压装置，引流排空膀胱，拔出导尿管，记录引流量（即膀胱安全容量）并进行分析。

3. 注意事项

（1）简易膀胱容量和压力测定需两名护士操作，一人观察患者膀胱在不断充盈中的状态和患者的感觉及全身反应，另一人观察灌注速度和水柱的变化并记录。

（2）如使用气囊导尿管，不要向气囊内注水，以免影响测压结果。

（3）灌注速度对测定结果有影响，最好用输液泵以均匀的速度滴入膀胱。一般采用 $20\sim30$ mL/min 为常规灌注速度，但膀胱过度活跃时可减慢点滴的速度至小于 10 mL/min，如果水柱上升速度很快，可以先减慢滴速，再观察。

（4）在测定前、中、后嘱患者咳嗽，以测试各管道是否通畅，水柱波动是否灵敏。

（5）询问患者的感觉，包括最初排尿感、正常排尿感、强烈排尿感、急迫排尿感和疼痛等，并记录相应膀胱容量。

（6）操作前、中、后要测量血压。

（六）膀胱残余尿量测定

排尿后膀胱内残留的尿量称为膀胱残余尿量。常用的膀胱残余尿量测定方法有导尿法和 B 超法。正常女性膀胱残余尿量不超过 50 mL，正常男性不超过 20 mL。膀胱残余尿量＞100 mL 时需要用导尿等方法辅助排出。通过膀胱残余尿量测定，可以了解膀胱排尿功能或判断下尿路梗阻程度，为膀胱护理提供依据。

（王潞萍）

第九节　神经源性肠道评定

情境导入

患者，男，48 岁，主因不慎摔伤后颈部疼痛，伴四肢麻木、活动障碍，行颈后路单开门椎管扩大成形内固定术后 2 个月余入院。结合病史、症状、体征及辅助检查，诊断为四肢运动感觉障碍、大小便控制障碍、颈椎椎管扩大成形内固定术后 L$_1$ 椎体压缩性骨折。患者神清语利，颈托外固定保护。肌力检查：双上肢肌力 3 级，双下肢肌力 0 级。感觉检查：双侧前臂外侧平面以下感觉减退。鞍区感觉存在肛门括约肌反射减弱，肛门括约肌主动收缩力减弱，大便干结，3～5天后在开塞露辅助下通便。请思考：

1. 该患者目前属于何种类型肠道？

2. 应该对该患者做哪些方面的评估？

肠道的运动、分泌、血流调节受胃肠道的神经系统支配。该系统可分为内在神经系统和外在神经系统，内在神经系统即肠源神经系统，外在神经系统即自主神经系统。中枢神经系统通过外在神经系统来控制和调节胃肠道的内在神经系统。当肠道失去中枢神经系统控制时，其内在神经系统对肠道的运动、分泌、血流调节作用就受到侵害，引起便秘、大便失禁或排空困难。

一、概述

（一）定义

神经源性肠道（neurogenic bowel）是指支配肠道的中枢或周围神经结构受损或功能紊乱导致的排便功能障碍。常见于脊髓损伤、脑卒中、脑外伤、脑肿瘤、多发性硬化、肌萎缩性脊髓侧索硬化等。主要表现为便秘、腹胀、大便失禁、排便时间延长、缺乏排便意识等，导致患者饮食受限、外出活动受限、精神压力增加，严重影响患者的生活质量。

（二）排便的生理过程

正常人直肠内没有大便，当肠蠕动将大便推入直肠时，刺激了肠壁内的感受器，冲动经盆神经和腹下神经传递至脊髓腰骶段的初级排便中枢，同时上传至大脑皮层引起便意和排便反射。通过盆神经传出冲动使降结肠、乙状结肠和直肠收缩，肛门内括约肌舒张。此时阴部神经的冲动减少，肛门外括约肌舒张使大便排出。同时支配腹肌和膈肌的神经兴奋，腹肌和膈肌也进行收缩，腹内压增加使大便排出体外。正常人的直肠对大便的压力刺激具有一定的阈值，当直肠内大便达 100 mL 左右或直肠内压力达 2.8 kPa 时就可产生便意。

（三）神经源性肠道的病因和发病机制

1. 上运动神经元病变导致的肠道功能障碍（upper motor neuron bowel dysfunction, UMNBD）　任何圆锥以上的中枢神经病变都可能引起上运动神经元病变导致的肠道功能障碍。常见于 L_2 节段以上脊髓损伤的患者。由于脊髓与结肠之间的反射弧没有中断，因此保留了神经反射的调节功能。主要表现：机械性刺激结肠或直肠可以诱发脊髓排便反射，但患者感受便意的能力降低；肛门括约肌的静息张力增加，直肠肛门协调运动受损，结肠通过时间延长，从而导致患者便秘或腹胀。当病变发生在 $L_2 \sim L_4$ 节段时，排便抑制受损，肛门内、外括约肌均舒张，由结肠集团运动产生排便，即大便失禁。

2. 下运动神经元病变导致的肠道功能障碍（lower motor neuron bowel dysfunction, LMNBD）　下运动神经元病变导致的肠道功能障碍是由支配肛门括约肌下运动神经元或外周神经病变引起的圆锥或马尾神经病变，多见于盆腔手术、多发神经病、经阴道分娩等。主要表现：脊髓排便反射消失，无便意；肛门括约肌静息张力降低；结肠运转时间显著延长，从而出现排便困难，导致大便失禁、便秘和排空困难混合交替出现。

二、神经源性肠道的分类

神经源性肠道可根据神经损伤部位、临床表现、大肠肛管和盆底部位进行分类。

1. 根据神经损伤部位分类 主要依据脊髓的初级排便中枢是否损伤,分为以下两种。

(1)反射性大肠:指在脊髓的初级排便中枢($S_2 \sim S_4$)以上的中枢神经损伤导致的排便障碍。在这种情况下,初级排便中枢完整,排便反射存在,但高级排便中枢被破坏,因此肛门张力高,缺乏主动控制能力。通过训练和局部刺激,患者能够实现排便,主要表现为便秘。

(2)弛缓性大肠:指脊髓的初级排便中枢($S_2 \sim S_4$)或以下的周围神经损伤导致的排便障碍。由于排便的初级反射弧被破坏,无排便反射,控制排便的肌肉张力低下。在这种情况下,患者不能通过反射自动排便。此类患者的肛门括约肌松弛,可同时表现为便秘和失禁。

2. 根据临床表现分类 主要依据排便次数以及能否控制排便,分为以下两种。

(1)大便失禁:指肛门括约肌不受意识控制而不自主地排出大便。任何原因使肛门括约肌出现失神经控制症状均可引起大便失禁。

(2)便秘:指排便次数减少,排出的大便干硬且排便不畅或困难。多见于中枢神经系统损伤、直肠肛门手术、长期卧床等。某些药物的不合理使用、饮食结构不合理、饮水量不足、滥用泻药等均可导致便秘的发生。

3. 按大肠肛管和盆底部位分类 分为结肠性、直肠肛管性、盆底性。

三、神经源性肠道评定

神经源性肠道评定的内容包括病史采集、临床检查及专科评估等。

(一) 病史采集

(1)进行病史采集时,应全面了解患者是否有神经系统疾病、胃肠道疾病等影响胃直肠功能的病史。

(2)了解发病前及发病后的肠道功能和排便模式,如排便前有无感觉、排便方式、排便次数、每次排便量、排便耗时、对排便的控制能力等,同时,还应了解患者患病前的排便习惯、饮食习惯及影响肠道功能的药物史等。

(3)评估精神、心理状态,注意有无肿瘤预警症状,如便血、贫血、发热、消瘦、黑便、腹痛等。

(4)评估肠道症状对患者日常生活活动能力及社会参与能力的影响。

(二) 临床检查

临床检查包括常规检查、肛门直肠指诊、肛门自制功能实验、便秘得分、自我观察日记等。

1. 常规检查 常规检查包括血常规、大便常规、隐血试验、生化和代谢检查等。

2. 肛门直肠指诊 肛门直肠指诊前应先观察肛门及肛周皮肤是否正常,有无破损。将手置于患者肛周并向外侧牵拉皮肤,肛门功能差的患者会出现肛门开放。肛门直肠指诊的内容包括检查有无大便嵌塞、球海绵体反射、肛门张力、肛门反射、肛门自主收缩等。

知识链接

肛门直肠指诊的内容

大便嵌塞:当大便持久滞留堆积于直肠内,肛门直肠检查时可触及大而硬的粪块。如遇到大便嵌塞应及时将大便挖出,以便进一步检查。

球海绵体反射:检查者食指戴指套,涂润滑油,缓慢插入患者肛门内,另一只手拨动患者的导尿管或者刺激男性患者的阴茎(女性患者的阴蒂),感觉有无肛门收缩,如果有则球海绵体反射阳性,提示脊髓损伤患者的休克期已过。

肛门张力:用手指感觉肛门外括约肌的张力和控制能力、直肠内的压力。反射性大肠患者的肛门张力高,而弛缓性大肠患者的肛门相对松弛。

肛门反射:划动肛周皮肤后出现肛门收缩,这是检查上运动神经元病变(如高位脊髓损伤)的最好办法。

肛门自主收缩:自主性的肛提肌收缩可以增加肛门括约肌的压力。检查者将手指置于患者直肠内,嘱患者做缩肛动作,感觉有无肛门自主收缩。这种方法既可用于功能评定,又可作为盆底肌的训练方法。

3. 肛门自制功能试验　自肛门内灌入生理盐水,每分钟 60 mL,计时 25 min,总量 1500 mL,生理情况下可以漏水 10 mL。大便失禁患者在灌入 500 mL 时即难以控制。此试验可以客观地评估大便失禁的程度、肛门外括约肌的肌力、肛门外括约肌失控的时间等。

4. 便秘得分　便秘得分是要求患者回答制订的问题,计算答案的累记得分。最低分为 4 分,最高分为 18 分。得分越高说明便秘的程度越严重。这种方法可用来检查康复护理的效果(表 2-9-1)。

表 2-9-1　便秘得分表

项目	得分
1.隐血试验 1 天超过 1 次	1
1 次/天	2
隔天 1 次	3
大概 2~3 次/周	4
大概 1 次/周	5
1 周少于 1 次	6
2.你经常有排便不尽的感觉吗?	
偶尔或从不	1
有时	2
经常	3
非常常见	4
3.排便困难吗?	
不困难	1
有时	2
困难	3
非常困难	4

续表

项目	得分
4.你用力排便时痛吗?	
偶尔或从不	1
有时	2
经常	3
几乎总是	4

5. 自我观察日记 要求患者记录每日的活动、饮食、大便情况、应用泻剂及其他药物情况等,以便对治疗前后进行对比、分析,根据疗效指导合理饮食及用药。

(三) 专科评估

排便障碍的评定应参考肛肠测压、排便造影、纤维结肠镜、盆底肌电图检查等辅助检查结果。

1. 肛肠测压 肛管及直肠末端有众多的括约肌和盆底肌围绕,直肠壁内也有平滑肌。正常情况下肛管和直肠内存在一定的压力梯度以维持和协助肛门的自我控制。肛管压力高于直肠远端,直肠远端压力高于直肠近端,在排便时机体借助一系列协调的神经肌肉活动将直肠肛管的压力梯度倒置以完成排便。肛肠肌肉功能紊乱必然导致肛肠压力的异常。通过测定肛肠压力的异常变化来了解某些肌肉的功能状况,有利于疾病的诊断。将气囊或灌注式测压导管置于肛管、直肠内,通过压力转换器将信号传导至生理测压仪或电子计算机,测定静息压、收缩压、直肠顺应性以及直肠肛门抑制反射等指标。

2. 排便造影 排便造影是评定肛门、直肠和盆底肌功能的重要检查方法,是在符合生理状态下对肛门、直肠、盆底肌做静态和动态的观察。主要用于诊断肛门、直肠的功能性疾病。

3. 纤维结肠镜 纤维结肠镜的重要价值在于排除大肠器质性疾病,如对神经源性肠道进行评价和治疗之前必须排除肿瘤、炎症等器质性疾病。

4. 盆底肌电图检查 盆底肌电图主要用来了解肛门内外括约肌、耻骨直肠肌的功能,区分肌肉功能的异常是神经源性损害、肌源性损害还是混合性损害。检查前不需要灌肠、禁食,但应排空直肠、清洗肛门。一般采用四道肌电图仪。患者取左侧卧位暴露臀沟,消毒铺巾,检查者左手食指插入肛门作为引导,右手持同心针电极由臀沟尾骨尖下方刺入皮肤,向耻骨联合上缘方向前进,进针 1～1.5 cm 可至肛门外括约肌浅层,1.5～2.5 cm 可达肛门内括约肌,进针 3～3.5 cm 可达耻骨直肠肌。同步记录 3 块肌肉在不同时相的动作电位时限、波形、波幅、频率及放电间隔时间。

5. 结肠传输试验 结肠传输试验能客观地反映结肠内容物推进的速度,从而判断是否存在肠道传输减慢而引起的便秘。结肠传输功能测定的方法很多,包括应用染料、钡剂、放射性核素以及不透 X 线标志物等。其中不透 X 线标志物法操作简单、价廉且临床应用广泛。通常采用 20 粒大小为 2.5 mm×1 mm 左右的标志物,高压蒸汽消毒后装入胶囊内。口服胶囊后每 24 h 拍摄腹部平片 1 张,直至第 5 天或 80% 的标记物排出为止。一般正常人 80% 的标记物排出时间在 72 h 以内。检查前应注意:从检查前 3 h 直到检查结束期间禁止使用任何影响胃肠道运动的药物,以免出现假阳性或假阴性结果。

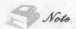

(王潞萍)

直通护考

参考答案

A1 型题

1. 以下康复护理评定的意义叙述错误的是（　　）。

A. 评定功能障碍的性质、部位、范围、程度、发展趋势

B. 没有评定就无法规划治疗、评价治疗　　　　C. 评估康复疗效

D. 确定康复治疗目标　　　　　　　　　　　　E. 制订康复计划的依据

2. 康复护理评定一般至少进行（　　）。

A. 1 次　　　　B. 2 次　　　　C. 3 次　　　　D. 4 次　　　　E. 5 次

3. 以下康复护理评定中属于躯体功能评定的是（　　）。

A. 肌张力评定　　　　　　　B. 进食能力评定　　　　　　C. 认知能力评定

D. 生活质量评定　　　　　　E. 残疾评定

4. 以下属于 ADL 能力评定的是（　　）。

A. 肌张力评定　　　　　　　B. 肌力评定　　　　　　　　C. 步态分析

D. 进食能力评定　　　　　　E. 心肺功能评定

5. 使用量表进行评定的不足表现在（　　）。

A. 不能保证资料的准确性　　　　　　　　　B. 不能保证资料的完整性

C. 收集资料不及时　　　　　　　　　　　　D. 印制量表成本过高

E. 项目内容难以用文字全面而准确的表达

6. 以下最便于比较康复治疗前后功能水平的康复评定方法是（　　）。

A. 交谈法　　　　B. 观察法　　　　C. 量表法　　　　D. 检查测定法　　　E. 定性法

7. 关于康复护理中期评定的描述，以下叙述中正确的是（　　）。

A. 是确立康复目标的主要依据　　　　B. 在入院后 2 周内完成

C. 可根据需要进行多次　　　　　　　D. 目的是评定康复治疗、护理的效果

E. 出院前完成

8. 为保证康复护理评定结果的准确，以下注意事项中错误的是（　　）。

A. 选择正确的评定方法　　　　　　　　B. 准确操作，避免误差

C. 做好评定前的解释工作　　　　　　　D. 评定者应熟悉评定技术

E. 评定过程应缓慢、精细

9. 视力残疾分为几级？（　　　）

A. 3 级　　　　B. 4 级　　　　C. 5 级　　　　D. 6 级　　　　E. 7 级

10. 精神残疾分级中，如果 WHO-DAS Ⅱ 值 100 分时是属于（　　）级。

A. 1 级　　　　B. 2 级　　　　C. 3 级　　　　D. 4 级　　　　E. 5 级

11. 徒手肌力检查属于下列哪一种评定方法？（　　　）

A. 自评量表　　　B. 他评量表　　　C. 等级量表　　　D. 总结性量表　　　E. 以上均不是

12. 下列哪一项不属于肢体残疾中的第三级？（　　　）

A. 双小腿缺失

B. 单前臂及其以上缺失

C. 双手拇指或双手拇指以外其他手指全缺失

D. 脊柱畸形，驼背畸形大于 70° 或侧凸大于 45°

73

E. 单大腿及其以上缺失

13. 较好耳平均听力损失为 81～90 dB 是几级听力残疾？（　　）

A. 1 级　　　　　B. 2 级　　　　　C. 3 级　　　　　D. 4 级　　　　　E. 5 级

14. WHO 的标准认为残损、残疾、残障的障碍水平分别是（　　）。

A. 器官、个体、社会　　　　　　B. 器官、社会、个体　　　　　C. 个体、器官、社会

D. 个体、社会、器官　　　　　　E. 社会、器官、个体

15. 残疾的预防，首位是（　　）。

A. 一级预防　　　B. 二级预防　　　C. 三级预防　　　D. 全部　　　　　E. 视情况而定

16. 属于残疾一级预防范畴的是（　　）。

A. 早发现　　　B. 提供假肢　　　C. 预防接种　　　D. 就业指导　　　E. 功能训练

17. 属于残疾二级预防范畴的是（　　）。

A. 早发现　　　B. 提供假肢　　　C. 预防接种　　　D. 就业指导　　　E. 限制烟酒

18. 属于残疾三级预防范畴的是（　　）。

A. 早发现　　　B. 提供假肢　　　C. 预防接种　　　D. 早期康复治疗　　　E. 限制烟酒

19. 下列哪项不是心功能评定的方法？（　　）

A. 心功能分级评定　　　　　　B. 6 min 步行试验　　　　　　C. 运动负荷试验

D. MMT　　　　　　　　　　　E. 心电图检查

20. 当肌力减弱时，出现的躯干后仰、挺胸凸腹的臀大肌步态属于（　　）。

A. 疼痛步态　　　　　　　　　　B. 臀大肌步态

C. 短腿或关节挛缩强直步态　　　D. 中枢神经系统异常所致的异常步态

E. 臀中肌步态

21. 患者处于仰卧位，患侧上肢可以在滑板上自主完成肩关节的全范围外展运动，其肩外展肌力至少为（　　）。

A. 1 级　　　　　B. 2 级　　　　　C. 3 级　　　　　D. 4 级　　　　　E. 5 级

22. 检查臀大肌伸髋关节功能，当肌力大于 3 级时，添加阻力的方法是（　　）。

A. 检查者于股骨远端前侧给予阻力　　　B. 检查者于股骨远端后侧给予阻力

C. 检查者于股骨近端内侧给予阻力　　　D. 检查者于股骨远端外侧给予阻力

E. 检查者于股骨近端外侧给予阻力

23. Lovett 法测定标准的 3 级相当于正常肌力的（　　）。

A. 10%　　　　　B. 25%　　　　　C. 50%　　　　　D. 75%　　　　　E. 100%

24. 患者步态缓慢对称，采用小步行走，避免过多承受重力震荡，导致此异常步态的原因是（　　）。

A. 一侧下肢疼痛　　　　　　B. 腰椎疼痛　　　　　　C. 髋关节疼痛

D. 膝关节疼痛　　　　　　　E. 腰肌劳损

25. 脑瘫患儿的异常步态常称为（　　）。

A. 剪刀步态　　　B. 蹒跚步态　　　C. 醉汉步态　　　D. 跨踏步态　　　E. 跨阈步态

26. 下运动神经元病损步态不包括（　　）。

A. 跨踏步态　　　B. 鸭步态　　　C. 垂足步态　　　D. 臀伸肌步态　　　E. 疼痛步态

27. 由外力使人体失去稳定后重新达到姿势稳定状态称为（　　）。

A. 静态平衡　　　B. 动态平衡　　　C. 他动态平衡　　　D. 自动态平衡　　　E. 稳态平衡

28. 严重的心血管疾病患者不宜进行的平衡功能评定是（　　）。

A. 有支撑坐位平衡功能评定　　　　　　B. 无支撑坐位平衡功能评定

C. 侧卧位平衡功能评定 　　　　　　　　D. 站立平衡功能评定

E. "展翅"反应

29. 构音障碍的评定不包括(　　　)。

A. 会话 　　　　　　　　B. 单词评定 　　　　　　　　C. 音节复述评定

D. 文章水平评定 　　　　　　　　E. 语法评定

30. 下列各项不属于语言发育迟缓常见病因的是(　　　)。

A. 交往障碍 　　　　　　　　B. 精神发育迟缓

C. 发育性感觉性失语 　　　　　　　　D. 耳聋

E. 构音器官的异常

31. 下面哪一项不是鉴别常见失语症的要点?(　　　)

A. 听理解 　　　B. 复述 　　　C. 阅读 　　　D. 病灶部位 　　　E. 言语的流畅性

32. 构音障碍的临床表现不包括(　　　)。

A. 发声困难 　　　B. 发音不准 　　　C. 咬字不清 　　　D. 听理解障碍 　　　E. 音调异常

33. 语言损害的共同特点为复述相对保留(　　　)。

A. 命名性失语 　　　　　　　　B. 传导性失语 　　　　　　　　C. 分水岭区失语症综合征

D. 完全性失语 　　　　　　　　E. 外侧裂周围失语综合征

34. 判断患者是否存在日常生活活动能力障碍,可选用的评定量表是(　　　)。

A. Barthel 指数评定 　　　　　　　　B. Glasgow 评定 　　　　　　　　C. MMSE

D. WAIS 　　　　　　　　E. SAS

35. 对 Barthel 指数评分结果的描述错误的是(　　　)。

A. 正常总分为 110 分

B. 60 分以上者为轻度残疾,但是生活基本自理

C. 40～60 分者为中度残疾,生活需要帮助

D. 20～40 分者为重度残疾,生活需要很大帮助

E. 20 分以下者为完全残疾,生活完全依赖帮助

36. 关于工具性 ADL 能力的描述错误的是(　　　)。

A. 其评定结果反映了较精细的运动功能

B. 多在社区老年人和残疾人中应用

C. 常用的 IADL 标准化量表有功能活动问卷、快速残疾评定量表等

D. 常在医疗机构中应用

E. 包括家务、社会生活技巧、个人健康保健、安全意识、环境设施及工具的使用以及社会的交往沟通和休闲活动能力

37. 某患者 Barthel 指数评分为 65 分,其日常生活活动能力为(　　　)。

A. 完全自理 　　　B. 基本自理 　　　C. 需很大帮助 　　　D. 完全依赖 　　　E. 不能判断

38. 对功能综合评定量表评分结果的描述错误的是(　　　)。

A. 72～89 分为综合功能基本正常 　　　　　　　　B. 54～71 分为中度功能障碍

C. 36～53 分为重度功能障碍 　　　　　　　　D. 19～35 分为极重度功能障碍

E. 18 分为完全功能障碍

39. FIM 评定将 ADL 分为(　　　)。

A. 5 个方面,20 项 　　　　　　　　B. 6 个方面,18 项 　　　　　　　　C. 6 个方面,20 项

D. 6 个方面,22 项 　　　　　　　　E. 5 个方面,18 项

40. FIM 评定中,下列哪种情况不应得 5 分?(　　　)

A. 陪护者准备好毛巾、洗脸水，患者自己洗手

B. 排尿失败次数：每月少于 1 次

C. 在床与轮椅间转移时，需要陪护者在一旁监护

D. 在陪护者的监护少量接触下，行走 17 m

E. 在没有陪护者帮助的情况下，至少上下 4 级台阶

41. 将每个项目按七级进行评分的量表是（   ）。

A. FAQ   B. Barthel 指数   C. PULSES

D. FIM   E. Katz 指数

42. 根据是否需要帮助及帮助的程度分为 0、5、10、15 分的量表是（   ）。

A. FAQ   B. Barthel 指数   C. PULSES

D. FIM   E. Katz 指数

43. 患者不需辅助工具能自行穿脱衣服，根据 FCA 量表评分标准，该患者的得分为（   ）分。

A. 6   B. 5   C. 4   D. 3   E. 2

44. 疼痛是一种与组织损伤或潜在组织损伤相关的不愉快的（   ）。

A. 主观感觉   B. 客观感觉   C. 自我感觉   D. 不良感觉   E. 以上均是

45. 对疼痛进行评估下面哪项正确？（   ）

A. 相信患者，患者说痛就是痛   B. 根据经验总体评价患者

C. 只相信患者主诉便给药物治疗   D. 无须动态评估患者

E. 不相信患者，患者说痛就要评定

46. 以下对疼痛的描述哪项正确？（   ）

A. 疼痛是患者的客观感受，缺少客观体征

B. 疼痛不受精神和心理因素影响

C. 用药期间的疼痛程度评估有助于及时调整止痛药物的用药剂量

D. 疼痛是患者的主观感受，缺少客观体征

E. 疼痛会受精神影响，但不受心理因素影响

47. 中枢神经痛的病理过程中常常是严重和令人痛苦的，哪种护理更适合这类患者？（   ）

A. 心理调适   B. 物理治疗   C. 药物治疗   D. 局部治疗   E. 作业治疗

48. 疼痛的给药原则是（   ）。

A. 患者要求便给药   B. 疼痛发作时给药   C. 只要有疼痛便给药

D. 按药效强弱依阶梯吮吸使用、使用口服药、按时给药、联合给药、用药剂量个体化

E. 以上均是

49. 下列哪项不是心功能评定的方法？（   ）

A. 心功能分级评定   B. 6 min 步行试验   C. 运动负荷试验

D. MMT   E. 心电图检查

50. 引起神经源性膀胱的原因不包括（   ）。

A. 椎管狭窄   B. 颅内占位   C. 脊髓损伤   D. 关节炎   E. 脑血管疾病

51. 神经源性膀胱最严重的并发症是（   ）。

A. 泌尿系统感染   B. 泌尿系统梗阻   C. 肾衰竭

D. 泌尿系统结石   E. 膀胱炎

52. 尿流动力学检查包括（   ）。

A.尿流率测定　　　　　B.膀胱压力与容量测定　　　　C.尿道压力分布测定
D.肌电图检查　　　　　E.以上均是

53. 脊髓支配中枢的副交感神经兴奋时（　　）。

A.逼尿肌收缩，尿道内括约肌收缩

B.逼尿肌收缩，尿道内括约肌松弛，膀胱排空

C.膀胱逼尿肌松弛，尿道内括约肌收缩

D.膀胱逼尿肌松弛，尿道外括约肌松弛

E.逼尿肌收缩，内括约肌松弛，外括约肌收缩

54. 对于膀胱过度活跃者膀胱的灌注速度是（　　）。

A.<10 mL/min　　　　　B.<20 mL/min　　　　　C.20～30 mL/min
D.>30 mL/min　　　　　E.>40 mL/min

55. 排尿日记用于诊断（　　）。

A.尿路疾病　　　B.肾功能　　　C.尿流率　　　D.输尿管疾病　　　E.以上均是

56. 简易膀胱容量和压力测定的注意事项不包括（　　）。

A.常规灌注速度为 20～30 mL/min　　　　　B.测定过程中要询问患者的感觉

C.如使用气囊导尿管，要向气囊内注水　　　　D.操作前、中、后要测量血压

E.在测定前、中、后嘱患者咳嗽，以测试各管道是否通畅，水柱波动是否灵敏

57. 膀胱残余尿量（　　）时停止导尿。

A.>100 mL　　　B.<100 mL　　　C.>120 mL　　　D.<40 mL　　　E.<110 mL

58. 由膀胱引起的尿失禁包括（　　）。

A.逼尿肌无抑制性收缩　　　　　B.膀胱容量减少

C.膀胱壁顺应性降低　　　　　D.逼尿肌正常（但有认知、运动等问题）

E.以上均是

59. 简易膀胱容量和压力的测定适用于（　　）。

A.尿道狭窄　　　　　B.神经源性膀胱功能障碍者　　　　　C.有出血倾向者
D.膀胱内感染伴全身症状者　　　　　E.以上均是

60. 控制排便的中枢在（　　）。

A.脊髓排便反射中枢　　　　　B.丘脑　　　　　C.延髓
D.大脑皮层　　　　　E.上行网状系统

61. 下运动神经元病变导致的肠道功能障碍主要表现为（　　）。

A.肛门括约肌静息张力降低　　　　　B.脊髓排便反射消失

C.结肠运转时间显著延长　　　　　D.无便意

E.以上均是

62. 脊髓的初级排便中枢在（　　）。

A.$S_2 \sim S_4$　　　　　B.$T_2 \sim T_4$　　　　　C.$L_1 \sim L_3$　　　　　D.$T_{10} \sim T_{12}$　　　　　E.$L_3 \sim L_5$

63. 神经源性肠道评定病史采集时需要（　　）。

A.全面了解患者是否有神经系统疾病、胃肠道疾病等影响胃直肠功能的病史

B.了解发病前及发病后的肠道功能和排便模式、排便习惯

C.了解有无肿瘤预警症状，如便血、贫血、发热、消瘦、黑便、腹痛等

D.了解患者的心理状态

E.以上均是

64. 肛门直肠指诊的内容不包括（　　）。

A. 球海绵体反射   B. 肛门自制功能实验   C. 肛门自主收缩

D. 肛门反射   E. 肛门张力

65. 关于便秘得分的描述错误的是(   )。

A. 最低分为 4 分   B. 得分越高说明便秘的程度越严重

C. 要求患者回答制订的问题,根据所得答案的累计计算得分

D. 最高分为 18 分   E. 得分越低说明便秘的程度越严重

66. 关于肛肠测压的描述错误的是(   )。

A. 正常情况下肛管和直肠内存在一定的压力梯度以维持和协助肛门的自我控制

B. 正常情况下,直肠近端压力高于直肠远端

C. 将气囊或灌注式测压导管置于肛管、直肠内,通过压力转换器将信号传导至生理测压仪或电子计算机

D. 测定静息压、收缩压、直肠顺应性以及直肠肛门抑制反射等指标

E. 在排便时机体借助一系列协调的神经肌肉活动将直肠肛管的压力梯度倒置以完成排便

67. 神经源性肠道的专科评估方面不包括(   )。

A. 肛肠测压   B. 排便造影   C. 纤维结肠镜

D. 盆底肌电图检查   E. 隐血试验

68. 便秘常见于(   )。

A. 直肠肛门手术   B. 饮食结构不合理   C. 长期卧床

D. 中枢神经系统损伤   E. 以上均是

69. 纤维结肠镜检查目的在于(   )。

A. 排除大肠器质性疾病   B. 检查直肠的顺应性

C. 检查是否存在肛肠肌肉功能紊乱   D. 检查直肠远端压力

E. 了解肛门内外括约肌的肌力

A2 型题

1. 患者,男,58 岁,既往身体健康,体检发现血压 140/95 mmHg,医生建议张大爷低盐低脂饮食、参加体育锻炼、戒烟,这些措施属于残疾的(   )。

A. 一级预防   B. 二级预防   C. 三级预防   D. 四级预防   E. 前期预防

2. 患者,女,42 岁,孕 31 周,孕一产零,医生建议其进行唐氏综合征筛查,属于残疾的(   )。

A. 一级预防   B. 二级预防   C. 三级预防   D. 四级预防   E. 前期预防

3. 聪聪,4 岁半,出生后 1 年诊断为脑性瘫痪,检查时发现其运动能力、语言表达能力、反应能力均低于同龄孩子,智力检查 IQ 值为 57,聪聪的智力残疾属于(   )。

A. 极重度   B. 重度   C. 中度   D. 轻度   E. 前期预防

4. 小张,22 岁,燃放鞭炮时炸伤左眼,入院时视力检查示左眼视力:光感,小张视力为(   )。

A. 一级盲   B. 二级盲   C. 一级低视力

D. 二级低视力   E. 不能诊断为视力残疾

5. 患者,女,32 岁,前臂尺桡骨骨折。经小夹板外固定三角巾胸前悬吊 2 个月,今日取下外固定,发现肩、肘、腕均有不同程度活动度障碍。如何采用量角器测量肩关节活动度?(   )

A. 患者坐或站立位,臂置于体侧,肘伸直,将量角器轴心置于肩峰,固定端与腋中线

平行,移动端与肱骨纵轴平行,测量肩关节的屈、伸活动

B.患者坐或站立位,臂置于体侧,肘伸直,将量角器轴心置于肩峰,固定端与腋中线平行,移动端与肱骨横轴平行,测量肩关节的外展活动

C.患者坐位,肩外展90°,肘屈90°,将量角器轴心置于鹰嘴,固定端与前臂纵轴平行,移动端与腋中线平行,测量肩关节的内、外旋活动

D.患者仰卧或坐或立位,臂取解剖位,将量角器轴心置于肱骨外上髁,移动端与肱骨纵轴平行,固定端与桡骨纵轴平行,测量肩关节的屈、伸活动

E.患者坐或立位,臂置于体侧,肘伸直,将量角器轴心置于鹰嘴,固定端与身体中线平行,移动端与肱骨横轴平行,测量肩关节的内、外旋活动

6. 患者,男,63岁,右侧肢体偏瘫,行走时髋关节外展外旋,膝关节不能屈曲,踝关节不能背伸,足内翻,此步态为(   )。

A.强直步态　　B.蹒跚步态　　C.疼痛步态　　D.划圈步态　　E.慌张步态

7. 患者,女,52岁,肩周炎后肩关节活动受限,进行2个月训练后,肩关节前屈恢复正常,其肩关节前屈正常值为(   )。

A.0°～180°　　B.0°～150°　　C.0°～125°　　D.0°～90°　　E.0°～450°

8. 患者,女,55岁,主诉:行走、上下楼梯吃力,胸闷,气短,嘴唇发紫,呼吸困难明显,不能从事任何体力活动,在休息时也有心功能不全或心绞痛症状。按纽约心脏病学会心功能分级该患者属于(   )。

A.0级　　B.Ⅰ级　　C.Ⅱ级　　D.Ⅲ级　　E.Ⅳ级

9. 患者,男,50岁,农民,主诉做农活劳累后,胸骨后、心前区出现紧缩样疼痛,休息后缓解,夜晚平卧睡觉时有胸闷憋气的感觉。该患者进行亚极量强度跑台运动试验时,心率达到(   )次/分即可结束试验。

A.95　　B.120　　C.130　　D.150　　E.160

10. 患者,女,68岁,诊断为"脑出血后遗症期"。在社区中,护士指导其日常生活活动,以下不属于日常生活活动指导范围的是(   )。

A.更衣训练　　　　　　B.饮食训练　　　　　　C.个人卫生训练

D.感觉/知觉训练　　　　E.床-椅转移训练

11. 患者,男,63岁诊断为"脑梗死恢复期"。社区护士指导其日常生活活动能力,以下不属于ADL运动方面的训练是(   )。

A.轮椅与坐便器之间的转移　　B.上下楼梯　　　　C.使用手杖行走

D.床上移动　　　　　　　　　E.上厕所

12. 患者,男,60岁,脑卒中经过一段时间的康复治疗,大小便能自我控制,自己可以完成日常的进食、洗澡、修饰、穿衣、上厕所,上下楼梯需部分帮助,转移、步行需小量帮助,请问这位患者的Barthel指数评分(   )。

A.70分　　B.75分　　C.80分　　D.85分　　E.不能判断

13. 患者,女,40岁,是一名听力障碍者,在不使用助听器的情况下,需向其大声说话,他才清楚对方所说的内容,最可能的FIM得分是(   )。

A.7分　　B.6分　　C.5分　　D.4分　　E.3分

14. 患者,男,30岁,因脊髓损伤术后卧床制动,陪护者将饭送至患者口中后,患者咀嚼并咽下,请问该患者进食的FIM得分应该是(   )。

A.4分　　B.3分　　C.2分　　D.1分　　E.以上都不是

15. 患者,男,58岁,主因外伤致C_6～C_7脊髓损伤术后1年余,长期留置导尿管,未

进行膀胱功能训练,很可能出现的情况是(　　)。

　　A.肺部感染　　　　　　　　B.压疮　　　　　　　　C.心慌

　　D.下肢静脉血栓　　　　　　E.泌尿系统结石

16.患者,男,36岁,因车祸伤至 C_6 椎体骨折,完全性脊髓损伤术后 1 个月余,简易膀胱容量与压力测定,最大容量为 200 mL,膀胱压力 56 cmH_2O,常有漏尿现象。按照 Madersbacher 分类法该患者的膀胱属于(　　)。

　　A.逼尿肌过度活跃伴尿道括约肌过度活跃

　　B.逼尿肌活动不足伴尿道括约肌活动不足

　　C.逼尿肌活动不足伴尿道括约肌过度活跃

　　D.逼尿肌过度活跃伴尿道括约肌活动不足

　　E.无法判断

17.患者,男,33岁,因颈脊髓损伤伴四肢瘫,颈 5 椎体骨折伴脱位术后 1 个月余,为进一步了解患者的膀胱功能,需进行(　　)。

　　A.尿流动力学检查　　　　　B.腹部 CT 检查　　　　　C.腹部肌电图

　　D.腹部彩超　　　　　　　　E.颈椎 CT 检查

18.患者,男,38岁,$T_{12} \sim L_1$ 脊髓损伤术后 1 个月余,为进一步促进膀胱功能恢复,需进行间歇性导尿,进行间歇性导尿前需(　　)。

　　A.检查尿常规及肾功能　　　　　　　　B.测量膀胱压力及残余尿量

　　C.制订饮水计划和排尿日记　　　　　　D.了解患者病史

　　E.以上均是

19.患者,男,30岁,主因脑脊髓膜瘤术后 2 个月余,为患者进行膀胱训练,训练前为患者进行简易膀胱容量与压力测定,正确的是(　　)。

　　A.测定前患者不需要排空膀胱

　　B.测压器的零点与患者的耻骨联合在同一水平线上

　　C.向膀胱内灌入生理盐水的速度不需要调节

　　D.一人操作

　　E.测压过程中不需要关注患者的感觉

20.患者,男,41岁,外伤致 T_6 脊髓损伤后双下肢截瘫、神经源性膀胱、神经源性肠道,患者主要表现为大便干结,需用开塞露协助排便,对该患者的病史采集包括(　　)。

　　A.了解患者是否有神经系统疾病、胃肠道疾病等

　　B.了解发病前的排便习惯　　　　　　C.评估患者的精神、心理状态

　　D.有无消瘦、便血等　　　　　　　　E.以上均是

21.患者,男,51岁,因左侧基底节区脑出血术后 20 天伴右侧肢体偏瘫、言语障碍,经口进食,饮水有呛咳。大便干结,需借助开塞露通便。导致便秘的原因可能是(　　)。

　　A.长期卧床,肠蠕动减少　　　　　　　B.饮水量不足

　　C.饮食结构不合理　　　　　　　　　　D.某些药物的作用

　　E.以上均是

22.患者,男,32岁,因 $L_2 \sim L_3$ 椎管内囊肿切除术后,神经源性肠道,患者自我观察日记不需记录(　　)。

　　A.每日的活动　B.饮食情况　　C.膀胱容量　　D.大便情况　　E.用药情况

23.患者,女,28岁,因腰椎椎管狭窄术后 2 个月余,大小便失禁,留置导尿管,进行盆底肌肌电图检查描述错误的是(　　)。

A.取右侧卧位暴露臀沟,消毒铺巾　　B.检查前应排空直肠、清洗肛门

C.取左侧卧位暴露臀沟,消毒铺巾　　D.检查时检查者左手食指插入肛门作为引导

E.检查前不需要灌肠、禁食

24. 患者,男,45岁,因脑外伤后致意识不清,鼻饲饮食,留置导尿管,辅助排便,造成该患者神经源性肠道的病因是(　　　　)。

A.饮食结构不合理导致的肠道功能障碍

B.上运动神经元病变导致的肠道功能障碍

C.下运动神经元病变导致的肠道功能障碍

D.脊髓病变导致的肠道功能障碍

E.肛周原因导致的肠道功能障碍

第三章 康复治疗基本技术

康复治疗基本技术是康复医学的重要组成部分,是帮助病、伤、残患者恢复身心健康并重返社会的重要手段。康复治疗技术内容丰富,包括物理治疗、作业治疗、言语治疗、康复工程及传统康复治疗等,其中物理治疗包括运动治疗及物理因子治疗。

学习目标

1. 掌握:物理治疗、作业治疗的基本概念和主要内容;康复工程的基本概念。

2. 熟悉:运动治疗技术和物理因子治疗技术的分类和常用矫形器、假肢、轮椅的使用;作业治疗的作用;失语症的治疗时机、构音障碍的治疗原则;康复工程技术产品的分类。

3. 了解:运动治疗、物理因子治疗、作业治疗和言语治疗的适应证及禁忌证;失语症和构音障碍的言语治疗方法;康复工程技术的主要工作内容。

4. 能正确运用各种康复治疗技术为患者提供康复服务。

5. 具有尊重患者、保护患者安全的意识;具有运用临床思维对患者进行个性化康复护理的意识。

第一节 物理治疗

情境导入

患者,男,45岁,因"左侧肢体活动不利8 h"入住××市人民医院神经内科,入院颅脑 CT 示:右侧基底节区脑梗死。入院后经营养神经等对症处理后病情趋于稳定,于昨日转入我科行左侧肢体综合康复训练。今日上午护士长查房,要求床位护士胡某对该患者进行简单运动功能评定,并结合本节内容制订一个较为合理的运动治疗方案。

请思考:

1. 结合该患者病情做出运动功能评定。

2. 结合该患者目前运动功能障碍的评定结果,应选择哪些合适的物理治疗方法及康复护理措施?

物理治疗(physical therapy,PT)是指通过各种类型的功能训练、手法治疗和声、光、电、磁、热等物理因子作用于人体以改善或恢复患者躯体功能的一种治疗方法。主要包括运动治疗和物理因子治疗两大部分。

一、运动治疗

运动治疗是以运动学、生物力学和神经发育学为理论基础,以躯体功能训练为主要手段,以主动或被动运动的方式来恢复、改善或重建躯体功能的治疗方法,是物理治疗的主要组成部分。

(一) 概述

1. 运动治疗的临床应用　运动治疗是按照科学性、针对性、循序渐进的原则最大限度地恢复或改善患者已经丧失或减弱的器官或肢体功能。其治疗作用主要包括改善运动组织(肌肉、骨骼、关节、韧带等)的血液循环、代谢能力,增强神经系统调节能力,提高肌力、耐力、心肺功能和平衡功能,纠正躯体畸形或功能障碍等。

(1) 适应证。

①运动系统疾病:四肢骨折或脱位、脊柱骨折或畸形、关节置换术后、颈肩腰腿痛、关节炎、骨质疏松等。

②神经系统疾病:脑卒中、颅脑外伤、脑性瘫痪、脊髓炎症或损伤、周围神经损伤、帕金森病、阿尔茨海默病、多发性硬化症、急性炎症性脱髓鞘性多发性神经病、癫痫等。

③内脏器官疾病:原发性高血压、冠心病、慢性阻塞性肺疾病、肺气肿、支气管哮喘、消化性溃疡等。

④代谢障碍性疾病:糖尿病、代谢综合征、肥胖等。

⑤其他:烧伤后瘢痕形成、肿瘤术后恢复期、艾滋病、戒毒后等。

(2) 禁忌证:常见禁忌证包括感染性疾病、发热、脏器功能失代偿期、严重衰弱、出血倾向、骨折愈合不良、合并明显精神症状及运动中可能发生严重并发症者等。

2. 运动治疗的临床特点

(1) 主动参与:运动治疗要求患者主动积极参与训练过程,严格遵循医生开具运动处方的要求,在物理治疗师的具体指导下进行训练。通常是患者与物理治疗师以一对一的形式进行运动功能训练,偶尔采用小组集体训练的形式。

(2) 局部治疗和全身治疗相结合:运动治疗除了通过增强肌肉、关节的运动功能来达到局部器官的功能训练要求外,也可以通过神经反射和体液调节机制来改善全身的功能状态。

(3) 简便易行:运动治疗主要在具有丰富知识和纯熟技术的治疗师指导下进行,不需要特殊的、复杂的、价格昂贵的器械,简便易行,减轻了家庭的经济负担。

3. 运动治疗的分类

(1) 根据肌肉收缩的形式分类。

①等张运动(isotonic exercise):指肌肉收缩时张力基本保持不变,但肌纤维的长度缩短或延长,可产生关节运动。根据肌肉收缩时肌纤维长度变化的方向,等张运动分为向心性等张运动和离心性等张运动两类。

②等长运动(isometric exercise):指肌肉收缩时张力明显增高,但肌纤维长度基本不变,不产生关节运动。如腰背痛患者的肌肉力量训练。

③等速运动(isokinetic exercise):一种保持恒定运动速度的肌力训练方法。利用专

门的等速练习器(如 Cybex)根据运动过程的肌力大小变化调节外加阻力,使关节依照预先设定的速度运动。与等长运动和等张运动相比,等速运动的最大特点是整个运动过程中速度是恒定的,阻力是变化的,阻力的变化与肌群力量成正比,即肌肉在运动过程中的任何一点都能产生最大的力量。

(2)根据运动的方式分类。

①被动运动(passive exercise):指患者完全不用力,肌肉不收缩,肢体处于放松状态,完全靠外力的帮助来完成的运动。外力可来自人力或器械,常用于各种原因引起的肢体运动障碍,包括瘫痪、关节功能障碍,以及需要保持关节活动度但又不能或不宜进行主动运动的情况。如下肢关节手术后早期持续被动运动。

②助力运动(assistant exercise):在外力的辅助下,通过患者主动收缩肌肉来完成的运动。助力可由他人或患者健肢提供,也可利用器械或水的浮力帮助完成动作。如四肢骨折患者用悬吊带托起肢体进行活动。

③主动运动(active exercise):完全由患者主动用力收缩肌肉来完成的运动。既不需要助力,也不用克服外来阻力。

④抗阻运动(resistance exercise):由患者主动克服外界阻力来完成的运动。阻力可以来自器械、重物,也可由人力施加。如瘫痪后恢复肌肉力量的训练。

(3)根据运动治疗的原理分类。

①传统的运动疗法:主要包括维持关节活动度的运动疗法、增强肌力的运动疗法、增强肌肉耐力的运动疗法、增强肌肉协调能力的运动疗法、恢复平衡功能的运动疗法、恢复步行功能的运动疗法、增强心肺功能的运动疗法等。

②神经发育疗法(neurodevelopment therapy,NDT):一种主要针对中枢神经损伤引起的运动功能障碍的治疗方法,包括 Bobath 技术、Brunnstrom 技术、本体感觉神经肌肉促进技术(proprioceptive neuromuscular facilitation,PNF)、Rood 技术等。

③运动再学习疗法(motor relearning program,MRP):该方法主要治疗脑卒中患者,其中心思想是强调脑损伤患者运动功能的恢复是一个再学习的过程,应加强对瘫痪肢体的训练,重新学习运动功能。

(二)关节活动技术

1. 概念　关节活动技术是指利用各种方法维持和改善因组织粘连或肌肉痉挛等因素所致关节功能障碍的运动治疗技术。

2. 分类

(1)被动运动:指患者完全借助外力来完成关节活动的训练方法,外力可来自治疗师、患者健肢以及各种康复训练器械。对神经功能损伤导致肌肉瘫痪的患者进行关节被动活动,能有效地保持患者的关节功能于正常活动范围。被动运动根据力量来源不同可分为两种:一种是由经过专门培训的治疗人员完成的被动运动,如关节可动范围内的运动和关节松动技术;另一种是借助外力或器械由患者自己完成的被动运动,如关节功能牵引和持续性被动活动。适用于各种功能障碍导致躯体主动运动功能丧失的患者。禁忌证包括各种原因所致的关节不稳、骨折未愈合、骨关节肿瘤、全身状况极差、病情不稳定等,若运动破坏愈合过程、造成活动部位新的损伤或导致原有疼痛、炎症等症状加重时,也属禁忌证之列。

(2)主动助力运动:指患者在外力的辅助下主动收缩肌肉来完成关节活动的训练方法,助力可由治疗师、患者健肢、各种康复器械(如棍棒、滑轮和绳索装置等)以及引力或水的浮力等提供。常用的主动助力运动包括器械训练和滑轮训练。适用于可进行主动肌肉收缩但肌力相对较弱(低于 3 级),不能完成全关节活动度的患者。禁忌证同关节活动的被动运动。

(3) 主动运动:指患者能主动收缩肌肉完成全关节活动度的训练方法,通常与肌力训练同时进行。最常用的是各种徒手体操。适用于可主动收缩肌肉且肌力大于 3 级的患者。通过主动进行关节活动度训练达到改善和扩大关节活动度,改善和恢复肌肉功能以及神经协调功能的目的。禁忌证同关节活动的被动运动。

3. 护理要点　①关节活动前评估患者的一般情况;②帮助患者做好关节活动前的准备,如局部创面的处理,矫形器、假肢的处置等;③关节活动中随时关注患者有无不适反应,当患者出现疼痛时,酌情调整运动范围并记录,改善训练方法;④熟练掌握关节活动技术的适应证与禁忌证。

(三) 软组织牵伸技术

1. 概念　软组织牵伸技术是指通过外力(人工、机械或电动设备)牵伸并拉长挛缩或短缩的软组织,并做轻微的超过组织阻力和关节活动度的运动训练的方法。其目的是达到改善或重新获得关节周围软组织的伸展性,防止发生不可逆的组织挛缩,调节肌张力,改善或恢复关节活动度。软组织牵伸技术是治疗各种软组织挛缩或短缩导致关节功能障碍的临床常用技术和方法。

2. 分类　根据牵伸力量的来源、牵伸方式和持续时间不同,可以把软组织牵伸技术分为手法牵伸、器械牵伸和自我牵伸三种。手法牵伸是指治疗师对发生紧张或挛缩的组织或活动受限的关节,通过手力牵伸,并通过控制牵伸的方向、速度和持续时间来增加挛缩组织的长度和关节活动度的牵伸方法。器械牵伸是指借助器械装置,利用小强度的外部力量,较长时间作用于短缩组织的牵伸方法。自我牵伸是指依靠患者自身重量作为牵伸力量来完成的一种肌肉伸展性训练方法。

(1) 适应证:适用于肩部、肘部、腕指部、髋部、膝部、踝足部以及颈腰部的短缩和挛缩组织的牵伸。

(2) 禁忌证:严重的骨质疏松症;关节内或关节周围有炎症、感染、结核或肿瘤,特别是炎症急性期;神经损伤或神经吻合术后 1 个月内;骨性关节炎等。

3. 护理要点　①牵伸前必须先进行患者病情评估,并指导患者采取舒适、放松的体位;②牵伸力量的方向应与肌肉紧张或挛缩的方向相反;③牵伸力量适中,在牵伸过程中应注意患者有无不适反应,一般以患者能够耐受为原则,如第 2 天被牵伸部位仍然有肿胀或明显的疼痛,应降低牵伸强度或休息 1 天;④避免过度牵伸肌力较弱的肌肉或水肿组织。

(四) 肌力训练技术

1. 概念　肌力是指肌肉收缩时能产生的最大力量,与肌肉收缩时的张力有关。肌力训练技术是根据超量负荷的原理,通过肌肉的主动收缩来改善或增强肌肉力量的方法。

2. 分类　根据肌肉的收缩方式可以分为等长运动和等张运动;根据是否施加阻力分为非抗阻力运动和抗阻力运动,其中非抗阻力运动包括主动运动和主动助力运动,抗阻力运动包括等张(向心性、离心性)、等长、等速收缩训练。

(1) 等张收缩训练:肌肉收缩时,肌肉长度有变化而肌张力不变产生的关节运动。分为向心性收缩和离心性收缩。根据患者的肌力和功能的需要,可将阻力施加在肌肉拉长或缩短时。

（2）等长收缩训练：肌肉收缩时，肌张力增加而肌肉长度不变，不发生关节运动，但肌张力明显增高。在运动中，等长收缩训练是增强肌力的有效方法，特别适用于关节疼痛和关节不允许活动情况下进行肌力增强训练，以延缓和减轻肌肉失用性萎缩。

（3）等速收缩训练：也称为等动训练，该训练需要在专门的等速训练仪上进行。由仪器限定了肌肉收缩时肢体的运动速度，根据运动过程中肌力大小变化调节外加阻力。主要特点是受训肢体在运动全过程中始终保持相等的角速度（单位时间移动的角度），而阻力是变化的，在整个运动过程中只有肌力和力矩输出增加。

3. 肌力训练方法选择　当肌力为 1 级或 2 级时，进行徒手助力肌力训练。当肌力达 3 级或以上时，进行主动抗重力或抗阻力肌力训练。此类训练根据肌肉收缩类型分为抗等张阻力运动（也称为动力性运动）、抗等长阻力运动（也称为静力性运动）以及等速运动。

4. 护理要点　①肌力训练应从主动助力运动、主动运动、抗阻运动逐步进行。当肌力在 2 级以下时，一般选择助力性运动；当肌力达到 3 级时，让患肢独立完成全范围关节活动；肌力达到 4 级时，按渐进抗阻力原则进行肌力训练。②高血压、冠心病或其他心血管疾病的患者，在进行等长抗阻力训练，尤其是抗较大阻力时，医护人员应时刻提醒患者保持呼吸顺畅，避免屏气，引起 Valsalva 效应，增加心血管负担。③阻力通常加在需要增强肌力的肌肉远端附着部位，但在肌力较弱时，也可靠近肌肉附着的近端，以减少阻力。阻力的方向与肌肉收缩时关节发生运动的方向相反。④肌力训练后应观察患者全身心血管反应以及局部有无不适，如有酸痛情况时，可给予热敷或按摩等，以助消除训练后的局部疲劳。如疼痛显著，应及时联系治疗师，调整次日训练量。

（五）平衡功能训练

1. 概念　平衡是指身体在运动或受到外力作用时自动调整并维持姿势的一种能力。平衡功能训练是以恢复或改善躯体平衡功能为目的的训练，常用于中枢神经系统或前庭器官病变所致的平衡功能障碍。

2. 分类　根据患者保持平衡的能力可分为静态平衡和动态平衡。

（1）静态平衡：指人体某一部位处于某种特定的姿势（如坐或站）时保持稳定状态的能力。静态平衡主要依赖肌肉的等长收缩来完成，如肘膝位的跪位训练、坐位或站立位的静态平衡训练等。

（2）动态平衡：包括以下两个方面：①自动态平衡：指人体在进行各种自主运动（如由坐位转换为站立位）时维持稳定状态的能力。②他动态平衡：指人体对抗外界干扰（如推、拽等外力）维持稳定状态的能力。动态平衡主要依赖肌肉的等张收缩来完成，如巴氏球或平衡板上的动态平衡训练等。

3. 护理要点　①训练时帮助患者放松、消除紧张及恐惧心理；时刻注意患者的安全，预防跌倒。②训练时遵循由易到难的原则，支撑面积逐渐变小，当患者在一定的支撑面能维持平衡后再进行下一难度的训练。③训练应从静态平衡开始，逐步过渡到自动态平衡及他动态平衡，并逐步减少保护。④训练时应结合患者的实际病情综合考虑选取最适合的训练方式。

（六）协调功能训练

1. 概念　协调是指人体产生平滑、准确、有控制力的运动的能力。协调与平衡密切相关，协调功能障碍又称为共济失调。协调功能训练是以发展神经肌肉运动控制协调能力为目的的训练，常用于神经系统和运动系统疾病所致的协调功能障碍。

2. 分类

（1）小脑性共济失调：临床表现为站立不稳，走路时步基加宽，左右摇摆，蹒跚而行，又称醉酒步态；常伴有眼球震颤、肌张力减低和构音障碍。多见于小脑血管病变、遗传性疾病、小脑占位性病变等。

（2）额叶性共济失调：临床表现为步态不稳，体位性平衡障碍，常伴有中枢性轻偏瘫、精神症状、强握及摸索等额叶损害的表现。多见于额叶或额桥小脑束损害。

（3）深感觉性共济失调：临床表现为患者站立不稳，行走时有踩棉花感，视觉辅助可使症状减轻，闭目难立征（Romberg 征）阳性。多见于脊髓型遗传性共济失调、亚急性联合变性、脊髓结核等。

（4）前庭性共济失调：临床表现为站立不稳，行走时向病侧倾斜，不能走直线，卧位时减轻，活动后加重，常伴有眩晕、呕吐等。多见于链霉素中毒。

常用的训练方法包括轮替运动、方向性动作、交替屈髋伸膝、原地踏步走等。

3. 护理要点　①明确适应证及禁忌证，若患者有严重心律失常、心衰或伴严重感染时应避免训练；②训练时应指导患者放松，避免过分用力，以免兴奋扩散，导致症状加重；③本训练宜与平衡功能训练、肌力训练等同时进行；④训练应在许可范围内进行，避免再次受伤。

（七）步行功能训练

1. 概念　步行是指通过双足的交互移动安全有效地转移人体的一种活动，是由躯体、骨盆、下肢各关节及肌群共同完成的一种规律的周期性运动。步行功能训练是通过矫治异常步态，恢复或改善患者步行转移能力的训练方法。常用于中枢神经系统或运动系统所致的损伤，如偏瘫、截瘫、截肢等。

2. 步行周期　步行周期指完成一个完整步行过程所需要的时间。其指自一侧腿向前迈步该足跟着地时起，至该足跟再次着地时止所用的时间。通常分为支撑相和摆动相，支撑相指下肢接触地面和承受重力的时间，即从足跟着地到足趾离地的时间，约占整个步行周期的 60%；摆动相指足趾离开地面向前迈步到该足再次落地之间的时间，约占整个步行周期的 40%。

3. 步行训练方法

（1）基础步行训练：进行常规步行训练之前必备的基础，包括步行基础训练和步行分解训练。其中步行基础训练包括体位适应性训练、躯干和下肢肌力训练、耐力训练、平衡协调功能训练等；步行分解训练包括下肢负重训练、跨越障碍、侧方踏步、原地踏步等。

（2）减重步行训练：指通过器械悬吊的方式将患者身体的重量部分向上吊起，使患者步行时下肢的负担减轻，以帮助患者进行步行训练的方法。

（3）室内功能性步行训练：在患者完成步行基础训练之后，为了保障步行的安全稳定而进行的相关训练。包括平衡杠内步行训练、助行器步行训练、腋杖步行训练、手杖步行训练、驱动轮椅训练等。

（4）社区步行训练：指患者充分掌握室内功能性步行训练后，为了进一步提高耐力及步行应用能力，回归家庭和社会而进行的社区适应性步行训练。包括环境适应训练、乘坐交通工具、过马路等。

4. 护理要点　①训练时要向患者提供必要的保护，避免跌倒损伤；②掌握训练时机，遵守循序渐进的原则，逐步增加训练难度，不可急于求成，以免造成误用综合征；③利用手杖或腋杖等器械训练时，应防止患者因器械使用不当造成的损伤；④训练过程中应鼓励患者主动完成，避免过多辅助，以免患者形成依赖，影响康复训练进程。

（八）神经发育疗法

神经发育疗法是 20 世纪 40 年代开始出现的治疗脑损伤后肢体运动障碍的方法，其典型代表为 Bobath 技术、Brunnstrom 技术、Rood 技术和本体感觉神经肌肉促进技术（PNF）。

1. Bobath 技术　Bobath 技术是由英国物理治疗师 Berta Bobath 和她的丈夫 Karel Bobath 经过多年的实践经验总结出的一种整体性治疗技术，适用于中枢神经系统损伤所致的运动功能障碍。Bobath 技术的特点包括控制关键点、反射性抑制、促进姿势反射、感觉刺激和整体治疗等。

2. Brunnstrom 技术　Brunnstrom 技术由瑞典物理治疗师 Signe Brunnstrom 于 20 世纪 50 年代提出。Brunnstrom 技术将脑卒中等中枢神经系统损伤导致的运动功能障碍分为 6 个阶段（表 3-1-1）。Brunnstrom 技术强调在治疗早期利用姿势反射、联合反应及共同运动引导患者的运动反应，之后再从中分离出正常的运动成分，最终脱离异常运动模式并过渡为正常的功能性运动模式。

表 3-1-1　Brunnstrom 运动功能分期

分期	运动特点	上肢	手	下肢
Ⅰ	无随意运动	无任何运动	无任何运动	无任何运动
Ⅱ	引出联合反应，共同运动	仅出现协同运动模式	仅有极细微的屈曲	仅有极少的随意运动
Ⅲ	随意出现的共同运动	可随意发起协同运动	可有钩状抓握，但不能伸指	在坐位和站立位上，有髋、膝、踝的协同性屈曲
Ⅳ	共同运动模式打破，开始出现分离运动	可出现脱离协同运动的活动：肩 0°，肘屈 90°的条件下，前臂可旋前旋后；肘伸直的情况下，肩可前屈 90°，手臂可触及腰骶部	能侧捏及松开拇指，手指有半随意的小范围伸展活动	坐位屈膝 90°以上，可使足向后滑动，在足跟不离地的情况下能使踝背伸
Ⅴ	肌张力逐渐恢复，有分离精细运动	出现相对独立于协同运动的活动：肘伸直时肩可外展 90°；肘伸直，肩前屈 30°～90°时，前臂可旋前旋后；肘伸直，前臂中立位，上肢可举过头	可做球状和圆柱状抓握，手指同时伸展，但不能单独伸展	健肢站，患肢可先屈膝后伸髋；在伸膝下可做踝背屈
Ⅵ	运动水平接近正常	运动协调接近正常，手指指鼻无明显辨距不良	所有抓握均能完成，但速度和准确性比健侧差	在站立位可使髋外展到抬起该侧骨盆所能到达的范围；坐位下伸直膝可内外旋下肢，合并足内外翻

3. Rood 技术　Rood 技术由美国具有物理治疗师和作业治疗师双重资格的

Margaret Rood 于 20 世纪 40 年代提出。Rood 强调选用有控制的感觉刺激,按照个体的发育顺序,通过应用某些动作引导有目的的反应。主要观点包括感觉输入决定运动输出、运动反应按一定的发育顺序出现、运动动作的目的性等。

4. 本体感觉神经肌肉促进技术(PNF)　由美国神经生理学家 Herman Kabat 于 20 世纪 40 年代提出,物理治疗师 Margaret Knott 和 Dorothy Voss 参与了该技术的发展工作,并把 PNF 技术的应用范围从治疗小儿脊髓灰质炎与骨科疾病的康复治疗,逐步扩展到治疗中枢神经系统障碍的康复治疗。PNF 技术通过对本体感受器的刺激,达到促进相关神经肌肉反应,以增强相应肌肉的收缩能力,同时通过调整感觉神经的异常兴奋性,以改变肌肉张力,使之以正常的运动方式进行活动。常用治疗技术包括手法接触、扩散和强化、牵伸、牵引和挤压、言语和视觉刺激、节律性启动、反复牵拉或收缩、动态反转、节律性稳定、收缩-放松、保持-放松等。

(九)运动再学习疗法

运动再学习疗法(MRP)是由澳大利亚物理治疗师 Janet H. Carr 和 Roberta B. Shepherd 于 20 世纪 80 年代提出,以神经生理学、运动科学、生物力学、行为科学等理论为基础,以脑损伤后的可塑性和功能重组为理论依据,把中枢神经系统损伤后运动功能的康复训练视为一种再学习或再训练的过程。MRP 主张通过多种反馈(视、听、皮肤、体位、手)的引导来强化训练效果,充分利用反馈在运动控制中的作用。

运动再学习疗法包括了日常生活中的基本运动功能,由 7 个部分组成:①上肢功能;②口面部功能;③仰卧到床边坐起;④坐位平衡;⑤站起与坐下;⑥站立平衡;⑦步行。治疗时根据患者存在的具体问题选择最适合患者的部分开始训练,每一部分分为 4 个步骤:①了解正常的活动成分并通过观察患者的动作来分析缺失的基本成分;②针对患者缺失的运动成分,通过简洁的解释和指令,引导患者反复多次地练习,并配合语言、视觉反馈及手法指导,帮助患者重新恢复已经丧失的运动功能;③把所掌握的运动成分与正常的运动结合起来,不断纠正异常,使其逐渐正常化;④在真实的生活环境中练习已经掌握的运动功能,使其不断熟练,以保证患者能将所学的运动技能应用于各种日常生活活动。

(十)运动处方

运动处方是针对准备接受运动治疗或参加运动锻炼的患者,先由专科医生通过必要的临床检查和功能评估后,根据所获得的资料再结合患者目前的健康状况,为患者制订合理的运动康复处方。运动处方的内容主要包括运动治疗项目、运动治疗量以及注意事项三方面内容。

1. 运动治疗项目　根据运动治疗的目的可分为以下几类。

(1)耐力性项目:以健身、改善心脏和代谢功能,防治冠心病、糖尿病、肥胖等为目的。如医疗步行、健身跑、骑自行车、游泳、登山,也可以做原地跑步、跳绳、上下楼梯等运动。

(2)力量性项目:以训练肌肉力量和消除局部脂肪为目的。如各种持器械医疗体操,抗阻力训练(沙袋、实心球、哑铃、拉力器等),一般适合骨骼肌和外周神经损伤引起的肌肉力量减弱。

(3)放松性项目:以放松肌肉和调节神经为主要目的。如医疗步行、医疗体操、保健按摩、太极拳、气功等,多适合心血管和呼吸系统疾病的患者、老年人及体弱者。

(4)矫正性项目:以纠正躯体解剖结构或生理功能异常为目的。如针对脊柱畸形、扁平足的矫正体操,增强肺功能的呼吸体操,治疗内脏下垂的腹肌锻炼体操,骨折后的功能锻炼等。

2. 运动治疗量　运动治疗中的总负荷量取决于运动治疗的强度、频率和治疗的总时间，其中，运动强度是运动处方中定量化的核心。

（1）运动强度：指单位时间内的运动量。在未达到最大摄氧量之前，心率和摄氧量之间呈线性相关关系，以心率控制运动强度简便实用，故运动强度常以心率来表示。在制订运动处方时，应注明运动治疗中允许达到的最高心率和应该达到的适宜心率即靶心率。此外，还可采用代谢当量（METs）来表示运动强度。

知识链接

代谢当量

代谢当量（metabolic equivalent，METs）：以安静、坐位时的能量消耗为基础，表达各种活动时相对能量代谢水平的常用指标。METs是估计能量消耗的最实用指标，一个代谢当量相当于每分钟每千克体重需3.5 mL的摄氧量。

常用有氧运动的METs见下表。

常用有氧运动的METs

活动	METs	活动	METs
坐床	1.2	步行1.6 km/h	1.5～2.0
坐床边	2.0	步行2.4 km/h	2.0～2.5
坐椅	1.2	步行4.0 km/h	3.0
上楼	9.0	步行5.0 km/h	3.4
下楼	5.2	步行6.5 km/h	5.6
骑车（慢速）	3.5	步行8.0 km/h	6.7
骑车（中速）	5.7	游泳（慢速）	4.5
慢跑9.7 km/h	10.2	游泳（快速）	7.0

（2）治疗时间：整个运动治疗所需要的时间。运动持续时间的长短与运动强度成反比：一般运动强度大，持续时间可相应缩短；运动强度小，持续时间可相应延长。对于体力及身体功能较差者，应从低强度运动开始，逐渐增加运动强度及时间；对于体力较好、有运动经历者可选择较大的运动强度，运动量也应由小到大。

一次运动治疗的时间可以分为准备、练习、结束3个部分：准备部分通常采用小强度的活动使心肺功能、肌肉韧带以及血压逐渐适应练习部分的运动治疗，避免在突然大强度的运动后，发生内脏器官的不适应和肌肉韧带的损伤；练习部分是治疗的主要部分，维持20～30 min；结束部分主要做一些放松性的活动，防止在运动治疗完成后，由于血液聚集于肢体，回心血量减少而出现心血管缺血症状。

（3）运动频率：每周参与或接受运动治疗的次数。其取决于运动强度和每次运动持续的时间。小运动治疗量每日1次，大运动治疗量隔日1次。如果间隔时间超过3天，运动治疗效果的蓄积作用就会消失。

3. 注意事项

（1）严格把握适应证：运动治疗的效果与适应证的选择是否适当有关。针对不同的疾病应选择不同的运动治疗方法，例如，心脏病和高血压患者应该以主动运动为主，如有氧训练、医疗体操等。

（2）循序渐进：运动治疗的目的是改善或恢复患者的躯体功能，提高适应能力。因此，在实施运动处方时，应坚持训练项目由少到多，程度由易到难，运动量由小到大的原则，使患者逐渐适应。

（3）持之以恒：大部分的运动治疗项目需要经过一段时间的治疗，才能显示出明显的疗效，尤其是对年老体弱患者或神经系统损伤的患者而言。因此，在确定运动治疗方案后，要坚持才能积累治疗效果，切忌操之过急或中途停止。

（4）个别对待：虽然运动治疗的适用范围很广，但在具体应用时，仍需要根据不同的疾病、不同的对象（如性别、年龄、文化水平、生活习惯等），制订具体的治疗方案，即因人而异，因病而异，这样才能取得理想的治疗效果。

（5）及时调整：运动处方实施后，定时评估，了解运动处方是否合适，及时调整治疗方案（如内容、持续时间、难易程度等），然后再次实施，如此循环，直至治疗方案结束。

二、物理因子治疗

（一）电疗法

电疗法（electrotherapy）是指应用电刺激治疗疾病的方法。电流频率的基本计量单位为赫兹（Hz）。根据所采用电流频率的不同，电疗法通常分为直流电疗法、低频电疗法（0～1000 Hz）、中频电疗法（1000～100000 Hz）、高频电疗法（100 kHz～300 GHz）等。常用的电疗法如下。

1. 直流电疗法与直流电药物离子导入疗法　直流电是电流方向不随时间变化而变化的电流。以直流电治疗疾病的方法称为直流电疗法。借助直流电将药物离子通过皮肤、黏膜导入人体以治疗疾病的方法称为直流电药物离子导入疗法。

（1）治疗作用：①影响神经系统功能：全身治疗时具有镇静和兴奋作用，局部治疗时对局部组织兴奋性有影响。②改善心功能：刺激心血管反射区的皮肤感受器，反射性调节异常的冠状动脉舒缩功能。③直流电负极有促进伤口肉芽组织生长，软化瘢痕，松解粘连和促进炎症消散等作用，而正极有脱水作用，可减轻组织水肿和渗出。④治疗静脉血栓：促进静脉血栓的松脱，改善血管功能。⑤促进骨折愈合：适量的直流电负极刺激可促进骨再生和修复作用。⑥治疗癌症：利用直流电电极下产生的强酸和强碱杀死癌细胞。

（2）临床应用：①适应证：偏头痛、神经炎、神经损伤、慢性溃疡、皮肤溃疡、瘢痕粘连、角膜炎、结膜炎、高血压、关节炎、慢性乳腺炎、术后粘连、闭经、慢性附件炎等。②禁忌证：恶性肿瘤（电化学疗法时除外）、高热、意识障碍、出血倾向、急性化脓性炎症、急性湿疹、局部皮肤破损、局部金属异物、心脏起搏器及其周围、对直流电过敏者。

（3）护理要点：①治疗前应观察皮肤是否完整，及时去除治疗部位及其附近的金属异物，以免造成皮肤灼伤。②治疗过程中正负电极不能接触，以防短路。③治疗后局部出现刺痒或小丘疹等反应时，严禁抓挠，可外用润肤剂或氟轻松软膏。

2. 低频电疗法　低频电疗法指应用频率在 1000 Hz 以下的脉冲电流作用于人体来治疗疾病的方法。临床常用的低频电疗法：经皮神经电刺激疗法（TENS）、神经肌肉电刺激疗法（NMES）、功能性电刺激疗法（FES）等。

（1）治疗作用：兴奋神经肌肉组织；促进局部血液循环；镇痛，包括即时镇痛作用和累积性镇痛作用。

（2）临床应用：①适应证：经皮神经电刺激疗法可用于各种急慢性疼痛（如偏头痛、幻肢痛、关节痛、术后切口痛等），以及骨折后骨不连等；神经肌肉电刺激疗法可用于各种下运动神经元损伤所致的失用性肌萎缩、习惯性便秘以及肌腱移植术后等；功能性电刺激疗法可用于治疗中枢神经功能损伤所致的瘫痪（如脑瘫、偏瘫、截瘫、四肢瘫等），还可以用于呼吸功能障碍、排尿功能障碍以及特发性脊柱侧弯。②禁忌证：出血倾向疾病、恶性肿瘤、局部金属植入物者、意识不清、肢体关节挛缩畸形、皮肤黏膜破损等。

（3）护理要点：①治疗前做好宣教，告知患者治疗中应有的感觉，缓解紧张情绪；②帮助患者做好治疗部位的准备，如局部创面的处理，支具、托、假肢的处置；③治疗中要经常询问患者的感觉，避免因局部感觉障碍导致皮肤受损；④对于老人、儿童以及体弱患者的治疗时间要短些，输入强度要弱些。

3. 中频电疗法　中频电疗法指应用频率为 1000～100000 Hz 的脉冲电流治疗疾病的方法。临床常用的中频电疗法：等幅中频电疗法、干扰电疗法、调制中频电疗法等。

1）等幅中频电疗法　等幅中频电疗法指应用频率为 1000～5000 Hz 的等幅正弦电流治疗疾病的方法，包括音频电疗法、音频电磁场疗法和超音频电疗法。

（1）治疗作用：消炎散结，消肿；软化瘢痕、松解粘连；改善局部组织血液循环；镇痛；调节神经系统功能。

（2）临床应用：①适应证：周围神经病损（如神经炎）、颈肩腰腿痛疾病、骨关节病、术后肠粘连、乳腺小叶增生、注射后硬结、各种慢性炎症、下肢闭塞性动脉硬化症等。②禁忌证：急性炎症、出血性疾病、恶性肿瘤、局部金属异物、孕妇腰腹部、对电流不能耐受等。

2）干扰电疗法　干扰电是指应用两路频率分别为 4000 Hz 与（4000±100）Hz 的正弦交流电，通过两组电极交叉输入人体，在电场线的交叉处形成干扰电场，产生差频为 0～100 Hz 的低频调制中频电流。临床应用这种干扰电流治疗疾病的方法称为干扰电疗法，包括传统干扰电疗法、动态干扰电疗法和立体动态干扰电疗法。

（1）治疗作用：干扰电流兼具低频电与中频电的特点，最大的电场强度发生于体内电流交叉处，作用较深，范围较大。不同频率的干扰电流治疗作用有所不同。具体作用包括：改善局部血液循环；镇痛；治疗和预防肌肉萎缩；调整内脏功能；调节自主神经功能；促进骨折愈合。

（2）临床应用：①适应证：各种骨关节及软组织损伤（如肩周炎、颈椎病、腰椎间盘突出症、肌筋膜炎、关节炎、狭窄性腱鞘炎等）、周围神经损伤、术后肠粘连、注射后硬结、闭塞性动脉内膜炎、胃肠功能紊乱、胃下垂、习惯性便秘、术后尿潴留及慢性妇科炎症等。②禁忌证：急性炎症病灶、深静脉血栓形成、局部金属异物、孕妇腰腹部、出血倾向者、结核病灶、心脏病、恶性肿瘤等。

3）调制中频电疗法　调制中频电流是一种低频调制的中频电流，其幅度随着低频电流的频率和幅度的变化而变化。临床应用调制中频电流治疗疾病的方法称为调制中频电疗法。根据低频调制波的波形不同可分为正弦调制中频电疗和脉冲调制中频电疗两大类；根据调制方式不同可分为连续调制波、断续调制波、间歇调制波和变频调制波四种波形。

（1）治疗作用：改善局部血液循环，促进淋巴回流；镇痛；兴奋神经肌肉；提高平滑肌张力；调节自主神经功能。

（2）临床应用：①适应证：颈肩腰腿痛疾病、肌纤维组织炎、腱鞘炎、关节挛缩粘连、注射后硬结、术后肠麻痹、慢性盆腔炎、偏瘫、脑瘫、张力性尿失禁、尿潴留等。②禁忌证：急性炎症病灶、出血倾向、局部金属异物（如安装心脏起搏器）等。

4. 高频电疗法　临床上应用频率为 100 kHz～300 GHz 的高频电流或其所形成的

电场、磁场或电磁场治疗疾病的方法称为高频电疗法。临床常用的高频电疗法包括短波疗法、超短波疗法、微波疗法。

（1）治疗作用：①促使局部血管扩张，改善血液循环；②镇痛、消炎消肿；③降低肌张力，缓解肌肉痉挛；④加速组织生长修复；⑤增强免疫力，提高机体抗病能力；⑥大剂量高频电所产生的热量有治疗癌肿的作用，尤其是表浅癌肿。

（2）临床应用：①适应证：应用中、小剂量的高频电流可治疗各种慢性、亚急性或急性炎症以及神经科疾病（如神经痛、周围神经损伤、神经根炎、多发性硬化等）。②禁忌证：恶性肿瘤（中小剂量）、妊娠、出血倾向、高热、心肺功能衰竭、局部金属异物（如安装心脏起搏器）、颅内压增高、活动性肺结核等；妇女经期血量多时应暂停治疗。

（二）光疗法

应用人工光源或日光辐射治疗疾病的方法称为光疗法（phototherapy）。临床常用的光疗法包括红外线疗法、可见光疗法、紫外线疗法、激光疗法。

1. 红外线疗法　红外线是不可见光，波长范围为 0.76～1000 μm，根据生物学特点可分为三段：短波红外线（波长为 0.76～1.5 μm）、中波红外线（波长为 1.5～3 μm）和长波红外线（1000 μm＞波长＞3 μm）。临床上应用红外线治疗疾病的方法称为红外线疗法。

（1）治疗作用：降低肌张力，缓解肌肉痉挛；镇痛；改善局部血液循环，消炎消肿；促进局部组织再生；减轻术后粘连，软化瘢痕组织。

（2）临床应用：①适应证：各种慢性、亚急性炎症（如腱鞘炎、滑囊炎、肌纤维组织炎、冻疮、压疮、风湿性关节炎、术后粘连、神经炎、神经痛、乳腺炎、慢性盆腔炎等）；各种慢性软组织损伤等。②禁忌证：恶性肿瘤、高热、急性化脓性炎症、急性扭挫伤早期、出血倾向、活动性结核，局部皮肤感觉或循环障碍者慎用。

（3）护理要点：①红外线照射眼睛可引起白内障和视网膜烧伤，故照射头面部或上胸部时应让患者戴深色防护眼镜或用棉花、纱布沾水覆盖双眼；②急性创伤 24～48 h 内局部不宜用红外线照射，以免加剧肿痛和渗血；③检查患者治疗部位的皮肤对温度觉是否正常，如有障碍者应慎用；④治疗过程中患者不得随意改变体位，以防触碰灯具引起灼伤；医护人员应随时询问患者的感觉，观察照射部位的反应；⑤红外线照射后局部可见不均匀红斑出现，可自行消退；多次治疗后局部皮肤可出现网状红斑，可伴有色素沉着。

2. 可见光疗法　可见光在光谱中位于红外线与紫外线之间，波长范围为 400～760 nm。临床上应用可见光治疗疾病的方法称为可见光疗法，包括红光疗法和蓝紫光疗法。

（1）治疗作用：红光穿透组织较深，可使深部组织血管扩张，改善局部血液循环，具有促进炎症吸收、镇痛、缓解肌肉痉挛和促进周围组织再生等作用；蓝紫光具有化学作用，照射人体后使浅层血管扩张，血液中的胆红素可吸收波长为 400～500 nm 的光并将其降解为无毒的胆绿素排出体外。

（2）临床应用：①适应证：红光疗法可用于软组织损伤、皮肤溃疡、周围神经损伤、烧伤后创面、压疮等；蓝紫光疗法主要用于新生儿高胆红素血症，也可用于神经痛、面肌痉挛、急性湿疹、带状疱疹等。②禁忌证同红外线疗法。

（3）护理要点：①红光疗法的护理要点同红外线疗法；②蓝紫光疗法照射新生儿时应注意保护患儿眼睛，随时观察患儿皮肤情况，控制照射时间等。

3. 紫外线疗法　紫外线是不可见光，在光谱中是波长最短的部分。波长范围为 180～400 nm，根据生物学特点可分为三段：①长波紫外线：波长 320～400 nm，色素沉着、荧光反应作用强，生物学作用弱。②中波紫外线：波长 280～320 nm，红斑反应最强，生物学作用最强。③短波紫外线：波长 180～280 nm，红斑作用明显，对细菌和病毒的杀灭和抑制作用强。临床上应用紫外线治疗疾病的方法称为紫外线疗法。

（1）治疗作用：杀菌、消炎作用；促进维生素 D_3 的形成；镇痛；脱敏作用；促进肉芽组织生长，加速伤口愈合；调节机体免疫功能；光敏作用。

（2）临床应用：①适应证：全身照射适用于佝偻病、老年性骨质疏松症、免疫功能低下、尿毒症致皮肤瘙痒等；局部照射适用于浅表皮肤（或皮下）急性化脓性感染、术后伤口感染、压疮、冻疮、烧伤创面、急性乳腺炎、风湿性关节炎、痛风性关节炎、各种神经痛、周围神经炎、盆腔炎、带状疱疹、脓疱疮等；体腔照射适用于外耳道、鼻、咽喉、口腔、阴道、直肠、窦道等腔道感染；光敏疗法适用于银屑病、白癜风等。②禁忌证：恶性肿瘤、心肝肾衰竭、出血倾向、活动性肺结核、急性湿疹、日光性皮炎、系统性红斑性狼疮、光敏性疾病、应用光敏药物（除光敏治疗外）者。

（3）护理要点：①治疗室应保持通风，便于臭氧气味消散；②照射时应注意保护患者及操作者的眼睛，避免发生电光性眼炎或视网膜损伤；③严密遮盖非照射部位，以免超面积超量照射致皮肤损害；④如发现紫外线照射过量，应立即应用太阳灯或红外线局部照射，进行温热疗法中和；如出现红斑者可局部应用氟轻松软膏或 2%～5% 的吲哚美辛栓。

4. 激光疗法　激光是受激辐射放大的光。激光既具有普通光的物理特性，又具有亮度高、单色性好、定向性强、相干性好等特点。临床上应用激光治疗疾病的方法称为激光疗法。

（1）治疗作用：热效应；压强效应；光化学效应；电磁效应。激光的治疗作用随其强度的大小而不同：低强度激光照射主要有抗炎、镇痛、刺激组织生长、调节内分泌功能、调节神经及免疫功能等作用；高强度激光可引起组织损伤性的热效应，主要用作光刀以供外科切割，焊接或烧灼之用。

（2）临床应用：①适应证：低强度激光适用于皮肤（或皮下）组织炎症、伤口愈合不良、慢性溃疡、窦道、口腔溃疡、面肌痉挛、周围神经损伤、神经痛、过敏性鼻炎、带状疱疹、神经性皮炎、斑秃、白癜风、肌纤维组织炎、关节炎、支气管炎、支气管哮喘、外阴白色病变、女性外阴瘙痒等。②禁忌证：恶性肿瘤（光敏治疗除外）、皮肤结核、活动性出血、心肺肾衰竭等。

（3）护理要点：①照射伤口前需用生理盐水或 3% 硼酸水清除伤口表面分泌物和坏死组织；②照射治疗时不得直视光源，治疗时医务人员戴护目镜，患者面部治疗时也应戴护目镜；③治疗过程中，医护人员应随时询问患者的感觉，以舒适温度为宜，并根据患者的感觉随时调整照射距离，患者不得随意变换体位，或移动激光管；④烧灼治疗后应保持局部干燥，避免局部摩擦，尽量使其自然脱痂；⑤应用高强度激光散焦照射时应防止局部烫伤或误伤正常组织。

（三）磁疗法

应用磁场作用于人体局部治疗疾病的方法称为磁疗法（magnetotherapy）。

1. 治疗作用　改善局部血液循环，促使炎症消散，减轻水肿；具有较好的止痛作用；镇静作用，抑制中枢神经，改善睡眠质量；促进创面愈合，软化瘢痕组织；促进软骨细胞生长，加速骨折愈合；扩张血管，降低外周阻力，降低血压；调节自主神经功能。

2. 临床应用　①适应证：软组织扭挫伤、血肿、神经痛、面肌痉挛、神经衰弱、高血压、颈肩腰腿痛疾病、关节炎、乳腺小叶增生、颞颌关节炎、支气管炎、前列腺炎、痛经等。

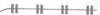

②禁忌证：高热、出血倾向、孕妇下腹部、心力衰竭、极度虚弱、皮肤溃疡等。

3. 护理要点　①磁片使用前后应使用75％的酒精消毒；②密切观察患者的反应，以防止不良反应的出现，常见不良反应有头晕、恶心、嗜睡、失眠、心慌、治疗区皮肤瘙痒、皮疹、疱疹等，发生不良反应后，只要停止治疗，症状即可消失；③对老年、体弱、小儿、急性病、头部病变者一般均以小剂量开始，逐渐加大剂量。

（四）超声波疗法

超声波是指频率高于20 kHz，不能引起正常人听觉反应的机械振动波。临床上应用超声波作用于人体治疗疾病的方法称为超声波疗法（ultrasonic therapy）。

1. 治疗作用　改善局部血液循环，加强新陈代谢，提高组织的再生能力；降低肌张力，缓解痉挛；降低神经组织兴奋性，减慢神经传导速度，加强镇痛作用；软化瘢痕组织；消炎杀菌；促进骨痂生长；调节自主神经功能。

2. 临床应用　①适应证：皮肤瘢痕组织、注射后硬结、软组织扭挫伤、关节炎、冻疮、压疮、颈肩腰腿痛疾病、腱鞘炎、强直性脊柱炎、三叉神经痛、坐骨神经痛、前列腺炎、慢性盆腔炎、附件炎等。②禁忌证：急性化脓性炎症、严重心脏病、安装心脏起搏器、活动性肺结核、出血倾向、血栓性静脉炎、多发性血管硬化、恶性肿瘤（超声波治癌技术除外）、小儿骨骺部位、孕妇下腹部等；头、眼、生殖器等部位慎用。

3. 护理要点　①治疗时切忌声头空载或碰撞，以防晶体过热损坏或破裂；②治疗过程中应关注患者反应，如有不适应及时处理；③进行胃肠治疗时，应嘱患者先饮温开水300 mL左右；④治疗后应注意仪器和声头的散热，待散热后才可再次使用。

（五）传导热疗法

传导热疗法（conductive therapy）是以各种热源为介质，将热能直接传导给机体起治疗疾病作用的一种治疗方法。常用方法有石蜡疗法、湿热袋敷疗法、蒸气疗法等。

1. 石蜡疗法　石蜡疗法是利用加热熔解的石蜡作为介质将热能传导至机体以达到治疗疾病的目的。

（1）治疗作用：改善局部血液循环，消炎散结止痛；促进上皮组织生长，加速创面愈合；软化瘢痕组织，缓解肌肉痉挛。

（2）临床应用：①适应证：软组织扭挫伤、颈肩腰腿痛疾病、各种关节炎及关节病变、瘢痕形成及关节挛缩、神经炎、神经痛、慢性胆囊炎、慢性胃肠炎、慢性盆腔炎等。②禁忌证：急性化脓性炎症、高热、出血倾向、严重心脏病、恶性肿瘤、结核病、妇女妊娠期、皮肤温度感觉障碍等。

（3）护理要点：①操作前应仔细询问病史，排除皮肤温度感觉障碍的患者；②治疗过程中应密切关注患者反应，注意掌控石蜡疗法的温度，避免烫伤；③关节突起部位宜铺垫小块纱布，以免烫伤。

2. 湿热袋敷疗法　湿热袋敷疗法是利用热袋中的硅胶加热后散发出来的热能和水蒸气作用于人体来达到治疗疾病的目的。

（1）治疗作用：改善局部血液循环，消肿散结；降低末梢神经兴奋性，减轻疼痛，软化瘢痕组织，缓解肌肉痉挛。

（2）临床应用：适应证及禁忌证与石蜡疗法相同。

（3）护理要点：①操作前应检查湿热袋有无破裂，以防袋内容物漏出烫伤皮肤；②治疗过程中应仔细观察患者反应，过热时可在湿热袋下加垫毛巾或停止治疗；③操作时切勿将湿热袋压在患者身体下面，以免挤压出水分而致烫伤。

3. 蒸气疗法 蒸气疗法是利用水蒸气或药液蒸气作用于人体来达到治疗疾病目的的方法。

（1）治疗作用：扩张毛细血管，改善血液循环，消炎消肿；降低末梢神经兴奋性，减轻疼痛；软化瘢痕组织，缓解肌肉痉挛；具有独特的药物治疗作用，可根据所选用药物配方的不同起到不同的治疗作用。

（2）临床应用：①适应证：软组织扭挫伤、颈肩腰腿痛疾病、各种关节炎及关节病变、瘢痕形成及关节挛缩、皮肤瘙痒症、结节性红斑、神经衰弱、慢性盆腔炎等。②禁忌证同石蜡疗法。

（3）护理要点：①严格掌握适应证，随时观察患者反应，如出现心慌、胸闷、头晕、恶心应及时处理，必要时可中止治疗；②进行药物蒸气浴时，应避免选用或慎用皮肤刺激性药物；③蒸气疗法后应避免受凉，以防感冒。

（六）水疗法

水疗法（hydrotherapy）是利用不同温度、压力或成分的水，以不同的形式作用于人体起到预防和治疗疾病作用的方法。

1. 治疗作用 液态的水可与身体各部分密切接触，传递理化刺激而产生治疗作用。

（1）温度作用：温水浴与热水浴可使血管扩张充血，促进血液循环和新陈代谢，使神经兴奋性降低，肌张力下降，疼痛减轻；不感温水浴有镇静作用；冷水浴与凉水浴可使血管收缩，神经兴奋性升高，肌张力增高，精力充沛。

（2）机械作用：静水压可增强呼吸运动和气体代谢，压迫体表静脉和淋巴管，促使血液和淋巴液回流，有利于减轻水肿；水的浮力可使浸入水中的身体部位受到向上的力的支托而漂浮起来，减轻负重关节的负荷，便于活动和进行运动功能训练；缓慢的水流对皮肤有温和的按摩作用；水射流对人体有较强的机械冲击作用，可引起血管扩张，肌张力增高，神经兴奋性增高。

（3）化学作用：水是良好的溶剂，可以溶解许多物质。在水中加入某种药物进行治疗时，既可使药物直接作用于局部，又避免了药物对胃肠道的刺激作用。

2. 临床应用 ①适应证：关节扭挫伤、周围神经病损、脊髓不全损伤、脑卒中、肩手综合征、肌营养不良、骨折后遗症、骨性关节炎、强直性脊柱炎、类风湿关节炎、肥胖、神经衰弱、慢性盆腔炎、慢性前列腺炎等。②禁忌证：皮肤传染病、活动性肺结核、肿瘤、出血倾向、动脉硬化（特别是脑血管硬化）、心力衰竭、高血压、过度疲劳、大便失禁等。

3. 护理要点 ①严格掌握适应证，做好评估工作，避免意外发生；②密切观察患者反应，如有不适应及时处理；③注意控制水温，一般以 36～38 ℃为宜；④灵活掌握训练时间，避免过度疲劳；⑤训练后应适当休息，避免受凉，以防感冒。

（七）生物反馈疗法

反馈技术是指将控制系统的输出信号以某种方式输回控制系统，以调节控制系统的方法。反馈技术常用于工程、电子技术方面，用于生物和医学方面的反馈技术称为生物反馈。应用电子仪器将人体内正常或异常的生理活动信息转换为可识别的光、声等信号，以此训练患者学会通过控制这些信号来达到调节人体生理功能及治疗某些身心疾病的治疗方法称为生物反馈疗法（biofeedback therapy，BFT）。

1. 治疗原理 在一般情况下，人类对自己体内的生理活动是感觉不到、不能随意控制的，是通过神经-体液途径进行自我调节以适应外环境的变化，保持体内环境的相对平衡。生物反馈疗法是采用电子仪器将人体内肌电、血管紧张度、汗腺分泌、心率、脑电等不随意活动的信息转变为可直接感知的视听信号,再通过患者的学习和训练对这些不随意活动进行自我调节控制,改变异常的活动,使之正常化。

2. 临床应用　①适应证:脑血管意外、脊髓不完全性损伤、脑瘫、颈肩腰腿痛疾病、类风湿性关节炎、面神经炎、周围神经病损、偏头痛、紧张性头痛、焦虑症、抑郁症、高血压、消化性溃疡、支气管哮喘等。②禁忌证:严重心脏病、青光眼、精神分裂症、智力缺陷、感觉性失语、血压不稳定等。

3. 护理要点　①治疗室应保持安静舒适,避免外界干扰;②治疗前应与患者做好充分沟通,使患者配合治疗;③治疗过程中密切观察患者反应,如有不适应及时处理;④结合患者病情实际灵活把握治疗时间。

（夏　辉）

第二节　作业治疗

情境导入

患者刘某,女性,40 岁,脑出血恢复期,左侧偏瘫,左上肢协调能力、稳定性差,手指精细动作较差,不能独立进食、穿衣、洗漱。

请思考:

1. 患者该选择哪些作业活动进行训练?

2. 应对患者进行哪些康复护理?

一、概论

作业治疗是康复治疗的一项重要的治疗手段。对患者进行有选择性和目的性的作业活动,可提高患者的生活能力和生活质量,促进患者重返家庭和社会。对接受作业治疗的患者进行积极有效的康复护理,可使临床疗效明显提高。

（一）定义

作业治疗(occupational therapy,OT)是协助残疾者和患者选择、参与、应用有目的性和有针对性的活动,以达到最大限度地恢复躯体、心理和社会方面的功能及适应能力,防治残疾,促进其健康生活的一种技术和方法。

（二）作业治疗的特点

作业治疗和运动疗法中功能锻炼的侧重点不同。运动疗法以恢复各关节的活动度、增强肌力以及提高身体的协调和平衡功能为主,而作业治疗则有以下特点。

1. 目标指向性　用于治疗的作业是以患者需要为中心,选择有目的的活动作为作业活动。

2. 调动患者的积极性　作业活动要充分调动患者的积极性,只有考虑到患者的目标和兴趣才能令其积极参与,提高作业活动效果。

3. 治疗的渐进性 根据患者实际残疾情况,作业训练项目的选择可从活动强度、时间、完成活动的方式等多个方面进行调节,应选择患者经过努力才能完成的活动,并使患者清楚看到自己的成果和进步,激发患者的积极性。

4. 作业治疗师的专业性 要求作业治疗师具备与人的发育、疾病、人际关系等有关的知识。这些对选择符合患者问题的活动,由此确定作业治疗的治疗目标,是最有意义及实现现实所必需的。

（三）作业治疗的适应证

1. 神经系统疾病 脑卒中、颅脑外伤、脊髓损伤、脊髓炎、中枢神经退行性病变、周围神经病损、老年性痴呆、老年性认知功能减退等。

2. 骨关节疾病 骨折、骨关节损伤后遗症、手外伤、截肢、断肢断指再植手术、人工关节置换术后、骨性关节病、肩周炎、强直性脊柱炎、类风湿性关节炎等。

3. 儿科疾病 脑瘫、肢体残疾、发育缺陷等。

4. 内科疾病 冠心病、心肌梗死、高血压、慢性阻塞性肺疾病、糖尿病等。

5. 精神科疾病 精神分裂症康复期、神经症、焦虑症、抑郁症、情绪障碍等。

6. 其他疾病 烧伤、肿瘤等。

二、作用与分类

（一）作用

1. 唤醒躯体感觉和运动功能 结合神经生物学疗法,通过认知和感知作业的训练,调节患者神经系统功能,提高患者的定向力、记忆力、注意力和思维能力等;通过改善躯体感觉和运动功能的作业训练,增强患者的肌力、耐力和关节活动度,改善运动协调性与平衡能力,减轻疼痛,促进手部精细活动功能恢复等。

2. 改善精神状态 通过作业活动强化患者自信心和辅助心理治疗,调节情绪,培养兴趣爱好;提高患者日常社交能力和环境适应能力,培养患者参与社会和重返社会的意识。

3. 提高生活自理能力 通过加强生活活动自理能力及自助器使用的训练,可提高患者自行活动能力和自我管理能力,为患者参与社会和重返社会打下基础。

4. 促进工作能力恢复 进行职业前技能训练,促进患者工作能力的恢复,增加重新就业机会。

（二）分类

随着康复医学的不断发展,作业活动种类繁多,因此作业治疗的分类也有很多,现介绍其中两种。

1. 按作业名称分类 木工作业、文书类作业、黏土作业、手工艺作业、皮工作业、治疗性游戏、编织作业、日常生活活动、书法绘画园艺、制陶作业、电气装配与维修、认知作业、计算机操作等。

2. 按治疗的目的和作用分类 用于增强肌力的作业;用于减轻疼痛的作业;用于增强耐力的作业;用于增强协调能力的作业;用于改善关节活动度的作业;用于调节精神和转移注意力的作业;用于改善步态的作业;用于改善整体功能的作业等。

三、常用作业治疗的方法

（一）日常生活活动训练

日常生活活动训练包括穿着衣物、使用餐具、洗浴、用厕等。训练患者用新的活动方式、方法或应用辅助器具和使用合适的家用设施，完成日常生活活动。

（二）家务活动训练

如烹调、备餐、洗熨衣服、家具布置、居室清洁装饰、家用电器使用、幼儿抚育等作业的训练，指导患者如何省力、减少家务活动的能量消耗，如何改装家用设备以适应患者的功能水平。

（三）职业技巧训练

基本劳动和工作的技巧，如木工作业、车缝作业、机械装配、纺织作业、办公室作业（打字、资料分类归档）等，恢复工作前或就业前的训练。

（四）工艺疗法

应用手工艺进行治疗：泥塑、陶器、工艺编织（藤器、竹器、绳器等），具有身心治疗价值，既能改善手的灵活性，训练创造性技巧，又可转移对疾病的注意力，改善情绪。

（五）文娱疗法

组织患者参加有选择的文娱活动，改善身心功能，促进健康恢复，常用的文娱项目包括旅行、舞蹈、戏剧表演或欣赏、划船、钓鱼、棋艺音乐表演或欣赏。通过有选择的集体游戏和活动，提高患者的参与和合作能力。治疗性游戏内容很多，可以自行设计，目的是通过游戏改善患者的体力、智力，使患者在娱乐中达到作业治疗的效果。

（六）工作疗法

作业治疗师为使患者重新工作专门设计的有目标、个性化的职业技能训练活动，以真实的或者模拟的工作互动作为手段，指导患者操作和掌握技巧，转移患者的注意力，增强患者的自信心，从而能够以积极的态度投入到新的生活。常用的方法有木工作业、黏土作业、缝纫作业等。

（七）感知训练和认知训练

感知训练包括对周围及中枢神经系统损害患者进行触觉、实体觉、运动觉、感觉运动觉的训练。认知训练包括注意力、记忆力、理解力、复杂操作能力、解题能力等方面的训练。

（八）工艺和园艺疗法

通过泥塑、陶器、工艺编织（藤器、竹器、绳器等）、种植花草、栽培盆景、园艺设计等作业活动，转移患者对疾病的注意力，训练手的功能，并可获得对劳动成果的满足感。具有身心治疗价值，既能改善手的灵活性，训练创造性技巧，又可转移对疾病的注意力，改善情绪。

（九）日常生活自助器的订购和指导作用

对有运动障碍的患者提供定制或购买自助器的咨询，并指导患者使用这些器具，以方便患者借器具的帮助完成日常生活的一些动作如梳洗、穿着鞋袜、备餐、进食、步行等。为手功能障碍的患者提供简单的矫形器（如矫正腕下垂和手指挛缩）或夹板，经过训练，使手保持在功能位下进行一些简单的活动。为需要轮椅代步的患者写出订购处方，以选择适当类型的轮椅及必要的附件,并进行使用轮椅的训练。

(十)家居环境咨询

根据瘫痪或其他严重功能障碍的情况,为患者提供有关出院后住宅条件的咨询(包括进出通路、房屋建筑布局、设备等),提出必要的装修意见。

(十一)职前训练

根据患者的技能、专长、身体功能状况、兴趣和就业的可能性,向患者提供有关就业的意见和建议。在正式从事职业工作前,先进行技能、心理等方面的训练。

四、作业治疗的处方

康复医生和作业治疗师根据患者性别、年龄、职业、生活环境、个人爱好、身体状况、残疾程度的评定结果,拟定一种作业治疗处方。处方内容包括作业治疗的评定内容和结果、现阶段治疗的目标、现阶段训练方案以及训练的强度、持续时间、频率和注意事项等内容。

(一)作业治疗的评定

1. 感觉功能检查 包括温觉、痛觉、触觉,本体感觉,前庭感觉,视觉、听觉、味觉、嗅觉,触觉感知,本体感知。

2. 运动功能检查 包括关节活动度、肌力、耐力、肌张力、协调控制能力等。

3. 高级脑功能评定 主要有认知功能和言语功能,包括觉醒水平、定向力、注意力、认知记忆力、顺序、定义、关联、概念、解决问题、安全保护、学习概括等能力。

4. 心理社会活动技能评定 评定影响患者日常生活活动和其他日常活动的心理因素。包括自我概念、价值、兴趣、人际关系、自我表达、对应能力、社会适应能力等。

5. 日常生活活动能力评定 日常生活活动能力评定是指日常生活中的功能性活动能力。常采用于改良 Barthel 指数分级法。日常生活活动能力分为基本日常生活活动能力和工具性日常生活活动能力两大类。

(二)作业方法的选择

根据不同个体,选择对躯体、心理和社会功能起一定治疗作用的内容,各种作业内容在一定范围内允许患者挑选,自觉参加。原则是根据患者的具体情况和循序渐进的原则安排治疗时间和频率,一般每次 20～40 min,每日一次。从小量到大量,循序渐进,不致疲劳。出现疲劳或不适等不良反应时应缩短时间,减少频率。

1. 治疗性功能训练

(1)改善肌力和肌张力的训练:利用作业活动或对作业活动进行改造,如利用木工、铜板、砂磨板等作业活动,为患者提供抗阻力、抗重力的主动运动。例如,使用锤子改善上肢肌力,使用面团、泥团训练手握力,使用硬币训练捏力。增强全身耐力的训练,原则为少负荷,多重复。根据患者的状况、兴趣安排较容易、简单或较难、复杂的作业活动。

(2)维持关节活动度的训练:通过有目的作业活动可有效地维持和改善关节活动度。肩肘屈伸功能训练:选择木工(砂磨、刨木、拉锯、打锤)、在台面上推动滚筒、推磨砂板、擦拭桌面、篮球运动等。腕指关节功能训练:选择绘画、和泥、和面、打乒乓球等。髋膝屈伸训练:选择踏自行车、上下楼梯等。足踝活动训练:选择踏缝纫机、踏自行车等。

(3)运动协调性和灵巧度的训练:包括粗大运动协调功能训练,如翻身、抬头、坐卧转换、坐站转换、上下楼梯、步行活动,提高患者躯体和肢体的综合协调控制能力。精细运动协调功能训练可以利用洗碗、捡米粒、木刻、嵌镶等作业活动充分改善眼-手协调和灵巧度。利用拼图、插板、搭积木等游戏提高视觉运动整合能力。让患者在两条平行线之间画一条直线，然后使平行线之间的距离由 3 cm 逐渐减至 1 cm，以训练上肢精细协调控制能力，练习用筷子或钳子持物。

（4）平衡和移动训练：包括身体转移、搬运及步行能力训练。利用单手或双手进行躯干双侧的木钉盘摆放作业，可进行坐位的平衡训练；利用套圈作业和抛气球游戏，可进行立位状态的平衡训练。作业治疗中的步行训练与物理治疗中的步行训练侧重点不同，物理治疗中的步行训练主要强调下肢具备行走能力的各组肌群和关节活动度的训练以及步态训练，作业治疗中的步行训练强调实用步行能力训练，训练患者能在有效时间、距离内安全行走，指导患者适应不同的地面、不同的环境、障碍物等，保证患者最终能步行穿过街道、商场、车站、闹市、公园、工作场所等。这种步行能力的训练实际上要求患者具有综合活动技能。

（5）感觉训练：对存在感觉障碍的患者认真评估，有针对性地进行健侧和患侧的同步治疗，不断给予触觉、听觉、视觉等感觉刺激，刺激强度和范围由小到大，逐渐强化和扩大感觉信息，让患者能识别各种不同的刺激，最后恢复感觉功能。常用于外周神经损伤患者的感觉恢复训练。

2. 日常生活活动训练

（1）日常生活活动（ADL）训练：这是最基本的生存活动技能。如穿着衣物、使用餐具进食、个人卫生、洗浴、用厕等。训练患者用新的活动方式、方法或应用辅助器具和使用合适的家用设施，完成日常生活活动。

（2）家务活动训练：训练患者学会安排并进行家务活动，如烹调、备餐、洗衣服、熨衣服、家具布置、居室清洁装饰、家用电器使用、幼儿的喂养和抚育、照顾老人、购物等作业的训练，并指导患者如何省力、如何减少家务活动的能量消耗、如何改装家用设备以适应患者的功能水平。训练残疾患者如何应用残存的肢体进行代偿性活动，如练习单手操作洗衣、做饭、叠被、擦地、洗碗等。同时可以借助辅助器具做家务，达到家务活动完全自理。

3. 工作和职业技能训练　工作和职业技能训练是作业治疗中的一个重要治疗内容。作业治疗师在确定治疗方案之前，除应了解患者的功能、能力以外，还应结合职业咨询和职业前评定以及患者的意愿，选择适合自身情况的基本劳动和工作技巧，如木工、纺织、金工、皮工、黏土、制陶、机电装配与维修、办公室作业（打字、资料分类归档）等，作为恢复工作前或就业前的训练，应根据患者的年龄、性别、技能、专长、兴趣、目前身体的功能状况及预后、就业的可能性、是否需要改变工种或恢复伤病前的工作等，向患者提供有关就业的意见和建议，并选择有关作业活动对患者进行训练，以帮助其恢复基本的劳动和工作技巧，从而达到改善和提高其功能、促进其回归社会的效果。

4. 心理性作业活动　通过心理性作业活动给患者精神上的支持，减轻患者的不安和焦虑，或者给患者创造一个发泄不良情绪的环境。

（1）为转移注意力：选择下棋、玩牌、游戏、社交等趣味性活动。

（2）为镇静、减少烦躁：选择绘画、刺绣、编织等简单、重复性强的作业。

（3）为提高自信心：选择书法、雕塑、制陶等艺术性作业及手工艺作业。

（4）为宣泄过激情绪：选择锤打作业及重体力劳动等作业。

（5）为减轻罪责感：选择清洁、保养、打结等简单手工劳动。

5. 认知综合功能训练

(1)定向能力训练:每天对患者进行空间、时间的问答刺激。让患者能区别上下左右,知道自己所处的位置、地点和时间。

(2)注意力的训练:要求患者保持一段时间的注意力,并逐渐延长时间和内容。例如,安排患者看一段录像或电影、听一段录音或学习一项简单技能,通过逐渐调整时间的长度和内容提高患者的注意力,注意选择多样性的内容以吸引患者。

(3)提高醒觉能力的训练:促醒训练对意识障碍的患者非常重要,尤其是一些植物状态的患者。促醒的方法以感觉刺激为主。对于脑损伤意识障碍患者,可以通过不同节律、频率、音调的声音刺激(家人的呼唤、音乐、唱歌等);身体皮肤的触摸、擦刷、拍打、按摩、温度刺激以及配合关节的被动活动、挤压、牵伸或通过体位变化、光线刺激等逐渐提高患者醒觉能力,使其逐渐恢复意识和醒觉状态。

(4)抽象思维能力训练:包括对不同概念的理解和定义,学会对不同物种进行分类,如猫、狗、青菜、萝卜属于哪类,不同事件的关联等。提高解决和处理问题的能力(处理各种事物、协调人际关系、解决各种困难等)。

(5)学习能力的训练:包括计算能力的训练,学习烧饭、做菜等各种日常活动和家务活。学习动作的组合及顺序排列。学习计划和安排工作的日程。

(6)记忆能力训练:包括短期记忆和长期记忆,简单记忆和复杂记忆等。通过启发和诱导帮助患者回忆一天做的事情,回顾自己的出生日期、近期事件和远期事件。通过玩牌训练长期记忆,通过趣闻趣事的讨论训练长期记忆。

6. 社交能力的训练 加强患者与外界的交往能力(包括口头、非口头),开始可以是治疗师与患者共同完成一些游戏性作业、外出购物、交流等,帮助其参加集体活动,观看各种比赛,参加舞会、座谈会等,选择一些集体性作业项目(如集体舞、团体操、打排球等),训练患者与他人之间的相互合作与交流。学会利用电话、书信、电子邮件与不同类型人物交往,不断树立自信心,提高社交能力。

(三)作业治疗的注意事项

(1)进行作业治疗前要对患者进行全面评估,结合患者性别、职业、兴趣、年龄等综合评估结果,确定作业治疗的项目和强度,以达到预期治疗目的。

(2)对于语言表达、理解有困难或有认知功能障碍及年幼的受检者,可选择其亲属或照顾者作为受检者。

(3)对于神志不清的患者,其家属或照顾者可能成为作业治疗的服务对象,如何更好地照顾患者成了他们的作业需求。

(4)治疗师应掌握治疗进程,做好不同阶段的处理,注意观察患者并定期评定,及时调整内容,并详细记录患者的进步或变化。

(5)具体描述作业需求,尽可能让患者选择自己感兴趣的作业治疗方法,以便治疗师制订具体的作业治疗目标。

(6)遵守循序渐进的原则,合理安排治疗项目和时间,避免患者过度疲劳而影响治疗效果。

(7)对接受多种康复治疗的患者,治疗后应观察和询问患者的精神状况及不良反应,如有不适应及时反映并给予处理。

(明虎斌)

第三节 言语治疗

情 境 导 入

患者,女,数日前无明显诱因下出现头痛,恶心呕吐,右侧肢体乏力伴言语不利,家属急送当地医院就诊,予对症治疗后症状稍改善(具体用药不详),患者可缓慢步行,步行 20 m 后患者突然昏迷,意识不清。查头颅 CT:考虑左侧额叶脑梗死(亚急性期),左侧大脑中动脉眶额动脉近端栓塞。给予稳定斑块、抗血小板聚集治疗,改善脑循环后症状好转,出院后仍遗留右侧肢体乏力,活动不利。由门诊拟"脑梗死"收入我科,步行入院,入院症:神清,精神可,右侧肢体乏力,活动不利,失语,能说出单字,无恶寒发热,无胸闷心慌,无饮水呛咳,无头晕头痛,纳眠可,二便尚调。

请思考:

1. 该患者的主要护理问题是什么?
2. 请为该患者制订言语障碍的康复护理计划。

一、概述

(一)言语障碍的医学流程图

言语障碍医学流程图见图 3-3-1。

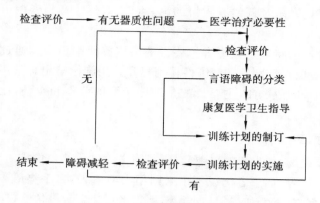

图 3-3-1 言语障碍医学流程图

(二)言语治疗的训练原则

(1)治疗前要进行全面、细致的言语功能评测。要弄清患者说、读、听、写的障碍程度及病变范围,以便使治疗有针对性,并制订难度不同的治疗程序。

(2)如果听、说、读、写等口语和书面语有多个方面同时受损,治疗的重点和目标应首先放在口语的康复训练上。

（3）在进行口语训练时，应配合相同内容的朗读和书写，以此强化训练。

（4）训练的内容要适合患者的文化水平及生活情趣，所选用的题材要使患者感到有兴趣，先易后难，循序渐进。

（5）掌握患者的情绪变化，当患者情绪低落应缩短治疗时间或选择患者喜欢的文娱活动，如下棋、打扑克、听歌等，或采用间断治疗。

（6）在患者精神情绪饱满时，可延长治疗时间和增加治疗的项目和难度。当取得一定治疗进展时应予以鼓励，坚定患者的信心，训练中缺点的提示有助于自我纠偏和自我训练。

（7）为激发患者言语交际的欲望和积极性，要注意设置适宜的语言环境。

二、失语症的康复护理

（一）schuell 刺激治疗

利用强的听觉刺激、适当的语言刺激、多途径的语言刺激、反复利用感觉刺激引出患者的反应，正确的反应要强化，以及矫正刺激。

具体包括听觉刺激、视觉刺激和触觉刺激，但以听觉刺激为主。

（二）交流效果促进法

交流效果促进法的目的是使言语障碍的患者最大限度地利用其残存的能力，以确定最有效的交流方法与周围人进行有效沟通。双方平等分担会话责任，根据信息传递的成功度进行反馈，从而进行实用的交流技能训练。

（三）强制性使用诱导疗法

强制性使用诱导疗法是以与日常生活相关的内容为重点进行交流训练的。采用短期高强度集中训练，抑制非口语交流方式，强制性诱导患者口语表达。

（四）音乐音调治疗法

音乐音调治疗法是通过多种不同的语调、旋律、节奏，促进患者说话能力的治疗法，本治疗法以说话搭配音乐音调的方式协助患者口语表达。音乐音调可以为诗歌、儿歌、歌曲等。

音乐音调治疗法的特点是让患者把要说的话用旋律唱出来。通过训练歌唱中的节奏，使患者语言发音的可理解性和清晰性得到提高。用旋律唱出日常用语是让患者把日常生活中的简单句子唱成歌曲，主要目的是训练说话的节奏和声调，让患者从歌唱中练习正常语言的节奏抑扬。

（五）主题疗法

每次训练一个主题，如患者的兴趣爱好、周围亲人描述等。像排演节目一样，双方先用口语表达的方式练习，如患者仍说不出来则用书面语表达、手势语表达、画图、交流板等方式排演，利用多方刺激，如视觉、听觉等，严重者可让患者模仿治疗师口型。

（六）沟通交流板

沟通交流板是功能沟通法中的一个辅助渠道，目的是重新建立有效的沟通。

利用各种沟通形式与任何未受损的能力（如书写、面部表情或口语表达），来加强沟通效果。运用多种不同的辅助技巧来促进沟通。一个简单的交流板可以是日常生活用品及基本需求的图片或文字，也可以是有语音功能的计算机辅助沟通系统。一些研究显示，辅助沟通系统（如手语）对失语症患者的口语沟通也有帮助。

（七）Rosenbek 八步法

失语症的患者丧失了语言计划与组织的能力,说话时就像是忘了如何去移动他们的嘴或舌头来发声。Rosenbek 等人(1973)曾说过,大量且有系统的密集练习,对言语失用症患者在恢复或重新学习失去的言语能力非常重要。Rosenbek 八步法包括以下内容。

第一步:在视觉(口型)和听觉刺激下与患者同说。

第二步:呈现视觉刺激来复述。

第三步:在听觉刺激下复述。

第四步:在听觉刺激 5 s 后再复述。

第五步:利用文字刺激进行朗读。

第六步:除去文字刺激后说出目的词。

第七步:提问后自发回答。

第八步:在有游戏的场合或是剧本训练下说话。

（八）注意事项

(1) 脑血管疾病或脑外伤急性期患者,病情许可时,可以在床边进行训练。

(2) 当患者可以借助轮椅活动时,可到训练室进行训练,尽量避开视觉和听觉上的干扰。

(3) 对重症失语症患者,首先要用手势、沟通交流板等交流工具,尽量建立基本的交流。

(4) 治疗次数和时间可以根据训练者和患者人数而定,一般一次半小时,为使患者康复,还应对患者家属提供指导。

(5) 形式上以一对一训练为主,有时要进行集体训练,以增加患者的自信心和兴趣。

(6) 训练物品要定期消毒,直接接触患者口腔或皮肤的检查或训练物品,要尽量使用一次性的。

三、构音障碍的康复护理

（一）舌感觉运动技术

1. 舌运动　用压舌板或勺把后部,在舌一侧由里向外划,然后引出舌向另一侧运动,随后换边做;舌尖抵在硬腭上,停 5 s;用舌头碰触硬腭,发音;张嘴,舌尽量伸出,向上、向下运动,每个方向停 5 s;在压舌板上放些花生酱、糖、果酱等,让患者用舌尖去舔,做 10 次,用柠檬棒或棉花棒蘸取柠檬水,从舌尖中间往后划动(刺激舌尖向上)。

2. 舌牵拉运动　用干纱布包住舌,用拇指、食指向外牵拉舌。

3. 舌尖抵抗运动　戴手套,用手指或压舌板抵抗舌尖,要求患者尽量将舌尖伸出来抵抗手指,做 10 次;放置棉棒在上下磨牙之间,患者用舌头去抵住棉棒数次之后,换边重做。

（二）口唇感觉运动技术

1. 唇运动

(1) 抵抗棉棒运动:张开口,将棉棒放在双唇之中,紧闭双唇,抵抗棉棒抽出。

(2) 抵抗毛巾运动:用双唇含住毛巾或纱布条,抵抗毛巾或纱布条拉出。

(3) 纽扣运动:将已系好牙线的纽扣放在双唇中间含紧,然后用手拉牙线,往外拉,暂停数秒钟,再放开;也可左右拉以训练嘴角肌肉的力量。

(4) 吹吸运动:患者缩唇吹口哨;吹笛子、气球;双唇含着吸管进行吸豆子游戏。

（5）紧吸食指运动：给患者戴上指套，患者将手指含在口中，抵抗手指拉出。

（6）夹压舌板运动：双唇含住压舌板，在压舌板两边各放一枚至数枚硬币（视患者的唇肌力量而定），每次紧含压舌板数秒后移开压舌板。也可将压舌板放在双唇中间含紧，然后用双手将压舌板拿出来，但双唇含紧不让压舌板被拉出。

（7）练习闭唇音：如"宝贝""版本""冰雹""爸爸""保镖""标本""不必"。

（8）练习咬唇音：如"发奋""方法""反复""发放""发福""翻覆""犯法"。

2. 唇角冷摩擦　用毛巾包住冰块或用冰冻棉棒从唇角外斜下方，向唇角快速摩擦，并从唇角向面部快速摩擦，以促进嘴角上抬运动，每次 5～6 min，每日 3～4 次。

（三）下颌运动技术

1. 下颌运动

（1）推下颌：将手心放在下颌上，张口时手往上推，抵抗下颌往下。

（2）咬塑料棒：患者口含一个塑料棒，用牙咬住。

（3）张口：张开口停留 5 s。

2. 增加下颌开口度运动

（1）让患者尽量张口，将 2、3 个压舌板放入上下齿之间。

（2）逐步增加压舌板以增加下颌张开的高度。

（3）增加下颌咬合力运动：患者咬住压舌板，头、下颌保持平直；治疗师用手将压舌板往外拉；患者尽量咬住，不让压舌板拉出。只能下颌用力而不是全身用力。

（4）下颌稳定运动：磨牙咬压舌板，不让压舌板拉出，尤其是肌肉无力侧要加强；门牙横咬压舌板，双手拉住压舌板两头，门牙横咬不让手将压舌板拉出；下颌肌无力的患者也可以用牙线系住的纽扣练习；汤匙或压舌板放入口中，再拿出，下颌尽量张开使牙齿不要咬住压舌板；嚼口香糖时，先放在一侧磨牙嚼几下，再转到另一边嚼几下，一直嚼到口香糖没有味道；为保证口香糖不被误咽，将口香糖放入纱布袋内，用线绳扎紧，揪住线绳，防止口香糖滑落咽部。

（四）软腭感觉运动技术

1. 冷刺激腭弓　压舌板压住舌头，暴露软腭，嘱患者发"a"音并观察软腭运动，冰冻棉棒快速自内向外、自下而上地划过软腭。

2. 发音法　吸气后发短音"a"，反复数次；发长音"a"，持续数秒；反复发爆发音与开元音"la""da"，鼻音与元音"ma""mi"。

3. 鼓腮　鼓腮闭嘴时，如有漏气（手指挤压面颊，气流从鼻孔漏出），让患者反复说"s"，不让气流由鼻漏出。

4. 分辨　分辨鼻音与非鼻音，让患者发"爸、妈""波、摸""被、妹"。

5. 推撑法　患者双手放在桌面上向下推或两手掌对推的同时发"a"音，这种方法可以与打哈欠和叹息相结合。发舌后音如"ka""ga"等也可用来加强软腭肌力。

6. 引导气流法　通过各种活动引导气流通过口腔，减少鼻漏气，如吹吸管、吹乒乓球、吹喇叭、吹哨子、吹奏乐器、吹蜡烛、吹羽毛、吹纸张；也可用一张中心有洞或画有靶心的纸接近患者的嘴唇，让患者通过发"屋"声去吹洞或靶心，当患者持续发音时，把纸慢慢移向远处，一方面可以引导气流，另一方面可以训练患者延长吹气。

（五）声带运动技术

1. 推撑运动　坐在有背部支撑的椅子上，双手直臂去推前方稳定的桌子；在推的同时说出"一、二、三、四、五"。

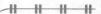

2. 双手合掌　双手十指相对,深呼吸;对掌时说出"一、二、三、四、五";一个人推患者最有力的手,用力互推时说出"一、二、三、四、五"。

（六）呼吸训练技术

1. 仰卧位　仰卧位时双下肢屈曲,腹部放松并平稳地呼吸;治疗师的手平放在患者的上腹部,在吸气末时,随着患者的呼气动作平稳地施加压力,通过横膈的上升运动使呼气相延长;逐步让患者呼气时发"f""ha"等音。

2. 坐位　双手往上抬,同时深吸气,然后双手慢慢放下,同时吐气;双手往上抬,同时深吸气,手提到最高点时停止呼吸 3 s,再慢慢吐气;双手往上抬,同时深吸气,手提到最高点时停止呼吸 3 s,慢慢放手同时喊"啊",保持匀速,尽量延长时间;用吸管吹泡泡,尽量延长吹气时间,保持匀速,每次练习 10 min。

（七）发音训练技术

1. 做无声的构音运动　如双唇闭合、舌上抬等。

2. 轻声引出靶音　先训练发韵母音,然后发声母音;声母先由双唇音开始,如"b""p""m""f"等。待能发声母音后,训练将已掌握的声母与韵母相结合,如音节"ba""pa""ma""fa"。

3. 利用视觉反馈纠错　通过画图、照镜子让患者了解发音部位和机制,指出其主要问题,并告诉他准确的发音部位。

4. 语音分辨　可通过口述或放录音,也可采取小组训练形式,由患者说一段话,让患者评议,患者分辨错音,治疗师协助纠正。

5. 减慢速度　当患者绝大多数音可以发,但由于痉挛或运动不协调而使多数音歪曲或失韵律时,可以利用节拍器控制速度,逐渐由慢变快。节拍的速度根据患者的具体情况决定。也可以由治疗师轻拍桌子,患者随着节奏进行训练。

6. 克服费力音　费力音是由声带过分内收所致,听起来喉部充满力量,声音好似从其中挤出来。因此,治疗目的是获得轻松的发音方式。

（1）打哈欠伴发声:让患者处于轻松的打哈欠状态时发声;在打哈欠的呼气相说词和短句。

（2）放松伴发声:以头颈部为中心放松,让患者由前向后缓慢转头,同时发声。

（八）语调音量训练技术

1. 语调训练　①发音:指出患者的音调问题,指导患者发音由低到高或由高到低。②唱音阶:让患者跟随乐器的音阶变化唱出音阶。如果患者不能唱完整的一个音阶,可集中训练三个不同的音高,以后再逐渐扩大音高范围。可唱任何元音或辅音、元音连起来唱。③仪器训练:用可视音高训练仪帮助训练,患者可以通过仪器监视器上曲线的升降调节音高。④复述、朗读短感叹句、疑问句、命令句等。

2. 音量训练　①治疗师在数数 1～5 或 6～10 时,音量由小逐渐增大;再由大逐渐减小,音量一大一小交替,患者模仿。指导患者强有力呼吸并延长呼气的时间。②发元音,音量由小至大,由大至小,大小音量交替。③在复述练习时鼓励患者应用最大音量,治疗师逐步拉大与患者的距离,直到治疗室可容下的最长距离。鼓励患者让声音充满房间。提醒患者尽可能地放松,深呼吸。④可使用具有监视器的语言训练器,患者在发音时观看监视器的图形变化训练和调节发音的音量。

（九）交流辅助系统应用技术

1. 交流辅助系统的选择　选择交流辅助系统要充分考虑患者的残存能力,对患者的运动功能、智力、言语能力等进行全面的评定。例如，患者是四肢瘫且无言语能力，可以利用"眼指示"或"头棒"选择交流板上的内容进行交流。

2. 交流辅助系统的设计　　根据患者的交流能力设计图片交流板、词板和句子板，患者通过交流板上的内容表达各种想法。充分发挥患者的残存能力和使用最简单易行的交流手段。随着患者康复水平的提高，调整和增加交流板上的内容，最终使患者能使用现代的交流辅助系统来补偿重度运动障碍或言语障碍所造成的交流困难。

（吴兆平）

第四节　康复工程

情境导入

患儿三岁，在出生几个月大时发高烧后引起双下肢的畸形，初步诊断是脑瘫的痉挛类型，双下肢踝关节有不同程度的畸形：右侧踝关节呈外翻畸形，大足趾外翻，前脚掌外旋，足舟骨突出明显，患儿右足主要靠内侧负重；左侧踝关节呈内翻畸形，距下关节内翻，前足内旋，主要靠足掌外侧缘受力。

请思考：

因考虑患儿主要是以步行为主，可否设计适宜患儿的矫形器辅助康复？

康复工程学是现代工程技术与康复医学相结合的新兴交叉学科。利用工程学的原理和手段，通过对所丧失的功能进行代偿或补偿，来弥补功能缺陷，使患者、患者家属密切合作，以各种工艺技术为手段，帮助残疾人最大限度地开发潜能，恢复其独立生活、学习、工作、回归社会、参与社会的能力。通过运用康复工程学的方法和手段使病、伤、残者康复，促使其功能恢复、重建或代偿，是康复工程在康复医学中的主要任务。

一、轮椅

轮椅（wheelchair）是患者代步的重要工具，又称轮椅车，广泛用于下肢残疾、瘫痪、术后或康复期行动不便的患者以及年老、体弱者，可用于室内、室外，由护理者推行或由乘坐者自己转动轮圈。患者可借助轮椅进行锻炼和参与社会活动，提高生活质量。轮椅分为普通轮椅、电动轮椅和专用轮椅。

（一）轮椅的适用范围

使用轮椅要考虑病、伤、残者的认知功能以及至少有一侧上肢功能正常，能比较熟练地操作轮椅。具有下列情况的患者可以考虑使用轮椅：截肢、偏瘫、脑瘫及其他神经肌肉系统疾病引起的双下肢麻痹、行走困难者；下肢骨折未愈合、其他系统疾病引起的步行功能减退等。

（二）使用轮椅的训练

康复工作人员和护士首先应努力训练患者独立使用轮椅，若患者不能独立驱动轮椅,上下坡时需要他人协助,以免发生危险;感觉消失的截瘫患者还应经常变换体位,防止发生压疮。

1. 打开与收起　打开轮椅时,双手掌分别放在座位两边的横杆上(扶手下方),同时向下用力即可打开。收起时将脚踏板翻起,然后双手握住坐垫中央两端,同时向上提拉。

2. 自己操纵轮椅　操纵前先将刹车松开,身体向后坐下,眼看前方,双上肢向后伸,双手紧握轮圈的后半部分向前推。推动时,上身前倾,双上肢同时向前推并伸直肘关节,当肘完全伸直后,放开轮圈,如此重复推动轮椅向前。一侧肢体功能障碍,另一侧肢体功能正常的患者推动轮椅时,可以利用健侧上下肢同时操纵轮椅。方法如下:先将健侧脚踏板翻起,健足放在地上,健手握住手轮,推动时,健足在地上向前踏步,与健手配合,将轮椅向前移动,上坡时,保持上身倾斜,重心前移,其他方法同平地推轮椅。

二、助行器

助行器(walking aid)是能辅助支撑体重、保持平衡和行走的工具。对于各类截瘫患者和下肢肌肉功能损伤以及肌力弱的老年人,助行器给他们的日常生活带来了极大的便利。常用的助行器有拐杖和助行架。其接触的面积越大、重心越低,稳定性越好。

(一) 拐杖

拐杖分为手杖、肘杖和腋杖三类,手杖又可做成单脚手杖和多脚手杖两类,分为可调式和不可调式。各种拐杖使用时应考虑患者体质、平衡力、协调肢体的控制能力等因素。

1. 手杖

(1) 单脚手杖:只有一个支撑点,使用时可减少患侧下肢负重的 20%。适用于下肢功能轻度障碍者、步行不稳者、轻度偏瘫患者和老年人,但要求使用者上肢要有一定的支撑力,手部要有一定的握力(图 3-4-1)。

(2) 多脚手杖:有三个或四个支撑点,稳定性能好。适用于使用单脚手杖不安全、平衡能力欠佳及站立行走困难者等,如双侧截肢的年轻人、偏瘫患者(图 3-4-2)。

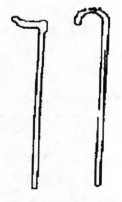

图 3-4-1　单脚手杖

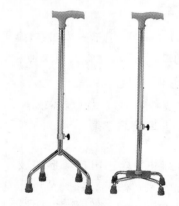

图 3-4-2　多脚手杖

2. 肘杖　一般成对使用,可以增强腕部力量。向下肢提供更大的支持,主要用于患者力量和平衡严重受损时。如脊柱损伤或脊柱裂患者等。

3. 腋杖　较为常见。使用时以扶在把上的腕和手为承重点,腋托顶住胸肋部以稳定肩部,以替代下肢功能,减轻患者的负荷,扩大支撑面,增强稳定性。由于腋下承重,易压迫腋窝血管和神经,使用时应以手握把手分担部分体重。

（二）助行架

单个使用、由双臂操作的框架式步行辅助器具称为助行架，一般为铝合金材料制成的金属框架，轻便，支持体重便于站立或步行，支撑面积大，稳定性好。助行架主要分为无轮式助行架和轮式助行架两种。

1. 无轮式助行架　无轮式助行架是双手提起两侧扶手同时向前放于地面代替一足，然后健腿迈上。因其可以减轻一侧下肢的负荷，以双手使其逐步向前移动，所以无轮式助行架具有稳定性好、高度可随使用者的身高随意调节的特点。常用于下肢损伤或骨折不允许负重的患者(图 3-4-3)。

2. 轮式助行架　使用时，前轮着地，提起助行架后脚向前推即可。适用于上肢肌力差，单侧或整个提起助行架有困难的患者。轮式助行架较无轮式助行架易于操作，由使用者推动，可连续前行。前轮固定式，轮子只向前或向后滚动，方向性好，但转弯不够灵活(图 3-4-4)。

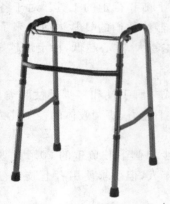

图 3-4-3　无轮式助行架

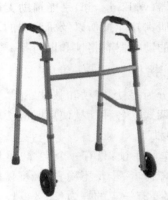

图 3-4-4　轮式助行架

三、矫形器

矫形器(orthosis)是用于人体四肢、躯干等部位体外器具的总称，其目的是预防或矫正四肢、躯干的畸形，或治疗骨关节及神经肌肉疾病并补偿其功能。

（一）矫形器的基本功能

1. 稳定和支持　通过限制肢体或躯干的异常运动来保持关节的稳定性，恢复承重或运动能力，如小儿麻痹后遗症、下肢肌肉广泛麻痹者使用的膝踝足矫形器用于稳定膝踝关节，以利步行。

2. 固定和矫正　对已出现畸形的肢体或躯干，通过对病变肢体或关节的固定和保护，限制其异常活动，保持肢体、关节的正常对线关系，对下肢承重关节可以减轻或免除长轴承重，促进病变痊愈，如用于治疗骨折的各种骨折矫形器。

3. 保护与减轻负荷　固定病变肢体或关节，限制异常活动，保持肢体、关节的正常对线关系，如硬踝足塑料矫形器，用于脑瘫患者，可以防止步行中出现痉挛性马蹄内翻足，改善步行功能。对下肢承重关节可以减轻或免除长轴承重，如坐骨承重矫形器用于治疗股骨头无菌性坏死。

4. 代偿与改进　改进患者步行、饮食等日常生活和工作能力，如各种帮助手部畸形残疾人改进握持功能的腕手矫形器，通过某些装置如橡皮筋、弹簧等来提供动力或储能，代偿已经失去的肌肉功能，或对肌力较弱部分给予一定的助力以辅助肢体活动或使瘫痪的肢体产生运动。

（二）矫形器的分类与命名

根据安装部位，分为上肢矫形器、下肢矫形器和脊柱矫形器；按治疗目的，分为固定性矫形器、活动性矫形器和免负荷式矫形器。

1. 上肢矫形器　主要用于稳定肢体于功能位，提供牵引力以防止拮抗肌痉挛，预防或矫正肢体畸形，改善功能。根据功能分为固定性（静止性）和功能性（可动性）两大类。前者没有运动装置，用于固定、支持、制动；后者有运动装置，可允许肢体活动或控制、帮助肢体运动。

2. 下肢矫形器　主要作用是支撑体重、辅助或替代肢体功能，限制下肢关节不必要的活动，保持下肢稳定，改善站立和步行时的姿态，预防和矫正畸形。选用下肢矫形器必须注意穿戴后对肢体有无明显的压迫，如用 KAFO 矫形器屈膝 90°时不能压迫腘窝，内侧会阴处无压迫；对下肢有水肿的患者，矫形器不宜紧贴皮肤。

3. 脊柱矫形器　主要用于固定和保护脊柱，矫正脊柱的异常力学关系，减轻躯干的局部疼痛，保护病变部位免受进一步的损伤，支持麻痹的肌肉，预防、矫正畸形，通过对躯干的支持、运动限制和对脊柱对线的再调整，达到矫治脊柱疾病的目的。

四、假肢

假肢（artificial limb）是为了恢复四肢原有的形态和功能，以补偿截肢造成的肢体部分残缺而制造、装配的人工肢体。假肢在选择时尽可能外观逼真、性能良好、轻巧耐用，兼顾功能性和装饰性。

（一）上肢假肢

用于替代整体或部分上肢的假肢。根据其手部的功能和安装的目的常分为机械假手、外部动力手、钩状手与工具手。

1. 机械假手　机械假手是为满足患者的日常生活和轻劳动的需要而设计的一种假肢类型。该假手具有手的外形，并能完成抓取、握取、勾取等基本动作。机械假手通常被制成随意张开式和随意闭合式两种类型，适用于前臂或上臂残缺的残疾人。其特点是构造简单，性能可靠，使用方便和造价低廉。

（1）假手指：即假指套，由美容手套的手指部分内加填充物构成。

（2）掌骨截肢假肢：多由多轴的连杆系统构成，依靠患者的伸、屈动作来完成手指的开闭。性能较好，但会使腕关节部分显得粗大而影响外观（图 3-4-5）。

（3）腕关节离断假肢：由皮制的前臂接受腔和开手的牵引装置构成。适用于腕离断及残肢长度保留了前臂 80％以上，通常距尺骨茎突 5 cm 以内的截肢患者（图 3-4-6）。

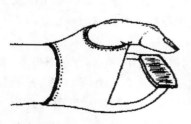

图 3-4-5　掌骨截肢假肢

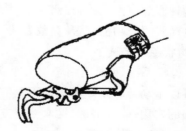

图 3-4-6　腕关节离断假肢

（4）前臂假肢：由腕关节机构、残肢接受腔、固定牵引装置和机械手臂构成。适用于残肢长度为前臂 35％～80％，通常为肘下 8～18 cm 的前臂截肢患者（图 3-4-7）。

（5）肘关节离断假肢：适用于肘关节离断或上臂残肢长度保留 85％以上，通常为距肱骨外上髁 5 cm 以内的截肢患者（图 3-4-8）。

（6）上臂假肢：假肢的手部、腕关节与前臂假肢相同，肘关节增设主动式带锁的屈肘结构，可以主动屈肘。适用于上臂残肢长度保留 30％～85％，通常为肩峰下 9～24 cm 的上臂截肢患者。其中，上臂残肢长度为肩峰下 9～16 cm 者，需安装上臂短残肢假肢（图 3-4-9）。

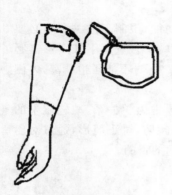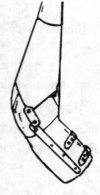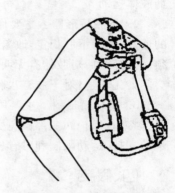

图 3-4-7　前臂假肢　　　　图 3-4-8　肘关节离断假肢　　　　图 3-4-9　上臂假肢

（7）肩关节离断假肢：采用一系列杠杆装置做成的牵引式机械假手。适用于肩关节离断、上肢带解脱术（肩胛骨和锁骨截肢）及上臂高位截肢、残肢长度小于 30％，通常为肩峰下 8 cm 以内的截肢患者。

2. 外部动力手　外部动力手是利用人体以外的力源做动力的假手，包括电动手、肌电手。

（1）电动手：以蓄电池为能源的体外力源上肢假肢。它是通过直流微电机驱动假手的开闭，腕关节、肘关节的运动，来完成假肢的代偿功能。电动手主要由机电驱动系统、控制系统和壳体三个部分组成。机械假手一般只有提取功能，而电动手则具有多种功能。其特点：驱动省力，去掉了机械假手的肩背带，并可获得较大的手指握力；控制灵活，不受肢位的影响，可在任意位置开手；操纵便利，而且可用于安装索控假肢困难的患者（如上肢高位截肢），极大地拓宽了上肢假肢的安装面，但造价较高，电极易产生噪音，电池寿命不长。

（2）肌电手：肌电手是由大脑神经直接支配，靠患者的思想意识，由神经支配肌肉收缩，产生肌电信号来控制微型电机，驱动假手使其按人的意志运动的一种体外力源上肢假肢。这种假肢直感性强，控制灵活，使用方便，仿生效果好。肌电手比传统牵引式假肢和开关电动式假肢功能完善，穿戴方便，是现代假肢的重要发展方向。

3. 钩状手与工具手

（1）钩状手：一种具有 2 个钩形手指结构的机械假手，有动力牵引装置，2 个钩形手指结构可以主动地开闭。由于其不具有手的外形，也可以看作是一种"万能"的工具手，具有较强的实用性，在夹取、钩取性能方面胜于普通的机械假手，但因其外形不被一般患者所接受，故装配数量较少。

（2）工具手：为上肢截肢患者日常使用生活用具或劳动时使用简单工具而设计的。工具手由接受腔、臂筒、工具衔接器和各种工具组成，装配工具手的患者，可以根据需要，通过工具衔接器换用各种专用工具,包括各种生活用具和劳动用具,如羹匙、牙刷、锤子、钳子等。工具手讲求实用而不注重手的外形,结构简单、坚固耐用,但缺乏装饰性。

(二)下肢假肢

从骨盆至趾关节之间的任何部位截肢所装配的假肢,均称为下肢假肢。基本结构有假足、机械关节、容纳残肢的受腔和固定、悬吊装置等。用于补偿因截肢而失去的站立和行走功能。下肢假肢按截肢部位可分为:踝关节和假脚、小腿假肢、大腿假肢。根据结构和传动方式的不同,下肢假肢可分为铰链型假肢、骨骼机械传动假肢、液压气压传动假肢等。

(冯玉如)

第五节 传统康复治疗

情 境 导 入

患者李某,男,55岁,公务员,脑卒中发病后治疗5个月余,现左半身不遂,左上肢抬举困难,口歪,流涎,脉数而滑,舌质淡,薄白苔。辩证:肝风内动,痰邪上扰清窍,风中经络气血受阻。给予针刺处方:风府,哑门点刺不留针。

请思考:

1. 针对针刺处方如何选择合适的针刺方法?

2. 针对患者的功能障碍,可以取哪些传统康复技术实施护理?

传统康复治疗是指在中医理论指导下,于伤病早期介入,以保存、改善和恢复患者受伤病影响的身心功能,提高其生活质量为主要目的的一系列传统治疗方法和措施,它包括针灸疗法、推拿疗法和传统运动疗法。

一、针灸疗法

(一)概述

针灸疗法是通过针刺或灸的治疗方法,作用于人体经络、脏腑系统,以疏通经络气血,调节脏腑阴阳,达到康复目的的治疗方法,包括针法和灸法。

1. 针灸的作用

(1)疏通经络:是针灸治病最主要最直接的作用。经络闭阻不通,人体气血运行不畅,在某些部位导致气滞血瘀,会发生肢体或脏腑组织的肿胀疼痛,由于气滞血瘀,某些部位失去了气血的濡养,会发生肢体的麻木、拘挛或脏腑组织功能失调。

(2)扶正祛邪:是针灸治病的根本法则和手段。扶正,就是扶助正气;祛邪,就是祛除病邪。在治疗的过程中,通过选择穴位和应用不同的补泻手法来实现扶正和祛邪的目的。

（3）调和阴阳：是针灸治病的最终目的。治疗疾病,先分清阴阳是发生了怎样的变化,再通过选择不同的针灸方法使机体的阴阳趋于平衡。

2. 针灸的治疗原则

（1）治神守气：贯穿针灸治疗的全过程。在针刺前,医生和患者都要安神定志,在针刺过程中,医生和患者都要感受针下得气的感觉。

（2）清热温寒：寒与热是表示疾病性质的两条纲领,热性疾病可采用浅刺快出或点刺出血,手法轻快,用泻法,少留针或不留针,清泻邪热。寒性疾病可采用深刺而久留针,温经散寒。

（3）补虚泻实：实证要用补法,虚证要用泻法,中气不足、脉络空虚、脉象沉伏无力、阳气暴脱要用灸法,瘀阻疾病要用刺血法,无虚实可言的疾病可取病变经络的穴位。

> **知识链接**
>
> **经络**
>
> 经络是经脉和络脉的总称,是运行全身气血,联络脏腑形体官窍,沟通上下内外,感应传导信息的网路系统,是人体结构的重要组成部分,由十二经脉、奇经八脉、十二经别、十二经筋、十二皮部、十五络脉以及无数的孙络和浮络等组成。其中十二经脉是主干;十二经别是十二经脉在胸腹及头的内行支脉;十五络脉是十二经脉在四肢及躯干的外行支脉;奇经八脉具有特殊的分布和作用;十二经筋支配筋肉骨骼;体外皮肤按十二经脉分布而有十二皮部。

（二）针法

针法,又称刺法,是利用金属制成的针具,通过一定手法,刺激人体腧穴以治疗人体疾病的方法。临床上常用的持针方法是右手以拇指、食指、中指三指夹持针柄,以无名指抵住针身,有如执笔,故又称为执笔式持针法。

1. 针刺方法

（1）单手进针法：以拇指、食指持针,中指端抵住腧穴,指腹紧靠针身下段。当拇指、食指向下用力按压时,中指随之屈曲,将针刺入,宜刺至所要求的深度。该法多用于较短毫针的进针。

（2）双手进针法：左右双手配合,协同进针。根据押手辅助动作的不同,其又分为指切进针法、夹持进针法、舒张进针法、提捏进针法四种,根据适应证选择治疗手法。

①指切进针法：用左手拇指或食指切按在腧穴位置的旁边,右手执针,紧靠左手指甲面将针刺入（图 3-5-1）。

②夹持进针法：左手拇指、食指以消毒棉球裹于针尖置于腧穴上,右手捻动针柄,将针刺入（图 3-5-2）。

③舒张进针法：用左手拇指、食指将所刺腧穴部位的皮肤向两侧撑开,绷紧皮肤,右手执针从左手拇指、食指中间刺入（图 3-5-3）。

④提捏进针法：用左手拇指、食指将腧穴部位皮肤捏起,右手执针从捏起的上端将针刺入（图 3-5-4）。

2. 针刺角度和深度

（1）针刺角度。

①直刺：针身与皮肤表面成 90°角或接近垂直刺入,常用于肌肉较丰厚的腰、臀、腹、

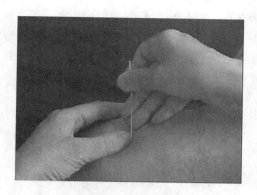

图 3-5-1　指切进针法

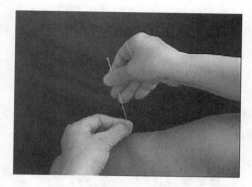

图 3-5-2　夹持进针法

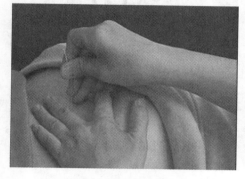

图 3-5-3　舒张进针法

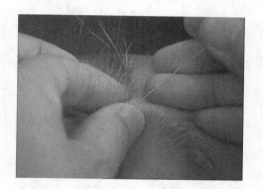

图 3-5-4　提捏进针法

四肢等部位的腧穴。

②斜刺：针身与皮肤表面成 45°角左右倾斜刺入，适用于不能深刺的腧穴。

③横刺：又称为平刺或沿皮刺，即将针身倾斜，使之与皮肤表面成 15°～25°角沿皮刺入，适用于皮肤浅薄处（图 3-5-5）。

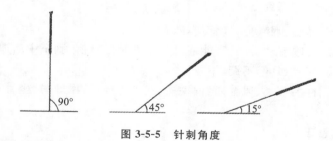

图 3-5-5　针刺角度

（2）针刺深度：针刺的深度一般以既有针感而又不伤及重要组织器官为原则。

3. 行针与得气

（1）行针：指针刺入腧穴后，通过提插、捻转等手法加强针感、提高疗效的手法。

（2）得气：又称为"针感"，当针刺入腧穴后，操作者感到指下沉紧，患者感觉局部出现酸、麻、胀或沿一定部位、向一定方向扩散传导。得气与否与疗效好坏有密切关系。

（三）灸法

灸法是以艾叶等燃料做成艾炷或艾条，将其点燃后在人体皮肤上进行烧灼或熏烤，借灸火的热力给人体温热刺激，通过经络腧穴的作用，以达到治病、防病目的的一种方法。

1. 艾炷灸　施灸时所燃烧的锥形艾团称为艾炷,常分直接灸与间接灸两种。直接灸是将艾炷直接放置于施灸部位的皮肤上(图 3-5-6)。根据灸后有无烧伤、化脓,又分为瘢痕灸和非瘢痕灸或称为化脓灸和非化脓灸。间接灸是艾炷不直接放在皮肤上,艾炷隔着不同的药物施灸(图 3-5-7)。本疗法临床运用广泛,既可保健,又可治病,尤其适用于虚寒证,如哮喘、胃肠病。

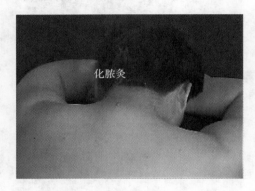

图 3-5-6　直接灸

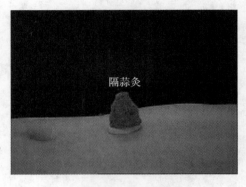

图 3-5-7　间接灸

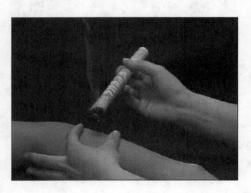

图 3-5-8　艾条灸

2. 艾条灸　把艾条置于穴位或病变部位上施灸(图 3-5-8),操作常分温和灸、雀啄灸、回旋灸等,主要用以治疗寒湿痹证及其他多种虚寒性疾病。

（四）适应证与禁忌证

1. 针灸的适应证

（1）耳鼻喉疾病:耳鸣、眩晕、过敏性鼻炎、鼻窦炎等。

（2）消化系统:胃炎、呃逆、腹泻、便秘、胃溃疡等。

（3）呼吸系统:哮喘、咽喉炎、气管炎等。

（4）神经系统:失眠多梦、神经官能症、尿床、面神经麻痹、脑卒中后遗症等。

（5）妇科疾病:痛经、月经不调、不孕症等。

（6）其他:退化性关节炎、风湿痛、偏头痛、三叉神经痛、网球肘、坐骨神经痛、扭挫伤、运动伤害等。

2. 针灸的禁忌证

（1）针刺的禁忌证:有出血和凝血障碍的患者,正在接受抗凝血治疗或正在服用抗凝血药物的患者不宜针刺;有局部皮肤感染、溃疡、冻伤者,以及体质虚弱、过于饥饿、精神高度紧张者不宜针刺治疗;针刺可致孕妇流产,因此不宜用于孕妇;身体瘦弱、气血亏虚的患者可以针刺,但应注意手法,不宜用强刺激,应选择卧位;有高热、急性炎症及心力衰竭等症时,慎用头针治疗。

（2）艾灸的禁忌证:极度疲劳、过饥、过饱、酒醉、大汗淋漓、情绪不稳者及妇女经期忌灸;某些传染病、高热、昏迷患者等忌艾灸;无自制能力的人(如精神病患者等)忌艾灸。

（五）注意事项

1. 针刺的注意事项　治疗时需掌握适当的刺激量,注意防止晕针;中风患者急性期,如脑血栓形成引起偏瘫,宜及早采用头针及体针治疗;头皮血管丰富,容易出血,起针时要认真检查每一个针孔,有无出血和血肿。如有出血,则应用消毒干棉球压针孔片刻,直到血止。

2. 艾灸的注意事项 艾灸火力先小后大,灸量先少后多,程度先轻后重;在头面、胸部、四肢末端皮薄而多筋骨处艾灸,灸量宜小;在腰腹部、肩及股等皮厚且肌肉丰满处艾灸,灸量可大一点。体质强壮者,灸量可以大一些;久病、体质虚弱、老人、小儿,灸量宜小;精神紧张、大汗、劳累或饥饿时不宜施灸,妊娠期妇女腰骶部和腹部不宜施灸。

二、推拿疗法

(一)概述

1. 推拿疗法 操作者用手或者身体其他部位,采用各种特定的动作,按照一定的要求作用于患者体表的穴位或部位,使其内部的生理或病理状况得到改善,达到预防、保健、治疗的目的。

2. 推拿作用 推拿疗法具有行气活血、化瘀消肿、舒经通络、解痉止痛、滑利关节、调整脏腑功能等作用。现代医学研究证明,推拿有利于调节神经系统和内脏功能,可改善血液与淋巴循环,修复创伤组织,整体复位,松解粘连与挛缩的组织,改善关节活动度,改善肌肉功能状态,消除肌肉疲劳,防止肌肉萎缩,改善皮肤营养,防止压疮。

(二)推拿手法

推拿手法归纳起来进行分类,常用的有按法、摩法、推法、拿法、揉法、捏法、颤法、叩击法八种手法。

1. 按法 用手指、掌面或肘部在治疗部位上持续用力按压或松紧的间断性用力按压的方法称为按法(图 3-5-9)。此法要求用力稳,轻重适宜。手指、掌面按压适用于头、腹、四肢,肘部按压适用于腰、背、臀及大腿等部位。

2. 摩法 以掌面或手指指腹贴于推拿部位,以前臂带动手掌做环形移动的方法称摩法(图 3-5-10)。此法要求动作快且有节奏,每分钟保持 20～80 次,使肌肤深层有感应,体表无不适感。本法适用于胸腹部。

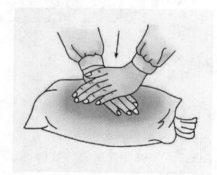

图 3-5-9 按法

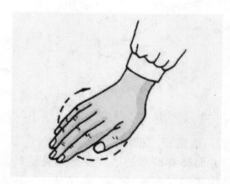

图 3-5-10 摩法

3. 推法 手掌贴于推拿部位上,以掌根、大鱼际、小鱼际为着力点,做直线单向摩擦或回旋动作,亦可双手同时向两边推动。本法适用于身体各部位。

4. 拿法 用拇指指腹及食指、中指指腹或用拇指与其余四指指腹相对,拿捏推拿部位的肌肉、筋膜,做提起、放下的活动。动作要求柔和,用力须由轻到重。本法适用于颈、肩、背、腰部和四肢等处。

5. 揉法 手掌的大鱼际或掌根、拇指指腹着力于推拿部位,以腕关节或拇指掌指关节做回旋动作。要求用力适度,缓急均匀(图 3-5-11)。本法适用于身体各部位。

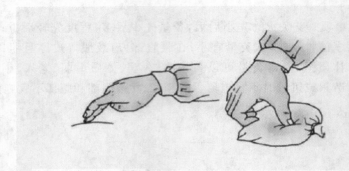

图 3-5-11　揉法

6. 捏法　用手指把皮肤和肌肉从骨面捏起来,称为捏法(图 3-5-12)。它和拿法有某些相似之处。拿法用力要重些,捏法用力要轻些。本法适用于身体各处肌腱和关节。

7. 颤法　将大拇指垂直地点在患者痛点,全腕用力颤动,带动拇指产生震颤性的抖动称为单指颤动法。用拇指与食指或食指与中指,放在患者疼痛处或眉头等处,利用腕力进行颤动,称为双指颤动法。该法要求动作迅速且短促、均匀,以每秒颤动 10 次左右为宜。本法适用于身体各部位。

8. 叩击法　用拳背、掌根、掌心、小鱼际、手指、空拳有节奏地、快速而短暂地拍打患者的治疗部位,使其力到达患者的皮下组织和肌肉(图 3-5-13)。要求用力轻重有度,柔软而灵活。本法适用于头部、四肢、肩背、腰臀部。

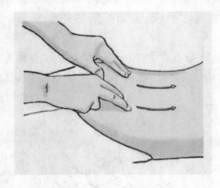

图 3-5-12　捏法

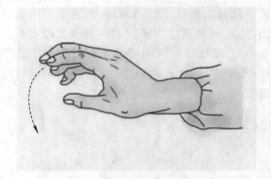

图 3-5-13　叩击法

(三) 适应证与禁忌证

1. 适应证　推拿的适应证比较广泛。在骨科、内科、妇科、儿科、五官科以及保健美容等方面都有按摩的适应证。如外感的发热发冷、头痛、头晕以及昏厥的急救;内伤杂病的慢性泄泻胃脱痛、腰痛、遗尿、痹证;外科软组织损伤、腰椎间盘突出症、颈椎病、脊柱骨关节炎;妇科的痛经等,尤其对慢性病、功能性疾病疗效较好。

2. 禁忌证

(1) 病程已久,患者体弱,不适应轻微的推拿、按压刺激,易出现眩晕、休克的症状。

(2) 诊断尚不明确的急性脊柱损伤伴有脊髓症状的患者或急性软组织损伤且局部肿胀严重的患者(如急性脚扭伤)。

(3) 有严重心、脑、肺疾病的患者,骨关节结核、骨髓炎、有严重骨质疏松症的老年人等。

（4）局部皮肤有破损或皮肤病患者,烫火伤患部不宜推拿。

（5）传染性或溃疡性的皮肤病如疥疮、无脓性疮疡和开放性创伤,不宜推拿,但轻症或局限性的皮肤病,可不受这种限制。

（6）怀孕5个月以内或有怀孕征兆者;经期、产后恶露未净时（子宫尚未复原）,小腹部不可推拿,以免发生流产或大出血。

（7）急性传染病（如伤寒、白喉等）、各种肿瘤以及其他病情严重的患者,都不宜推拿。

（8）极度疲劳和酒醉的患者,不宜推拿。

（四）注意事项

（1）开始治疗前应全面、认真、仔细了解与观察病情,做好记录,确定治疗方案并将治疗方案以及可能出现的情况告知患者,以取得良好的配合。

（2）操作者的手、指甲要保持清洁,双手要保持温暖,不留长指甲,手上不戴装饰品,以免损伤患者皮肤。

（3）操作室内应避风、避免声音刺激。室内保持整洁卫生,空气流通。冬季注意保暖,夏季注意防暑。

（4）施术时,必须聚精会神,注意观察患者的面部表情,特别是5 min 内要观察与询问患者的感受,以随时调整力度。

（5）治疗时间和频度应根据治疗部位而定,急性期治疗时间短,慢性期治疗时间稍长。单部位治疗,每次10~15 min;大面积多部位治疗,一般每次20~40 min,住院患者每日治疗1~2次;门诊患者每日1次或每周2~3次。

三、传统运动疗法

（一）概述

传统运动疗法称"导引",以活动筋骨、疏通气血、调节气息,来畅通经络、调和脏腑、增强体质,达到治病强身的方法。我国传统运动疗法源远流长,从春秋战国时代《庄子》中记述的吹呴呼吸、吐故纳新、熊经鸟申,到长沙马王堆汉墓出土的帛书《导引图》,东汉华佗的五禽戏,宋代的八段锦,明末清初的太极拳以及现代的祛病延年二十势、练功十八法等,一脉相承,逐步完善,在康复医学中的应用日益广泛。

（二）对人体的作用

传统运动疗法能活动躯体四肢以练形,锻炼呼吸以练气,从而使周身气血恢复正常运行,还有助于保持旺盛的精力和稳定的情绪,使病体得以康复。根据不同的疾病,可选用不同的方法。

1. 用于一般慢性病康复　尤其是高血压、胃与十二指肠溃疡、神经官能症等,可选择太极拳及散步疗法等。

2. 用于肌肉骨骼残疾或功能障碍　旨在增强肌力,活络关节,培养良好姿势,防治颈、肩、腰、腿痛,可用"八段锦"和"练功十八法"。

（三）常用传统运动疗法

1. 五禽戏　五禽戏是东汉名医华佗在前人的基础上,创制了虎、熊、鹿、猿、鸟五种禽兽的动作,故又名华佗五禽戏。实践证明,虎形能益肺气,熊形能舒肝气,鹿形能健脾气,猿形能固肾气,鸟形能调心气,即对人体五脏均有作用。常用于肺气肿、高血压、冠心病、脑血管意外后遗症、类风湿性关节炎、风湿性关节炎等,也可促进健康。

2. 八段锦　八段锦是由八节动作编成的一套医疗保健作用的锻炼方法。八段锦功效是调三焦、和脾胃、理肺气、宁精神、消食去积、固肾养精，对四肢、头颈、躯干等均有良好作用，可预防疾病、延年益寿。实践证明，它对脊柱后凸、慢性腰背疼痛等均有良好的康复效果。

3. 太极拳　太极拳是我国传统康复医疗的重要手段之一，太极拳是一种意识、呼吸、动作密切结合的运动，用意念指挥身体的活动，用呼吸协调动作，融武术、气功、导引于一体。练习太极拳可使人体气血周而复始流注，身心轻松自如，经络疏通、脏腑协调、阴阳相济，从而达到保健、治病的目的。实验研究证明，它可调整中枢神经系统的兴奋和抑制过程，改善呼吸、循环和消化等系统的功能。因而太极拳对各种慢性病，如高血压、胃与十二指肠溃疡、神经衰弱、肺心病等，均具有良好的康复作用。

4. 易筋经　易筋经是我国古代流传下来一种动功。易筋经是指通过有关锻炼，有改变筋骨，达强健效果之意。由于筋附着于骨，所以人们常常筋骨并称，因此，易筋经的主要作用即在于强筋壮骨，强健肌肉，可促进食欲，使精神饱满，性功能旺盛，易筋经的功夫特点是刚劲有力，刚中有柔。易筋经适用于急慢性胃溃疡、神经衰弱及体弱病后的慢性病等。

知识链接

太极拳与慢性病康复

　　太极拳是一种非常柔和的运动，对于慢性病的康复有着很好的辅助作用。慢性病患者练习前根据疾病的不同、身体的具体状况来选择适当的太极拳。一般的慢性病患者应选择较舒缓、起伏小的拳种，如24式简化太极拳。下肢关节炎患者在练习太极拳时注意屈蹲、蹬腿的动作要减少一些，防止关节负荷过重。循环系统疾病、呼吸系统疾病及神经系统疾病患者在练习太极拳的过程中要求意念和动作一致，上下相随，手足呼应，达到内外上下完整一体。

(四) 注意事项

(1) 调身、调息、调心，三者结合才是传统运动疗法的特色。

(2) 练功场地应该洁净，室温适宜，空气新鲜，并且练功时间要定时有规律。

(3) 不宜过饥或过饱练功，练功时不宜强忍溲便，避免练功出汗后当风受凉。

(4) 五禽戏、易筋经的运动量较大，练习者应量力而行，循序渐进，先进行人体功能状态的评估，再有针对性地制订较为系统的锻炼计划，不可盲目勉强，应劳逸适度。

(5) 对于个别难度较大的动作或是年老体弱及患有心脑血管疾病的患者，应在医务人员监护和指导下进行，以免出现意外。

（戴　波）

直通护考

A1 型题

1. 下列哪项不属于言语功能训练？（　　　）

A. 词汇理解、表达训练　　　　　　B. 句法能力练习　　　　　　C. 失用训练

参考答案

D. 读字训练 　　　　　　　　　　E. 自助具操作训练

2. 用冷刺激强化吞咽反射时,刺激部位一般不包括(　　　)。

A. 软腭 　　　　B. 腭弓 　　　　C. 舌根 　　　　D. 咽后壁 　　　　E. 舌尖

3. 言语康复治疗原则错误的是(　　　)。

A. 早期开始,只要患者神志转清,即应开始集中进行言语矫治

B. 定期评估,调整治疗方案 　　　　　　　　C. 循序渐进

D. 及时反馈 　　　　　　　　　　　　　　E. 激发患者主动参与

4. 下列不属于矫形器的是(　　　)。

A. 机械假手 　　　　　　　　B. 固定性矫形器 　　　　　　　C. 活动性矫形器

D. 免负荷式矫形器 　　　　　　E. 下肢矫形器

5. 下列哪种情况不易进针?(　　　)

A. 精神放松 　　　　　　　　B. 不疲劳 　　　　　　　　　C. 患者过度紧张

D. 情绪平稳 　　　　　　　　E. 无饮酒

6. 推拿时应注意(　　　)。

A. 逆着血液回流方向 　　　　　　　　　　B. 患者操作部位适当紧张

C. 逆着淋巴液回流方向 　　　　　　　　　D. 由轻到重

E. 操作者手部影响进行冰敷

7. 针灸治疗疾病的作用正确的选项是(　　　)。

A. 无双向调节作用 　　　　　　　　　　　B. 只抑制不兴奋

C. 减低人体免疫功能 　　　　　　　　　　D. 只兴奋不抑制

E. 镇痛

8. 对于得气不正确的描述为(　　　)。

A. 痛 　　　　B. 酸 　　　　C. 麻 　　　　D. 胀 　　　　E. 重

9. 针刺禁忌证包括(　　　)。

A. 皮肤有感染 　　B. 溃疡 　　　　C. 瘢痕 　　　　D. 皮疹 　　　　E. 肿瘤部位

10. 针刺不宜过深的部位包括(　　　)。

A. 胸 　　　　B. 背 　　　　C. 腰部 　　　　D. 上肢 　　　　E. 下肢

11. 不适合推拿治疗的临床病症为(　　　)。

A. 落枕 　　　　　　　　B. 类风湿性关节炎 　　　　　　　C. 头痛

D. 骨结核 　　　　　　　E. 肩周炎

12. 用双手掌面或小鱼际夹住患者肢体的一定部位,相对用力做快速搓揉并做上下往返运动。这是下列哪种推拿手法的操作要点?(　　　)

A. 捏法 　　　　B. 推法 　　　　C. 拿法 　　　　D. 搓法 　　　　E. 摩法

13. 以掌面着力吸定于推拿部位,以前臂带动手掌做环形移动,为掌摩法,其操作时是以(　　　)。

A. 肘关节为支点 　　　　　　B. 肩关节为支点 　　　　　　　C. 腕关节为支点

D. 手指为支点 　　　　　　　E. 掌根为支点

14. 太极拳是我国传统康复医疗的重要手段之一,太极拳依据太极阴阳之理,结合中医经络学说和道家导引吐纳之术创造的套拳术。它的"三练"是指(　　　)。

A. 练身、练意、练气 　　　　　　B. 练体、练神、练气 　　　　　　C. 练气、练拳、练功

D. 练筋、练神、练气 　　　　　　E. 练身、练筋、练气

15. 五禽戏是模仿五种动物的动作及神态的一套仿生功法,它的创始人是(　　　)。

A. 张仲景　　　　B. 华佗　　　　C. 扁鹊　　　　D. 李时珍　　　　E. 钱乙

A2 型题

1. 患者,女,50 岁,右肩部疼痛 2 个月,肩关节前屈后伸受限,旋前旋后不能,洗脸梳头受限,为了改善关节活动度,最合适的治疗应是(　　)。

A. 肩部推拿按摩　　　　　　B. 中药局部外敷　　　　　　C. 中药全身调理

D. 中药熏蒸　　　　　　　　E. 针灸疗法

2. 陈某,女,28 岁。妊娠 24 周,突发左侧面神经炎 5 天,医生建议进行针灸治疗,下列哪个穴位不适合?(　　)

A. 颊车　　　　B. 地仓　　　　C. 迎香　　　　D. 合谷　　　　E. 风池

3. 八段锦是我国古代的一种传统保健操,深受群众的喜爱。患者尚某,女,46 岁,近日出现腰背酸痛头晕目眩,八段锦的(　　)可解除其不适。

A.1、2 段　　　　B.3 段　　　　C.4、7 段　　　　D.5～7 段　　　　E. 全段

第四章　康复护理基本技术

　　康复护理基本技术包括基础护理技术和专科护理技术。基础护理技术包括生活照料、心理护理、皮肤护理、口腔护理、饮食护理等。专科护理技术是指应用于患者的康复护理中的操作技术,包括体位与体位转移、日常生活活动能力训练、心理康复护理、吞咽功能障碍的康复护理、神经源性肠道护理、神经源性膀胱护理等。随着康复护理学的发展,康复护理技术的内涵也在不断扩大。本章主要介绍临床上常用的康复护理专科技术。

学习目标

　　1. 掌握:体位、良肢位、功能位、体位转换和转移的概念;常用康复护理技术训练的注意事项;神经源性膀胱康复护理技术、神经源性肠道康复护理技术的操作方法及注意事项;康复患者常见疾病的心理特征和康复方法。

　　2. 熟悉:体位摆放和体位转换的目的;常用康复护理技术的概念、内容和治疗原则;残疾后患者的心理过程及应对方式;神经源性膀胱护理技术及神经源性肠道护理技术的目的,适应证及禁忌证。

　　3. 了解:体位转换的方式和要求;吞咽功能的生理及临床诊断。

　　4. 能正确运用体位摆放、体位转换和转移技术开展康复护理;运用系统的方法对患者的损伤、残疾和残障问题进行心理干预。

　　5. 具有尊重患者权利、保护患者隐私、为患者服务的意识。

第一节　体位与体位转换

情境导入

　　患者刘某,女,50 岁,以胸髓损伤住院治疗,3 个月后患者被动卧位,双上肢肌力为 2 级,躯干及双下肢肌力瘫痪,大小便不能自理。
　　请思考:
　　1. 患者肢体该如何摆放?
　　2. 患者间隔多长时间需要变换体位?
　　3. 怎样正确对患者进行体位转换?

Note

根据临床康复治疗的需求，护士通常会指导、帮助患者采取一定的身体姿势和位置，并定期转换体位。定期的体位转换，可促进血液循环，预防因静止卧床而引起的坠积性肺炎、压疮、肌肉萎缩、关节挛缩和深静脉血栓等并发症，最大限度地保持各关节活动度及神经功能重塑。体位转换对于促进康复效果具有极其重要的意义。

一、常用体位

体位是指人的身体位置。在临床上通常是指根据治疗、护理以及康复的需要所采取并能保持的身体姿势和位置。常用的体位种类：仰卧位、侧卧位、俯卧位、半卧位、坐位、膝胸卧位、截石位、头低足高位、头高足低位以及特殊体位。在康复护理中，护士根据疾病的特点摆放正确的体位，可以预防和减轻肌肉痉挛、关节变形、软组织挛缩等，有助于肢体功能的康复。

二、体位摆放的方法

（一）脑损伤患者良肢位摆放

良肢位是为防止患者早期肢体痉挛、肌肉萎缩畸形而采取的功能体位，其贯穿于瘫痪患者治疗的全过程，在发病初期尤为重要，是康复护理中不可缺少的重要技术。通过良肢位的摆放还有助于保护关节，防止足下垂、压疮、肺部感染、尿路感染、静脉血栓等并发症的出现。

1. 仰卧位　床铺保持平整；头固定于枕头上，避免过伸、过屈和侧屈，面部朝向患侧；患侧上肢：患侧肩下垫一小枕，使其与健侧肩同高；患侧上肢向外固定在枕头上，和躯干成 90°角或大于 90°角；肘、腕尽量伸直；手心向上，手指伸展、分开；患侧下肢：患侧臀至大腿外下侧放置楔形枕头，防止髋关节外展、外旋；膝关节垫起微屈并向内，防止膝关节过伸展。踝关节屈曲 90°。

2. 患侧卧位（患侧在下）　床铺保持平整；头固定于枕头上，避免向后扭转；将躯干稍向后旋转，背后放一枕头，使身体放松；躯干略向前倾；将患侧肩拉出以避免受压和后缩；患侧上肢：向前平伸，放在胸前的枕头上，和躯干成 90°～130°角，掌心向上放枕头上悬空，手中不要放置任何东西；患侧下肢：髋、膝关节自然弯曲，踝关节应置于屈曲 90°，防止足下垂；健侧上肢：自然放置；健侧下肢：髋关节伸直，膝关节自然微屈。

3. 健侧卧位（患侧在上）　床铺保持平整；头位要固定，和躯干成一直线；躯干略前倾；患侧肩关节：向前平伸；患侧上肢：放枕头上，和躯干成 90°～100°角；患侧下肢：膝关节、臀部略弯曲；腿和足放枕头上；健侧上肢：根据患者舒适度摆放；健侧下肢：膝关节、臀部伸直。

4. 床上坐位　床铺保持平整，患者下背部放枕头；头部：不要固定，能自由活动；躯干：保持伸直状态；臀部：90°屈曲，重量均匀分布于臀部两侧；上肢：放在一张可调节桌上，上置一枕头；坐在椅子或轮椅上：下背部放置一个枕头；患者双手前伸，肘放在桌上，转移双手；双足平放地上或平凳上。

（二）肢体摆放护理要点

（1）良肢位是从治疗的角度出发而设计的一种临时性体位，为了防止关节挛缩影响功能，必须定时变换体位。

（2）仰卧位会因受到紧张性颈反射和紧张性迷路反射的影响而出现姿势异常。另外骶部、足跟外侧、外踝等处容易出现压疮，因此要尽量减少仰卧的时间。

（3）患侧在下方的侧卧位时，头及颈椎上部屈曲，下颚内收。患侧上肢向前方伸出，肩关节屈曲要小于90°。肩胛骨内侧缘和胸廓的平面与床接触，防止肩关节因受压而产生疼痛。

（4）患侧在上方的侧卧位时，患侧上肢尽量前伸。踝关节处于中立位，防止跖屈、内翻。手放在枕头垫上，维持拇指外展、四指伸展位。

三、体位转移

体位转移是指人体从一种姿势转移到另一种姿势的过程，包括翻身法、起床法、移向床头法、从卧位到坐位的转移、从坐位到站立位的转移、从轮椅到床的转移、从轮椅到坐便器的转移等。

（一）体位转移的方式

根据体位转移完成过程中主动用力程度，可将体位转移分为主动体位转移、助动体位转移和被动体位转移三种。

1. 主动体位转移　主动体位转移是指患者不需要任何外力帮助，能够按照自己的意志和生活活动的需要，或者根据治疗、护理以及康复的要求，通过自己的能力转换移动，使身体达到并保持一定的姿势和位置。

2. 助动体位转移　助动体位转移是指患者在外力协助下，通过患者主动努力而完成体位转变的动作，并保持身体的姿势和位置。

3. 被动体位转移　被动体位转移是指患者依赖外力搬运变换体位，并利用支撑物保持身体的姿势和位置。外力通常由康复人员施行，也可由患者家属施行。支撑物可使用软枕、小棉被、海绵垫等。

（二）体位转移的要求

（1）任何体位及体位转移都要以不影响临床救治为前提，同时防止病情的进一步发展及恶化。

（2）在体位转移前，应向患者及其家属说明体位转移的原因及意义，以取得积极配合。

（3）在体位转移过程中，注意动作协调轻稳，不可强力拖拉，并尽可能鼓励患者发挥自身残存能力，同时给予必要的协助和指导。对插导尿管和使用各种引流管的患者，在体位转移时，应先固定好各种导管，以防脱落。

（4）根据病情、康复治疗和护理的需要，选择应采取的体位及其转移的方式、方法和间隔时间，一般2 h转移一次。转移时应注意观察全身皮肤有无出血点，局部皮肤有无红斑、破溃及肢体血液循环是否良好等情况，发现异常要及时处理，并缩短间隔时间。

（5）体位转移后，要确保患者舒适、安全和保持功能位。

（三）护理要点

（1）根据需要，选择适当体位及转移的方式、方法、范围等。

（2）转移前，向患者家属说明转移的要求和目的，取得家属的理解和配合。

（3）转移中，应做到动作协调轻稳，不可拖拉，并鼓励患者尽可能发挥自己的残存能力，同时给予必要的指导和协助。

（4）转移后，确保患者舒适、稳定和安全，并保持肢体的功能位。

（5）尽量让患者独立完成体位转移，被动体位转移应作为最后选择的转移方法。

（6）残疾较重和认知障碍患者，不要勉强进行独立转移活动。

(7) 转移距离过远,难以依靠一个人的帮助完成,转移频繁时,不便使用升降机。

(四) 适应证与禁忌证

1. 适应证

(1) 辅助的体位转移适应证:脊髓损伤、脑血管意外、脑外伤等上运动神经元损伤后,肢体部分或完全瘫痪,完成转移动作相关的主要关键肌肉的肌力低于2级,无法完成独立转移和生活自理的患者。

(2) 独立的体位转移适应证:脊髓损伤、脑血管意外、脑外伤、脊髓灰质炎等上运动神经元损伤后,肢体部分或完全瘫痪,完成转移动作相关的主要关键肌肉的肌力达到2~3级,要求恢复独立转移能力和提高生活自理能力的患者。

2. 禁忌证

(1) 辅助的体位转移禁忌证:合并其他情况,如骨折未愈合、关节不稳或拖尾、骨关节肿瘤、重要脏器衰竭、严重感染和其他危重情况等。

(2) 独立的体位转移禁忌证:合并较为严重的认知功能障碍不能配合训练者,其余同辅助的体位转移的禁忌证。

(五) 体位转移的护理方法

翻身及变换体位看起来是简单动作,但却是非常有预防和治疗意义的活动。体位转移的方法很多,包括翻身法、移向床头法、从卧位到坐位、从坐位到站立位以及从轮椅到床等转移方法。由于患者体重及病情不同,操作者可以采取一人协助转移法(适用于体重较轻、有一定移动能力的患者)或二人协助转移法(适用于体力极弱或肥胖的患者)。

1. 翻身法

1) 一人协助翻身法 ①患者仰卧,双手交叉握于胸前上举或放于腹部,双膝屈曲,双足支撑于床面上。②操作者站在病床一侧,先将患者两下肢移向近侧床沿,再移患者肩部,然后一手扶托肩部,一手扶托髋部,轻推患者向对侧呈侧卧位,使患者背向操作者。如果在此卧位下进一步翻转,则可成为俯卧位。③整理床铺,使患者舒适并维持功能位(图4-1-1)。

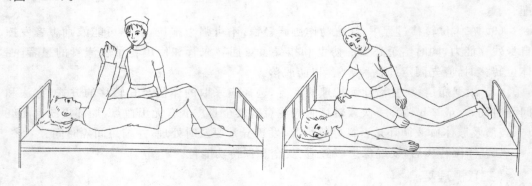

图 4-1-1 一人协助翻身法

2) 两人协助翻身法 ①患者仰卧,双手放于腹部或置于身体两侧。②操作者两人站在患者将翻向的床边对侧,其中一名操作者双手分别扶托患者的颈肩部和腰部,另一名操作者双手分别扶托患者的臀部和腘窝部,两人动作一致,同时抬起患者使其转向对侧呈侧卧位。③整理床铺,使患者舒适并维持功能位(图4-1-2)。

3) 独立翻身

(1) 脊髓损伤患者的翻身训练:①患者仰卧,头、肩屈曲,双上肢伸展上举、对称性摆

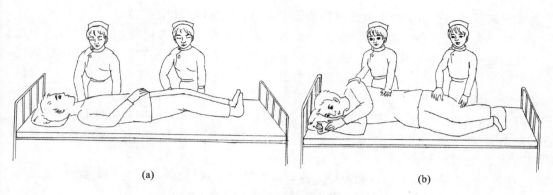

(a)   (b)

图 4-1-2　两人协助翻身法

动,呈钟摆样运动。向左侧甩动,使右上肢越过身体左侧,以获得下一步向右翻转所需的动力。②再屈曲头、肩,双上肢迅速从左侧甩向右侧。③借助上肢甩动的惯性使躯干和下肢翻成俯卧位。④将左前臂支撑于床面并承重,右肩进一步后拉,使两侧前臂同等负重。⑤将双上肢置于身体两侧。

（2）偏瘫患者的翻身训练:①偏瘫患者从仰卧位到患侧卧位:患者仰卧,双侧髋、膝屈曲,双上肢 Bobath 握手伸肘,肩上举约 90°,健侧上肢带动患侧上肢先摆向健侧,再反方向摆向患侧,以借摆动的惯性翻向患侧。②偏瘫患者从仰卧位到健侧卧位:患者仰卧,健足置于患足下方。双手 Bobath 握手上举后向左、右两侧摆动,利用躯干的旋转和上肢摆动的惯性向健侧翻身。

2.移向床头法

（1）一人协助患者移向床头法:①视病情将床头摇平,或放平床头支架,将枕头横立于床头,以保护患者避免碰伤。②患者仰卧屈膝,双足支撑于床面上,一手或双手拉住床头栏杆。③操作者一手稳住患者双足,一手在患者臀部提供上移的助力,协助患者移向床头。④放回枕头,将床头恢复至原位或按需要抬高床头,整理床铺,使者舒适并维持功能位。

（2）两人协助患者移向床头法:①视病情将床头摇平,或放平床头支架,将枕头横立于床头,以保护患者避免碰伤。②患者仰卧屈膝,双足支撑于床面上,一手或双手拉住床头栏杆。③操作者两人分别站在床的两侧,面向床头,两人同时一手扶托患者颈肩部,一手扶托患者臀部,动作一致地抬起患者将其移向床头。④放回枕头,将床头恢复至原位或按需要抬高床头,整理床铺,使者舒适,并维持功能位。

3.仰卧位与坐位转换法

1）协助从仰卧位到平坐位　①患者仰卧位,双上肢置于身体两侧,肘关节屈曲支撑于床面上。②操作者站于患者侧前方,以双手扶托患者双肩并向上牵拉。③指导患者利用双肘支撑抬起上部躯干后,逐渐改用双手掌支撑身体而坐起。④使患者保持舒适坐位。

2）独立卧位与坐位转移

（1）偏瘫患者独立从健侧坐起:①患者健侧卧位,患侧腿跨过健侧腿。②用健侧前臂支撑自己的体重,头、颈和躯干向上方侧屈。③用健侧腿将患侧腿移到床沿下。④改用健侧手掌支撑,使躯干直立。

（2）偏瘫患者独立从患侧坐起:①患者患侧卧位,用健侧手掌将患侧臂置于胸前,提供支撑点。②头、颈和躯干向上方侧屈。③健侧腿跨过患侧腿,在健侧腿的帮助下将双腿置于床沿下。④用健侧上肢横过胸前置于床面上支撑，侧屈起身、坐直。

（3）C_6完全性脊髓损伤患者独立由仰卧位到平坐位：①患者仰卧，上举双臂，用力左右摆动躯干，利用惯性将右上肢甩过身体左侧，翻向左侧。②先用左肘支撑床面，然后变成双肘支撑，抬起上身。③将重心移到右肘上，然后将左肘移近躯干。④保持头、肩前屈，将右上肢撤回身体右侧，并用双肘支撑保持平衡。⑤再将身体转向左肘支撑，同时外旋右上肢，在身体后伸展，右手支撑床面。⑥调整身体位置使重心向右上肢转移，同样外旋左上肢，在身体后伸展，用左手支撑床面。⑦慢慢交替将双手向前移动，直至重心移到双下肢上，完成坐起动作。

（4）胸、腰段脊髓损伤的截瘫患者独立由仰卧位坐起：患者利用向两侧翻身，完成双肘支撑，再将身体重心左右交替变换，同时变成手掌支撑，完成坐起动作。

3）协助从平坐位到仰卧位　①患者平坐位，从双手掌支撑于床面开始，逐渐改用双侧肘关节支撑身体，使身体缓慢向后倾倒。②操作者用双手扶持患者双肩以保持倾倒速度，使患者缓慢完成从平坐位到仰卧位的转换。③患者舒适，并维持功能位。

4）独立从坐位到卧位

（1）偏瘫患者独立从患侧躺下：①患者坐于床边，患手放在大腿上。健手从前方横过身体，置于患侧髋部旁边的床面上。②患者将健腿置于患腿下方，并将其上抬到床上。③当双腿放在床上后，患者逐渐将患侧身体放低，最后躺在床上。

（2）偏瘫患者独立从健侧躺下：①患者坐于床边，患手放在大腿上，健腿置于患腿后方。②躯干向健侧倾斜，健侧肘部支撑于床上，用健腿帮助患腿上抬到床上。③当双腿放在床上后，患者逐渐将身体放低，最后躺在床上，并依靠健足和健肘的支撑使臀部向后移动到床的中央。

（3）C_6完全性损伤患者独立从坐位到卧位：①患者在床上取长坐位，双手在髋后支撑，保持头、肩向前屈曲。②身体向右后侧倾倒，用右肘承重。③屈曲左上肢，将重心转移至左肘。④仍然保持头、肩屈曲，交替伸直上肢直到躺平。

（4）胸、腰段脊髓损伤的截瘫患者从坐位到卧位：患者独立由坐位躺下，与仰卧位与坐位转换法的操作顺序相反。

4. 从椅坐位到站立位

（1）独立从椅坐位到站立位：①患者坐于床边，双足分开与肩同宽，两足跟落后于两膝，患足稍后，以利负重及防止健侧代偿。②双手Bobath握手，双臂前伸。③躯干前倾，使重心前移，患侧下肢充分负重。④臀部离开床面，双膝前移，双腿同时用力慢慢站起，站立位时双腿同等负重。

（2）一人协助偏瘫患者从椅坐位到站立位：①患者坐于床边，双足分开与肩同宽，两足跟落后于两膝，患足稍后，以利负重及防止健侧代偿。②双手Bobath握手，双臂前伸。③躯干前倾，使重心前移，患侧下肢充分负重。④臀部离开床面，双膝前移，双腿同时用力慢慢站起，站立位时双腿同等负重。

（3）一人协助脑瘫患儿从坐位到站立位：①患儿坐在椅子上，操作者面向患儿，将其双足平放于地面上。②操作者一手按住患儿膝部，使其身体向前倾，另一手放在患儿臀部稍稍向上托起。③当患儿臀部抬离椅面时，操作者扶住患儿肘部，保持其身体向前倾，并帮助患儿伸直髋部站立。④患儿站起后，操作者扶着患儿胸部和膝部，避免其向后倾倒。

5. 床-轮椅间转移法

（1）从床到轮椅的转移：①检查轮椅装置是否完好。②推轮椅到床旁与床成45°角，刹住车闸,竖起脚踏板。③协助患者坐于床边,双足着地,躯干前倾。④操作者面向患者站立,用双膝夹紧患者双膝外侧以固定,双手拉住患者腰部皮带或扶托其双髋。让患者双手搂抱操作者的颈部,并将头放在操作者靠近轮椅侧的肩上。操作者微向后蹲,同时向前、向上拉患者,使患者完全离开床并站住。⑤待患者站稳后,操作者以足为轴旋转躯干,使患者臀部正对轮椅,然后使患者慢慢弯腰,平稳坐至轮椅上。⑥帮助患者调整位置,尽量向后坐,翻下脚踏板,将患者双足放于脚踏板上(图4-1-3)。

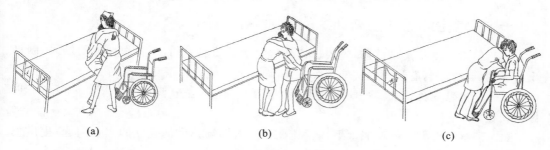

(a)　　　　　　　　(b)　　　　　　　　(c)

图 4-1-3　从床到轮椅的转移

(2) 从轮椅到床的转移:与从床到轮椅的转移步骤相反。①当患者下轮椅返回病床时,将轮椅推至床旁与床成 45°角,刹住车闸,竖起脚踏板。②协助患者坐于轮椅边,双足着地,躯干前倾。③操作者面向患者站立,用双膝夹紧患者双膝外侧以固定,双手拉住患者腰部皮带或扶托其双髋。让患者双手搂抱操作者的颈部,并将头放在操作者靠近床侧的肩上。操作者微向后蹲,同时向前、向上拉患者,使患者完全离开轮椅并站住。④待患者站稳后,操作者以足为轴旋转躯干,使患者臀部正对床沿,然后使患者平稳坐在床上。

(明虎斌)

第二节　日常生活活动能力训练

情 境 导 入

　　患者,李某,男,67 岁,因左侧脑基底节出血导致右侧瘫痪 1 个月入院,二便可控制,但穿衣裤和便后处理依赖家人,两人扶持下可以坐起,可用左手抓匙吃饭,但不能自己盛饭。可用家人递上的毛巾擦脸,自己不会拧干。不能步行,情绪低落。

　　请思考:

　　1. 患者目前主要的护理问题是哪些?

　　2. 如何应用 Barthel 指数记分法对患者的生活自理能力及其严重程度进行评定?

　　3. 针对患者的日常生活活动能力功能障碍,应采取哪些康复治疗及护理措施?

日常生活活动是人在独立生活中反复进行的根本的活动，如进食、更衣、洗漱、修饰、如厕、家务劳动和利用交通工具等。瘫痪可导致患者日常生活活动能力下降，影响生活自理，因此需要对其进行康复训练。

以改善或恢复患者日常生活活动能力为目的而进行的一系列针对性的训练，称为日常生活活动能力训练（ADL 能力训练）。日常生活活动能力训练是康复治疗中非常重要的内容之一，功能障碍的患者要重新生活就必须从最简单的、基本的日常生活活动开始。

一、日常生活活动能力训练的原则

进行日常生活活动训练前，先要进行日常生活活动能力的评估，根据评估结果，制订出科学的训练计划，有步骤地实施训练方案，训练时要注意以下几个原则。

（1）了解患者及其家属对日常生活活动训练的要求，充分调动患者及其家属参与训练的积极性。

（2）了解患者目前的功能水平、病程阶段，找出影响其生活独立的主要问题，提出相应的训练目标。

（3）ADL 能力训练应以目标为中心，满足患者的社会角色与个人需求。例如，对于年轻人需要回到单位上班者，训练的重点是放在患手而不是健手上，并尽快接受训练。

（4）ADL 能力训练应由易到难，从简单到复杂，突出重点。训练中，可将每一个动作分解成若干个部分进行练习，熟练后再结合起来整体练习。

（5）ADL 能力训练最好让患者能在真实的，有居室、卫生间、厨房等家居设备的环境中进行，如家庭就是最好的 ADL 能力训练场所。

（6）ADL 能力训练时间最好与患者作息时间相吻合，如进食训练在中、晚餐进行，更衣训练应在早晨或晚间进行。

（7）患者在进行 ADL 能力训练时，可适时充分地配合其他治疗性活动和功能锻炼，以促进患者机体体能的恢复、增加关节活动度、增强肌力和提高动作的协调性等。

二、日常生活活动能力训练的方法

（一）进食训练

进食训练要根据患者进食困难的原因开展，主要包括以下几个方面。

1. 保持正确的进食姿势　患者身体应尽量接近餐桌，腰直立、双足着地，髋、膝、踝关节小于或等于 90°，双上肢置于桌上。

2. 吞咽训练　见本章相关内容。

3. 摄食动作训练　对因上肢关节活动受限、肌力低下、手眼协调性降低等原因造成的患者不能使用筷子、不能将食物送到口中、不能握持饮料杯、罐者，应进行下列训练。

（1）患侧上肢关节活动度、肌力及手眼协调性训练，并鼓励患者使用患手进食。

（2）用健侧上肢辅助患侧上肢完成进食动作，或使用支持设备协助（如悬吊滑轮辅助患者移动上肢将食物送入口中）。

（3）使用改造的餐具协助进食，见本章相关内容。

（二）更衣训练

1. 穿前开襟上衣（图 4-2-1）

（1）取坐位，将上衣内面朝上、衣领朝前、衣袖垂于两腿之间平铺于双膝上。

（2）健手抓住衣领及对侧肩部将衣袖套进患手并拉至肩部。

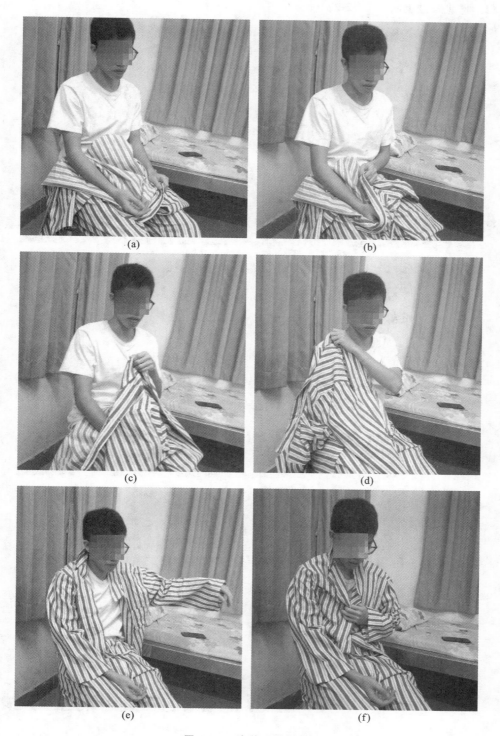

图 4-2-1 穿前开襟上衣

（3）健手拉衣领沿颈后将上衣拉至健侧。

（4）健手穿入另一衣袖。

（5）健手整理衣服，系扣或拉拉链。

2. 脱前开襟上衣（图 4-2-2）

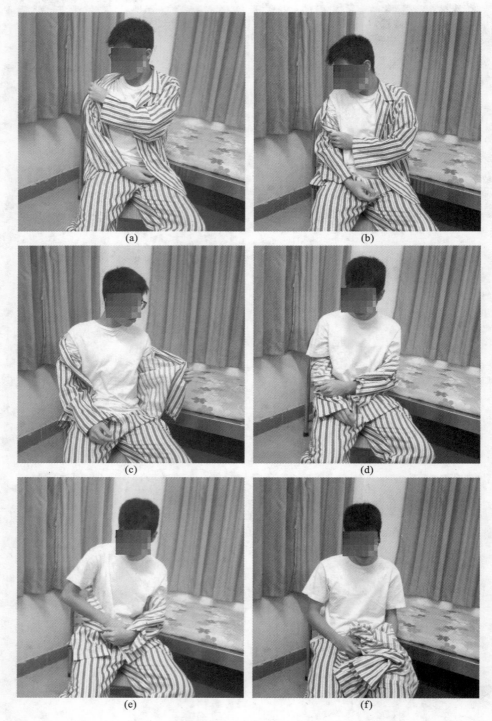

图 4-2-2　脱前开襟上衣

（1）健手将患侧衣袖自肩部脱至肘部以下。

（2）健侧衣袖自肩部脱下。

（3）健手脱下患侧衣袖。

3. 穿套头衫（图 4-2-3）

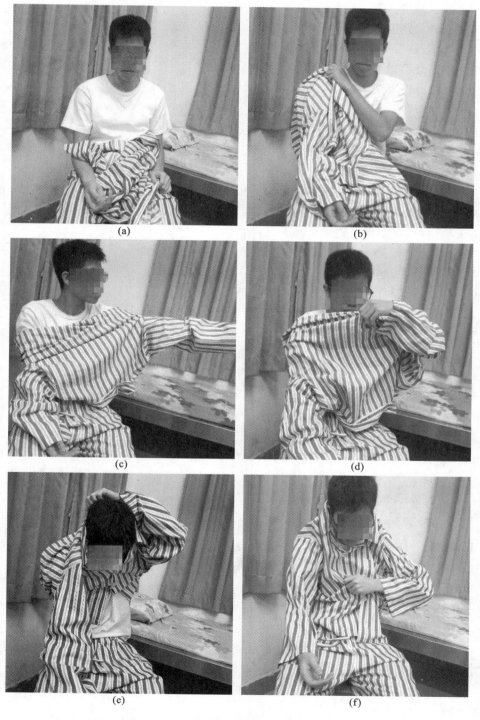

(a)　(b)

(c)　(d)

(e)　(f)

图 4-2-3　穿套头衫

（1）取坐位，将衣服背面朝上、衣领朝前平铺于双膝上。

（2）健手将患手套入同侧衣袖内，并拉至肘关节以上。

（3）健手套入健侧衣袖，手指伸出袖口，尽量将患侧衣袖拉至肩部。

（4）健手抓住套头衫背面将领口套过头部。

（5）健手整理衣服。

4. 脱套头衫(图 4-2-4)

（1）弯腰，健手从背后将衣服拉过头部。

（2）脱出健手，然后再脱患手。

5. 卧位穿裤子(图 4-2-5)

（1）长腿坐位，健手将患腿放于健腿上。

（2）健手将患侧裤腿套上，并拉至膝部以上，健侧下肢套入健侧裤腿。

（3）患者躺下，抬起臀部上提裤子至腰部。

（4）整理裤子。

注：卧位脱裤子的动作与穿裤子的动作相反。

6. 坐位穿裤子(图 4-2-6)

（1）取坐位，健手将患腿交叉放于健腿上。

（2）健手将患侧裤腿套上，并拉至膝关节以上，脚板露出。

（3）放下患腿，健腿套入健侧裤腿，脚板露出。

（4）站立，健手将裤子提至腰部，整理裤子。

注：坐位脱裤子时健手先解开腰带及拉开拉链，然后站起，裤子自然脱落。

7. 穿袜子(图 4-2-7)

（1）取坐位，健手将患腿交叉放于健腿上。

（2）健手深入袜口并张开，身体前倾，把袜子套在患足上。

（3）放下患腿。

注：脱袜子动作与穿时相反。

8. 穿鞋子

（1）取坐位，健手将患腿交叉放于健腿上。

（2）用健手穿上鞋。

（3）下肢关节活动障碍者可用长柄鞋拔辅助穿脱。

（三）洗漱训练

1. 刷牙

（1）将牙刷柄加长、加粗或在柄上加尼龙搭扣或"C"形圈，使手掌套入，便于握持。

（2）取坐位，将患侧手臂放在洗手池边上。健手握住牙膏，用牙齿配合拧开盖子，借助患手按压牙刷，用健手将牙膏挤在牙刷上，健手握住牙刷尽可能站立刷牙。

2. 洗脸、洗手

（1）患者坐在洗手池边，健手调试水温将池中放满水，并将患手放入池内，用健手清洗脸部及患侧上肢(图 4-2-8)。

（2）洗健侧时，将毛巾铺在洗手池边并抹上肥皂，然后健侧上肢在毛巾上来回擦洗(图 4-2-9)。

（3）擦健侧上臂时，将毛巾放在腿上，手臂在毛巾上擦干。

（4）将湿毛巾套在水龙头上，用健手拧干(图 4-2-10)。

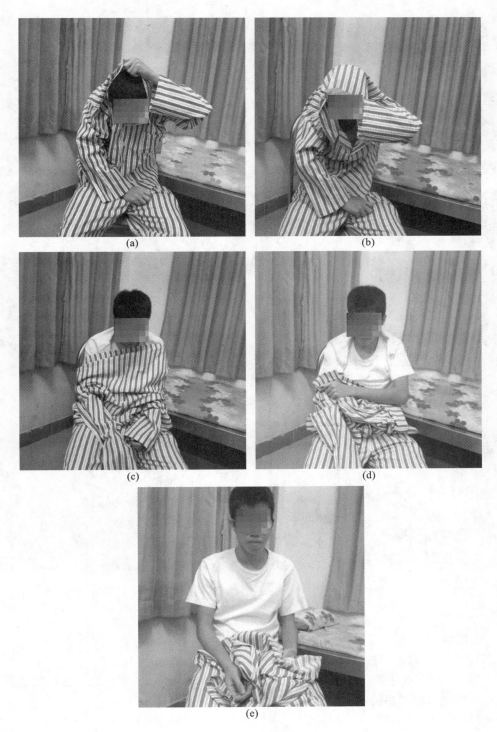

图 4-2-4 脱套头衫

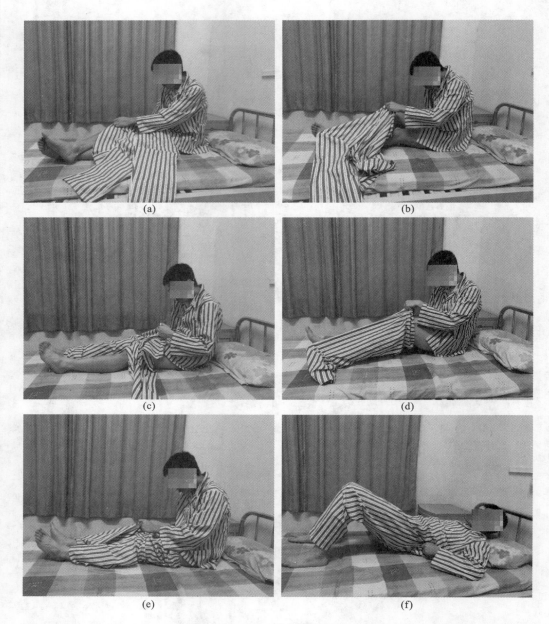

(a)　　　　　　　　　　(b)

(c)　　　　　　　　　　(d)

(e)　　　　　　　　　　(f)

图 4-2-5　卧位穿裤子

3. 洗澡

（1）出入浴盆的方法：具体内容见相关章节。

（2）洗涤时，健手握毛巾进行擦洗，或将毛巾一端套上布套，套于患臂上协助进行擦洗；也可借助长柄海绵浴刷擦洗背部及身体远端（图 4-2-11）。

（3）拧毛巾时，将毛巾压在腿下或夹在患侧腋下，健手用力拧干。

（4）淋浴时，患者可坐在淋浴凳或椅子上。

（5）注意事项：康复护理人员注意保护患者；调至合适水温，以免烫伤；患者出入浴盆

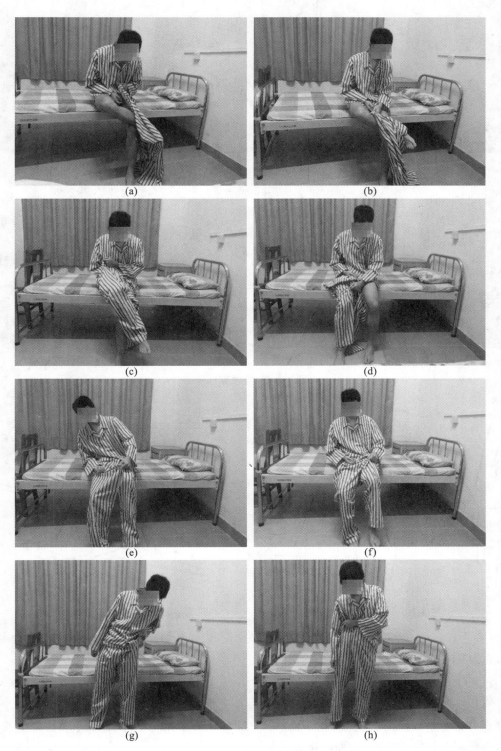

图 4-2-6　坐位穿裤子

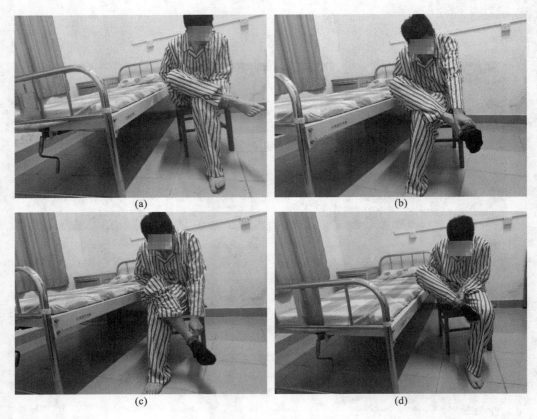

(a)   (b)

(c)   (d)

图 4-2-7　坐位穿袜子

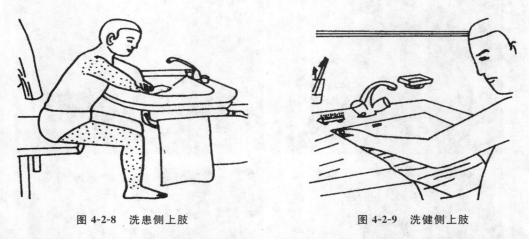

图 4-2-8　洗患侧上肢　　　　　　　　图 4-2-9　洗健侧上肢

和浴室注意防滑，以免摔倒；洗浴的时间不宜过长，以免发生意外；注意观察患者的体温、脉搏、血压等全身情况，如有异常及时处理。

（四）如厕训练

1. 厕所改造　根据患者病情对厕所及坐便器进行改造。如使用轮椅患者，要考虑到厕所空间大小、厕所门的宽度、把手的高度；髋膝关节屈伸功能障碍者使用加高坐便器板；坐便器两侧安装扶手；地面放置防滑垫等。

2. 平衡训练　患者在独立如厕前需进行坐位、站立位平衡功能训练，具体方法参见相关章节。

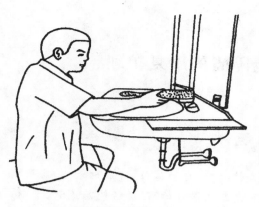

图 4-2-10　拧毛巾

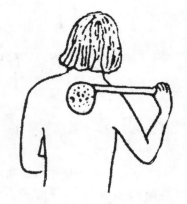

图 4-2-11　长柄海绵浴刷擦洗背部

3. 轮椅到坐便器的转移　具体内容参见相关章节。

4. 便后清洁卫生

（1）肌力或协调性差者：便后利用坐便器旁扶手保持稳定并进行清洁。

（2）双手抓握功能差者：将卫生纸缠绕在手上进行清洁。

（3）上肢关节活动受限、截肢或手指感觉缺失者：使用安装在坐便器上的自动冲洗器进行清洁。

5. 排尿功能训练　具体内容参见相关章节。

（五）家务劳动训练

1. 清洁卫生　铺床、打扫、室内布置、洗晒衣物、熨烫衣服等。

2. 烹饪炊事　洗菜、切菜（图 4-2-12）、烹调、餐桌布置、洗涤餐具、炊具使用等。

3. 财务管理　选购物品、钱财保管等。

4. 其他家务　门户安全、使用电器、抚育幼儿、看电视、阅读短信、回复信息等。

进行家务劳动时必须注意安全，不要登高，避免切割伤、烫伤、电伤，必要时使用自助具。

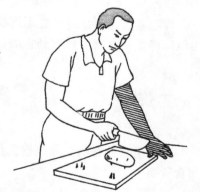

图 4-2-12　偏瘫患者单手切菜

三、日常生活活动能力训练的注意事项

（1）训练动作由简到繁，由粗到精，循序渐进。

（2）先恢复患者的运动功能，使肌力和关节活动度恢复到一定水平时进行日常生活活动训练。

（3）所有的训练动作应结合实际生活场景来学习和指导。

（4）护理人员要耐心指导，并对患者的每个细小进步给予恰当的肯定和表扬。

（5）训练后注意观察患者的精神状况和身体状况，如是否过度疲劳，有无身体不适，以便及时做出必要处理。

（陈玉芳）

第三节　吞咽功能障碍的康复护理

情 境 导 入

患者处于脑梗死恢复期，现神清，表情自然，自动体位，可成句表达，言语稍含糊，查体合作，右手可平举过肩，右下肢可抗重力抬高，说话较前流利、清晰，可自行拿筷子和穿衣，睡眠正常。饮水过急时仍有呛咳，鼓腮检查右侧漏气。鼻唇沟右侧变浅，无舌后坠，伸舌稍偏右，咽部悬雍垂居中，软腭上抬有力，咽反射稍弱。右侧肢体仍有活动障碍，不能行走，不能独立坐起，可以在床上翻身，精神较好、睡眠一般，二便有感知，大便 2 次/天，量较少，较干结，ADL 部分依赖。诊断：脑梗死恢复期（脑桥左侧部、双侧大脑脚、左侧丘脑及双侧小脑半球、左侧桥臂）。

请思考：

1. 该患者的主要护理问题是什么？
2. 吞咽功能评定方法有哪些？
3. 吞咽功能障碍的康复护理技术有哪些？

吞咽是维持生命活动必不可少的基本生理功能，与人们的生活质量密切相关。吞咽功能障碍是指食物由口腔到胃的移动过程发生困难，可见于婴儿、儿童和成人（包括老年人）。

一、概述

（一）分期

正常生理性吞咽过程根据食物经过的位置划分为四期，即口腔准备期、口腔期、咽期和食管期。

（二）吞咽功能障碍的常见病因

引起吞咽功能障碍的病因很多，中枢神经系统疾病、头颈部癌、口咽喉部及食管器质性疾病、神经肌肉接头和肌肉疾病、周围神经病变、手术及药物因素、精神心理因素、社会因素等均可导致吞咽功能障碍。

（三）吞咽功能障碍的并发症

（1）误吸：在吞咽功能障碍中较常见，需要优先处理。
（2）营养不良：机体所需要的营养因进食困难不能及时补充。
（3）反复不明原因的肺炎。
（4）心理与社会交往障碍。
（5）肺部栓塞。
（6）窒息。

（7）其他并发症。

二、吞咽功能障碍的评定方法

（一）吞咽功能障碍筛查

吞咽功能障碍筛查是一项以通过或不通过为结果，发现哪些需要进一步进行全面吞咽功能评估或申请其他专业人员或医疗服务的方法。旨在筛查出吞咽功能障碍高风险患者并做进一步评估。许多国家建议脑卒中患者在发病之初的 24 h 内，在经口进食前必须接受吞咽功能障碍筛查（表 4-3-1）。

表 4-3-1　吞咽功能障碍问诊筛查表

意识或认知状况的异常
□ 迟钝、昏迷、服用大量镇静剂、谵妄、痴呆
□ 进食时摆弄食物、咬下食物块的大小不适当、试图吞咽时有情绪变化
进食环境和选择食物的变化
□ 不愿在公众餐厅用餐
□ 不吃某种质地较硬或较软的食物
□ 进食的时间很长或进食时停顿中断
□ 进食时头颈部常做某种运动
□ 咀嚼费力，反复多次吞咽
□ 吞咽时发生咳嗽或噎呛，常需做"清嗓"动作
吞咽功能障碍的表现
□ 发音困难，声音"潮湿"，嘶哑
□ 局部肌肉功能障碍，如面部两侧不对称，出现异常反射或肌张力失常（如颈部发生痉挛性倾斜），肌动力障碍（肌肉条索化）
□ 流涎，食物在口内滞留
□ 频繁"清嗓"
患者的主诉或表现
□ 吞咽起始时困难
□ 咽喉部或胸部梗塞感
□ 反呕或泛酸
□ 不能吐出口内或咽内的分泌物
□ 不能解释的体重减轻
□ 进食时或进食后立刻出现呼吸异常
□ 吞咽时疼痛

（二）床旁吞咽能力评定

1. 反复唾液吞咽试验 受检者采取放松体位。检查者将手指放在受检者的喉结和舌骨位置，让受检者尽量快速反复吞咽。观察喉结及舌骨随着吞咽运动越过手指，向前上方移动再复位的次数。当受检者口腔过于干燥无法吞咽时，可在舌面上注入约 1 mL 水后再让其吞咽。评估标准：计算 30 s 内完成的次数。健康成人至少能完成 5 次。如果 30 s 内完成的次数少于 3 次，那就提示需要进一步检查。

2. 饮水吞咽试验 首先用茶匙让患者喝水（每茶匙 5~10 mL），如果患者在这个阶段即发生明显噎呛，可直接判断为饮水吞咽试验异常；如无明显呛咳，则让患者采取坐位，将 30 mL 温水一口咽下，记录饮水情况（表 4-3-2）。

表 4-3-2　饮水吞咽试验的分级与反应

分级	反应
Ⅰ级	可一口喝完，无噎呛，5 s 内喝完为正常，超过 5 s 为可疑吞咽功能障碍
Ⅱ级	分两次以上喝完，无噎呛，可疑吞咽功能障碍
Ⅲ级	能一次喝完，但有噎呛，确定有吞咽功能障碍
Ⅳ级	分两次以上喝完，且有噎呛，确定有吞咽功能障碍
Ⅴ级	常常呛住，难以全部喝完，确定有吞咽功能障碍

3. 简易吞咽激发试验 将 0.4 mL 蒸馏水滴注到患者咽部的上部，观察患者的吞咽反射和从注射后到发生反射的时间差。评定标准：如果滴注蒸馏水后 3 s 内能够诱发吞咽反射，则判定为吞咽正常。如果超过 3 s，则为不正常。由于该试验无须患者主动配合和主观努力，因此该试验尤其适用于卧床患者。

4. 咳嗽反射试验 将 20％生理盐水酒石酸溶液 2 mL 置于鼻喷器中，让患者吸入喷雾。评定标准：患者吸入喷雾后导致喉部咳嗽感受器受到刺激，引发咳嗽反射。咳嗽反射的存在表示患者能够通过该反射防止食物进入气道深处。咳嗽反射的减弱或消失则意味着误吸或误咽的可能性增加。

三、吞咽功能障碍的康复护理

（一）颈部放松及口周肌群训练

1. 颈部放松训练 点头、仰头、左右偏头、左右转头、耸肩动作。动作须缓慢。

2. 口唇闭锁训练 患者面对镜子训练抿嘴动作，对无法主动完成动作的患者，可予以辅助；也可让患者做鼓腮练习，并在鼓腮的同时使用适当阻力挤压两腮；还可进行吹口哨、做鬼脸或夸张表情等方式训练。

3. 下颌运动训练 练习张口动作，然后松弛及下颌向两侧运动练习；对张口困难患者，可对痉挛肌肉进行冰棍刺激或轻柔按摩，也可在局部进行温热理疗，使咬肌放松，软组织伸展性得到改善；通过主动或被动的运动让患者体会咀嚼过程中开合下颌的感觉；患者做以臼齿咬紧压舌板的练习。

4. 舌体运动训练 可参考构音障碍章节中的舌感觉运动技术，包括舌的前后伸缩训练、舌尖舔吮口唇周围和齿颊间隙的训练和舌根抬高抵抗压舌板训练。

（二）咳嗽训练

1. 主动咳嗽训练法 首先由治疗师示范动作，然后由患者进行实践。

（1）暴发性咳嗽：最有效，能使气管和支气管内的痰液直接排出。患者采取放松体位，吸气时胸部不动，腹部凸起并屏气后声门关闭。胸腹肌骤然收缩，气流上行至声门，气流冲出，痰液随之咳出。较为剧烈，术后严重疼痛的患者可以应用镇痛药后进行。

（2）小声咳嗽：患者采取放松体位，发出小声咳嗽，将深部痰液排至大气管内。这种咳嗽方式适合疼痛较重或痰液较深的患者，然后配合发声咳嗽，将痰液排出。

（3）发声咳嗽：将大气道内的痰液排出声门，使用于痰液不太黏稠或位置较浅的患者，采取放松体位，先深吸气，张口并保持声门开放，令腹肌收缩，发出咳嗽同时发出声音，气流直接从气道冲出将痰液排出。

2. 辅助咳嗽训练法

（1）腹部推挤辅助法：患者平卧，治疗师手掌交叠，掌根置于剑突下方，但又不能挤压到下位肋骨和剑突。患者先深吸气或吞气，然后在指令下咳嗽，咳嗽的同时治疗师的手掌向前上方推挤。也可采取坐位，治疗师位于患者身后。

（2）肋膈辅助咳嗽法：患者平卧，治疗师将双手呈蝶状置于患者两肋，拇指指向剑突，另四指与肋骨平行。在患者深呼气终末，治疗师快速向下向内按压并要求患者深吸气。在吸气终末，要求患者屏气并用力咳嗽，咳嗽期间，治疗师快速在两侧前方施加手部力量，以增加患者咳嗽终末的气流。该辅助方法最容易在侧卧位完成。

（3）平卧位胸部前方挤压：治疗师在侧方以前臂横置于患者上胸部和下胸部，患者咳嗽时，治疗师位于患者上胸部的手臂维持不动，帮助固定上胸部，置于患者下胸部的手臂则进行推挤以增加咳嗽气流，加强上胸部活动能力的改善。

（4）反式辅助咳嗽：以左侧卧位为例，髋部扭转 45°，治疗师跪在患者后方，从髋的上方斜向面对患者肩部。治疗师左手放在患者右肩胛骨，右手放在髂前上棘部位。患者吸气，治疗师左手向前向上推，右手向后向下挤压。到最大程度时，要求患者屏气，同时治疗师两手交换位置。交换好位置后要求患者咳嗽，同时治疗师左手向后向内收，右手向上向前推。

3. 被动咳嗽训练法　治疗师以中指指腹推压患者环状软骨下缘，刺激患者产生咳嗽反射。

四、进食指导

（一）选择适合的食物性状

不容易吞咽的理想的食物通常有以下特征：柔软，密度及性状均一；有适当的黏性，不易松散，在口腔内容易形成食团；易于咀嚼，通过咽及食管时容易变形；不易在黏膜上黏附滞留。国际吞咽障碍食物标准行动委员会（IDDSI）食物框架如表 4-3-3 所示。

表 4-3-3　IDDSI 食物框架

IDDSI 数字	IDDSI 标记	IDDSI 颜色
0	稀薄	白色
1	轻微稠	灰色
2	稍微稠	粉色
3	液态型/中度稠	黄色
4	细泥型/高度稠	绿色
5	细馅型	橙色

续表

IDDSI 数字	IDDSI 标记	IDDSI 颜色
6	软质型及一口量	蓝色
7	常规型	黑色

(二)调整进食体位

进食体位应采取 30°或 60°仰卧位,颈部前倾,肩背部垫高,健侧喂食。

(三)调整一口量

进食食量应从小量(1~5 mL)开始,逐步增加,掌握合适的一口量。

(四)进食速度

进食速度应以较正常人缓慢的速度进行摄食、咀嚼和吞咽。通常每餐进食的时间控制在 45 min 左右为宜。如果无法坚持 45 min,采取少量多次的方式进行训练,逐步延长每餐进食的时间,减少用餐次数。

(五)减少食物残留的代偿动作

1. 空吞咽 吞咽一口食物后,反复做几次空吞咽,使口内滞留食物全部咽下,然后再进食下一口。

2. 交替吞咽 让患者交替吞咽固体食物和流食,或每次吞咽后饮水 1~2 mL。

3. 点头样吞咽 颈部后仰使会厌谷变窄挤出滞留食物,随后低头并做吞咽动作,反复数次。

4. 转头吞咽 单侧梨状隐窝内残留食物时,头部向受损侧转动并做点头样吞咽动作;两侧梨状隐窝内残留食物时,反复左右转动头部进行侧方吞咽。

5. 倾斜吞咽 向健侧倾斜头部并做吞咽的动作,有利于食团随重力进入口腔和咽部的健侧,适用于单侧舌部和咽部功能障碍。

6. 屈颈缩下颌吞咽 让患者做屈颈同时头部后缩的动作,增加咽部向下推挤食物的力量,有利于吞咽反射迟缓的患者产生充分的吞咽。

(吴兆平)

第四节 心理康复护理

 情 境 导 入

患者,王某,男,55 岁,2 个月前无明显诱因出现头晕,言语不清、发僵,右侧肢体无力,不能站立、行走。今日患者出现胡言乱语,人物、地点、时间定向力下降。有幻觉、妄想、虚构,坐立不安、恐惧、认为妻子不忠于他且要加害于他,症状逐渐加重。

请思考：
1. 该患者为何会出现心理问题？
2. 如何进行心理康复护理？

心理康复护理是康复护理的一个分支，面对由于不同原因造成的心理问题，心理康复护理运用心理学的基本理论和临床实践，与康复治疗师共同协作，对这类患者实施心理测试和护理，使患者摆脱心理困扰，提高生活质量，重新回归社会。

一、概述

（一）基本概念

心理康复护理的对象主要是各种原因引起的功能障碍者、老年人群、亚健康状态者和伤、病、残患者。伤、病、残改变了患者的生理、心理及社会状况，其心理问题复杂、多样。在躯体功能出现残疾时，患者常出现认知、情绪、人格及行为等方面的改变。心理康复护理的目的是使伤、病、残患者丧失或受损的身心功能得到最大程度的恢复、重建。在护理工作中既要加强基础护理、专科护理和生活护理，还应重视心理护理。有研究表明，早期对患者进行心理护理可明显减轻焦虑、自卑、烦躁、悲观厌世的心理，增加了患者与疾病做斗争的信心，能够促使其积极配合医疗护理工作，可以直接影响患者的治疗效果。

（二）康复对象常见的心理过程

1. 心理休克期　患者遭遇突如其来的严重打击时，毫无心理准备，来不及应对，导致出现短暂的意识丧失。常表现为冷漠、对事物无感觉或无反应。

2. 否认期　一种自我保护，多发生在急性期。当患者得知自己残疾后，会抱有侥幸心理，否认事实，拒绝接受残疾的事实，以逃避心理上的负担和痛苦。

3. 愤怒期　当患者确认残疾已经发生时，便会转入愤怒状态，表现为焦虑烦躁，变得难以接近或者不配合，对自己或他人产生无端的怨恨情绪。

4. 抑郁期　表现出悲伤、情绪低落、沮丧、哭泣甚至绝望等情绪反应，通常抑郁的程度取决于伤、病、残患者的人格和伤残对个体的特殊意义。

5. 退化期　成人多表现为以自我为中心、要求多、不配合治疗、嗜睡；而儿童则表现为类似婴儿的行为，不配合、遗尿等。

6. 适应期　大部分患者在经过一系列心理变化和抗争之后，悲伤情绪慢慢平复，情绪稳定，最终可以接受残疾的现实，在认知、情感和行为上逐渐适应。开始发挥自己的潜能，积极主动参与康复训练。

二、心理康复护理常用的方法

（一）常见心理特点及康复护理

1. 自卑　康复对象由于身体部分缺失或丧失功能，自我评价或信念处于消极状态，造成自我贬低。

2. 焦虑　伤残发生较突然，患者突然离开自己的生活环境、工作岗位和亲人、朋友会产生不适应的感觉，加上对疾病缺乏正确的认识，不知道该病的特点及预后，使其在面对躯体的瘫痪、言语的丧失等功能障碍的时候出现过度恐惧、恐慌和焦虑不安。

3. 抑郁 伤残发生后常见的心理问题包括抑郁以及焦虑，偶尔可引发躁狂，原因较复杂。伤残后功能障碍是诱发心理问题的最主要因素，多数患者会因自身丧失了部分甚至全部活动能力，生活不能自理，担心成为家人的"累赘"，产生负性认知，认为生活从此失去了希望，进而表现出情绪低落、意志消沉等抑郁表现，或长时间烦躁不安、心神不宁，少部分患者可能会出现自杀意念甚至自杀行为。部分患者因长期疾病缠身而使患者感到被命运捉弄、被生活抛弃，因此产生了强烈的孤独感，沉闷压抑，郁郁寡欢。

4. 绝望 个体对所期望的事或需要解决的问题，没有任何选择的机会或办法而产生的一种持续的、主观的恶劣情绪。表现为意志消沉、行为退化、社交退缩等消极情绪，这种情况下很容易出现自杀行为。

5. 被动依赖 表现为顺从、被动、以自我为中心、依赖、情感脆弱、行为退化甚至变得幼稚，希望得到亲朋好友的关心、照顾以及家庭和社会的支持。

（二）心理康复护理的一般原则

1. 培养积极的情绪状态 情绪障碍是康复患者最明显的心理障碍。可以通过心理和社会支持，缓解其心理矛盾，释放患者的情绪，激发与疾病做斗争的意志。

2. 针对性原则 根据伤、病、残患者不同阶段所出现的不同心理问题，有针对性地进行心理护理。

3. 防止医源性影响 医务人员的业务水平、心理素质、医德等会直接或间接地对患者造成影响，必须规范用语，避免自己的言行对患者产生不利影响。

4. 交往原则 护士须掌握良好的交往技巧，在交往中起主导作用，双方要平等相待，互相尊重，以此向患者提供心理支持，减轻焦虑、抑郁等心理反应，使患者获得安全感和信赖感，并保持良好的心理状态。

（三）常用心理康复护理措施

患者入院时以恰当的表述向患者说明病情，尽可能消除患者的负性情绪，并积极配合治疗。在病情趋于稳定后，由责任护士每日定时与患者交流，并观察患者的情绪反应，采用放松训练、合理情绪疗法、认知疗法、音乐疗法等治疗手段以解决心理问题，若发现患者有明显抑郁、焦虑等症状则请心理治疗师介入。

1. 放松训练 待患者情绪基本稳定后，可根据患者的需要提供报纸、杂志、棋牌等工具，帮助患者摆脱孤独感，或使用全身放松法帮助患者放松全身肌肉，从而获得轻松感。

2. 家庭疗法 来自家庭和社会的支持可使患者精神上得到慰藉，能够积极主动地参与日常康复治疗，增加对治疗的依从性，从而更加有利于患者的康复。

3. 行为疗法 行为疗法对脑卒中患者的心理干预应用得最广泛，其主要原理是通过与患者的交谈找出患者存在的不恰当行为，帮助患者认识到该行为的不合理之处，进而协助其纠正错误的行为。对于过分紧张的患者亦可采用部分行为主义疗法，如放松训练、系统脱敏疗法等。护理工作者在护理的过程中除了应用具体的心理学技术以外，还需在日常护理中随时关注患者的心理变化，并给予其适当的社会支持以增强其战胜疾病的信心。

4. 认知疗法 及时向患者分析疾病出现的症状，及传递治疗的效果，让患者了解疾病的性质和特点等，从而减轻患者的恐慌及焦虑感，纠正其错误的认知。

5. 合理情绪疗法 应根据患者的临床特点及个性特征选用不同的治疗方法，帮助患者学会控制情绪，改善大脑功能，促进躯体功能的康复。

6. 支持性心理疗法 采用宣泄疏导、关心鼓励的护理方法,耐心倾听患者的述说。在生活上多关心患者、多照顾患者,以爱心、耐心、细心、关心、不急躁、不厌烦的态度包容患者,宽容患者,并力争解决患者的实际困难,给予体贴、安慰和鼓励,多与患者的亲人联系,让其多多关心患者,并陪同患者进行室外活动,以及多给患者讲解励志方面的故事,使患者转变心态,放弃绝望轻生的念头,树立战胜疾病的信心。

7. 音乐疗法 为了使患者心情放松,应当让患者多听舒缓的音乐,在美妙轻柔的音乐声中促使其放松心情,还可以对其循环系统进行调节,此外,应增加副交感神经的活动,使患者的交感神经活动有效减少,确保患者处于相对放松状态。

8. 其他

(1)主动服务:为增加患者对治疗的信心,护理人员应当主动与患者进行亲切的沟通和交流,给予适当的语言安慰,完善生活方面的护理,针对患者孤独的情况采取相应措施进行改变,使其感受到切实的温暖,提高其对治疗的信心及依存性。

(2)亲情培养:应当注重患者家属思想工作的重要性,护理中多鼓励家属与患者沟通交流,具备充足的耐心去了解和鼓励患者,从而使患者感受到家的温暖。

(3)营造和谐的住院环境:以病房为单位,建立互相安慰、互相帮助的和谐关系,为患者治疗营造安静、舒适的环境。

(4)功能锻炼:包括保持患肢良肢位,加强患肢被动运动和主动运动,改善吞咽、进食等功能,提高平衡、协调及控制能力,改善日常生活活动能力,如翻身、起坐、站立、行走、吃饭、穿衣、洗漱等。

(5)鼓励患者与其他病友接触交谈,并请同室病友与患者交流经验,同时鼓励好转的病友现身说法,使患者积极主动地配合治疗,树立战胜疾病的信心。

三、心理康复护理注意事项

(1)心理康复护理应注重应用心理学知识和技能指导心理康复护理的临床实践,不能仅局限于护患交谈。心理评估是心理康复护理的前提。

(2)准确深入评估患者的问题是正确选择有效护理措施的前提,康复护士对患者存在或潜在的心理问题要进行深入的了解与准确的评估,这样可以比较全面地了解患者的心理压力的来源、性质及严重程度,能帮助患者找出导致心理压力的主要因素,深入患者的内心世界,调动患者的内在潜力,对患者进行有效的心理护理。

(3)良好的护患关系是心理康复护理成功的基石,患者与护士建立信任关系之后,患者才会向护士敞开心扉,才会将长期压抑的想法向护士述说,护患合作加强,实施心理康复护理才能落到实处。

(4)护理中应注意保护患者的隐私,尊重患者,互相信任,要把握好交流中的移情与共情,处理好患者家属对康复护理的期待。

(吴兆平)

147

第五节 神经源性膀胱护理技术

患者，女，18 岁，主因"脊髓内皮样囊肿术后排尿及排便障碍 1 月余"入院，结合病史及体征，诊断：神经源性膀胱、神经源性直肠、$L_2 \sim L_3$ 椎管内髓内皮样囊肿切除术后。查体：双上肢肌力及肌张力正常，双下肢肌力 5 级，肌张力正常，双下肢感觉未见明显异常，鞍区感觉存在，肛周感觉减退，肛门括约肌有轻度收缩，留置导尿管。简易膀胱容量与压力测定：最大安全容量为 500 mL，0.9% 生理盐水灌注 400 mL 时压力为 25 cmH_2O，500 mL 时压力为 33 cmH_2O。

请思考：

1. 对该患者应采取哪些膀胱护理技术？

2. 该患者的注意事项有哪些？

膀胱护理技术主要应用于神经源性膀胱功能障碍的患者，如脊髓损伤、脑卒中、颅脑损伤等。选择适宜的膀胱护理方法，早期开始、正确处理、终身护理和随访，可以最大限度地避免尿路并发症的发生，提高患者的生活质量。

一、概述

神经源性膀胱护理是对因神经性原因所致的膀胱功能障碍患者而实施的护理，其目的是恢复和改善患者的膀胱功能，减少残余尿量，控制或消除泌尿系统并发症的发生。

二、神经源性膀胱护理的方法

（一）间歇性导尿术

间歇性导尿术（Intermittent Catheterization，IC）被国际尿控协会推荐为协助神经源性膀胱患者排空膀胱最安全的首选措施，是协助膀胱排空的金标准。适用于神经源性或非神经源性膀胱功能障碍引起的膀胱逼尿肌活动性低下或收缩力减弱的患者、膀胱逼尿肌过度活动被控制后存在排空障碍的患者、部分膀胱梗阻和膀胱排空不完全患者的治疗及诊断性检查。

1. 分类

（1）间歇性无菌导尿（Sterile Intermittent Catheterization，SIC）：用无菌技术实施的间歇性导尿，建议在医院内由护士实施。

（2）间歇性清洁导尿（Clean Intermittent Catheterization，CIC）：在清洁条件下实施的间歇性导尿，可由患者及家属实施。

2. 目的 ①间歇性导尿可使膀胱规律性充盈与排空接近生理状态，避免膀胱过度充盈。②使膀胱间歇性扩张，有利于保持膀胱容量和恢复膀胱的收缩功能。③有规律地排出残余尿量,减少泌尿系统和生殖系统感染。④减少因排尿障碍对患者活动和心理的影响,提高患者的生活质量。

3. 方法

(1) 间歇性清洁导尿:①准备好导尿管、润滑剂、量杯、毛巾、镜子(女)等。②患者排尿后用清水清洗会阴部,用清洁毛巾擦干。③操作者使用肥皂或洗手液搓洗双手,用清水冲洗干净,再用清洁毛巾擦干。④充分润滑导尿管:如使用的是需要水化的亲水涂层导尿管,打开包装灌入温开水后,将包装袋悬挂于治疗车旁,等待至推荐时长;如使用的是预润滑型亲水导尿管,应将包装袋直接悬挂于患者身旁待用;如使用非涂层导尿管,需将润滑剂涂于导尿管表面。⑤缓慢将导尿管插入尿道(女性患者可使用镜子找到尿道口的位置),直至尿液流出。当尿流速度减慢时,操作者可用手在患者耻骨上区缓慢向内向下按压协助剩余尿液的排出。⑥拔出导尿管,撤去用物,将导出的尿量记录在排尿日记上。

知识链接

间歇性导尿的历史

(1) 孙思邈《备急千金要方》载:凡尿不在胞中,为胞屈僻,津液不通,以葱叶除尖头,纳阴茎孔中深三寸,微用口吹之,胞胀,津液大通便愈。

(2) 1947 年 Guttmann 在一份报告中首次提出用于脊髓损伤患者的间歇性无菌导尿。他认为,间歇性无菌导尿有利于减少尿路感染的发生。经过十多年间歇性无菌导尿临床实践,Guttmann 的工作取得令人瞩目的成就。若干年后,Lapides 意识到引起泌尿系统感染的重要原因是膀胱内过高的压力和尿液的残留,而非细菌本身。1970 年他和护士首次将清洁自我导尿技术应用于一位多发性硬化症的妇女。

(2) 间歇性无菌导尿:采用无菌技术进行间歇性导尿,实施过程与间歇性清洁导尿一致,但用物、操作者的手、患者会阴部的准备、导尿的实施等均须依据无菌导尿技术来操作。

4. 间歇性导尿的时机和时间

(1) 间歇性导尿的时机:在患者病情基本稳定、无须大量输液(每日液体量小于 500 mL)、饮水规律、无尿路感染的情况下开始,一般于受伤后早期(8~35 天)开始。

(2) 间歇性导尿的时间:间隔性导尿的时间取决于残余尿量,一般为每次 4~6 h。根据简易膀胱容量及压力测定结果进行评估,每次导尿量以不超过患者的最大安全容量为宜,每日导尿次数不超过 6 次;随着残余尿量的减少可逐步减少每日导尿次数。当残余尿量小于 100 mL 时,可停止间歇性导尿。

5. 饮水计划 由于患者的饮水量或进食量会直接影响其排尿的次数及尿量,甚至影响膀胱及肾功能等,所以正确的饮水计划至关重要。

具体内容:①每日饮水量应限制在 1500~2000 mL,平均分配饮水量,每次饮水量不超过 400 mL。在限制饮水量的同时应特别注意患者有无脱水或意识不清等情况,脱水会使尿液浓缩,加重对膀胱黏膜的刺激,导致尿频或尿急等。②睡前 3 h 避免饮水。③指导患者不要饮用利尿饮品,如茶、咖啡、汽水、糖水、含酒精饮品、西瓜等;避免食用引起口干的食物,如含味精的食物等;尽量避免摄入辛辣等刺激性食物。④患者口服抑制膀胱痉挛的药物时会有口干等不良反应，护士应指导患者不要因此而大量饮水，只需间断少量饮水，湿润口腔即可。⑤进食或饮水后，及时、准确地记录饮水量，保证入量和出量平衡，并按照需要和实际情况做出适当的调整。可将饮水计划表放置于床边，方便患者及家属参考。

6. 适应证 ①神经系统功能障碍，如脊髓损伤、多发性硬化、脊柱肿瘤等导致的排尿障碍。②非神经源性膀胱功能障碍，如产后尿潴留、前列腺增生等导致的排尿障碍。③膀胱内梗阻致排尿不完全。④常用于下列检查：获取尿液检测的样本；精确测量尿量；用于经阴道或腹部的盆腔超声检查前充盈膀胱；用于尿流动力学检测。

7. 禁忌证 ①不能自行导尿且照顾者不能协助导尿的患者。②认知障碍导致不能配合或不能按计划导尿的患者。③尿道解剖结构异常，如尿道狭窄、尿路梗阻和膀胱颈梗阻等。④完全或部分尿道损伤和尿道肿瘤。⑤严重的尿失禁。⑥尿路感染。⑦膀胱容量小于 200 mL。⑧每天摄入大量液体而无法控制者。⑨经过治疗，仍有膀胱自主神经异常反射者。⑩下列情况需慎用间歇性导尿术：前列腺、膀胱颈或尿道手术后，装有尿道支架或人工假体等。

8. 注意事项 ①间歇性导尿期间应指导患者严格执行饮水计划。②指导患者学会记录、观察自排尿液和导出尿液的性状。③插导尿管时动作要轻柔，特别是男性患者，切忌用力过快过猛导致尿道黏膜损伤。④当插入导尿管有困难或遇到阻力时，应稍停片刻，让膀胱括约肌松弛，然后再尝试，若情况没有改善，应前往医院诊治。⑤阴道填塞会影响导尿管的插入，因此，女性在导尿前应将阴道填塞物除去。⑥如遇以下情况应及时报告处理：出现血尿、导尿管插入或拔出失败、插入导尿管时出现疼痛加重并难以忍受、尿液混浊、有异味、有沉淀物、下腹或背部疼痛、有烧灼感等。⑦每次导尿情况需记录在专用的排尿日记中。⑧膀胱容量足够，膀胱内压应低于 40 cmH$_2$O，在进行间歇性导尿前 1～2 天教会患者按计划饮水，24 h 内均衡地摄入水分，每日饮水量控制在 1500～2000 mL。

9. 并发症 包括尿路感染、尿道损伤、出血、膀胱过度膨胀、尿失禁、尿道狭窄、自主神经异常反射、膀胱结石、生殖系统感染等。

（二）留置导尿术

用无菌技术将大小合适的导尿管经尿道插入膀胱以引流尿液的方法。适用于重症、上尿路受损或膀胱输尿管反流、体质虚弱不能排空膀胱或不适合其他膀胱护理方法的患者。

1. 目的 ①抢救危重患者时准确记录尿量，测量尿比重，以密切观察病情变化。②某些泌尿系统疾病手术后留置导尿管，便于引流和冲洗，降低手术切口的张力，利于切口愈合。③在盆腔脏器手术中，保持膀胱排空，避免术中误伤。④为尿失禁或会阴部有伤口的患者引流尿液，保持会阴部清洁、干燥。⑤为尿失禁患者进行膀胱功能训练。

2. 适应证 ①重症或病情不稳定不能排空膀胱的患者。②认知功能障碍的患者。③处于脊髓休克期的脊髓损伤患者。④需要补充大量液体的患者。⑤治疗后膀胱内压仍然不能有效降低的患者。⑥不适合或拒绝实施间歇性导尿术的患者。⑦无法进行其他膀胱护理方法的患者。⑧继发于尿失禁的漏尿导致会阴部皮肤损伤的患者。⑨上尿路受损或膀胱输尿管反流的患者等。

3. 禁忌证 ①怀疑尿道损伤，特别是骨盆创伤，尿道口及会阴部出血、阴囊血肿等情况时。②膀胱容量小，经过治疗仍有强烈的不规律收缩等。

4.　并发症　留置导尿管的方法虽然简单易行,但应注意并发症的发生,最常见的并发症是尿路感染。此外,长期留置导尿管可导致膀胱输尿管反流、尿道关闭不全和漏尿、自主性异常反射、膀胱结石、肾盂积水、肾结石以及膀胱癌等,发生率明显高于间歇性导尿。

5.　注意事项　①消毒患者尿道口和导尿管近尿道口部分,每日 2 次;排便后清洗肛门及会阴部皮肤。②留置导尿管期间应鼓励患者每日饮水量在 2000 mL 以上,包括口服和静脉输液等,以达到生理性冲洗膀胱的目的。③根据膀胱感染的情况来决定是否需要冲洗。④每周更换引流袋 1～2 次,若有尿液性状、颜色改变时,应及时更换。⑤定时更换导尿管,根据导尿管产品说明书,一般情况下 1～4 周更换 1 次。

（三）行为训练

行为训练是指将行为分解为细小的、可以测量的单元,通过系统训练,产生强化作用,从而帮助建立行为习惯的一种训练方法。行为训练能改善神经源性膀胱患者的排尿行为。

1.　定时(提示)排尿　在规定的时间间隔内排尿,养成定时排尿的习惯,训练应在特定的时间进行,如晨起、睡前或餐前 30 min,鼓励患者如厕排尿。白天每 3 h 排尿 1 次,夜间每 4 h 排尿 1 次,可结合患者的具体情况进行调整。

2.　延时排尿　对于因膀胱逼尿肌过度活跃而产生尿急症状和反射性尿失禁的患者,可采用此法。患者在逼尿肌不稳定收缩启动前感觉尿急,收缩尿道括约肌阻断尿流出现,从而中断逼尿肌的收缩。治疗目标为形成 3～4 h 的排尿间期,无尿失禁发生。

3.　意念排尿　适用于留置导尿管的患者,每次放尿前 5 min,患者卧于床上,指导其全身放松,想象自己在一个安静、宽敞的卫生间,听着潺潺的流水声,准备排尿,并试图自己排尿,然后由陪护人员缓缓放尿。想象过程中,强调患者利用全部感觉。

4.　肛门牵张技术　牵张肛门使盆底肌放松,再采用屏气法排空膀胱。

（四）辅助排尿

1.　扳机点排尿　其前提是具备完整的骶神经反射弧。扳机点排尿并不是一种安全的排尿模式,仅适用于少数骶髓以上脊髓损伤的患者,方案实施前需要运用尿流动力学测定来确定膀胱功能状况,并在尿流动力学检查指导下长期随访,以确保上尿路安全。方法:在导尿前 30 min,通过寻找刺激点,如轻轻叩击耻骨上区或大腿内侧上 1/3 处,牵拉阴毛、挤压阴蒂(茎)、摩擦大腿内侧、用手刺激肛门等诱发膀胱逼尿肌收缩和尿道括约肌松弛,产生排尿。

2.　代偿性排尿训练

（1）Crede 按压法:用拳头于脐下 3 cm 处深按压,并向耻骨方向滚动,动作缓慢柔和,同时嘱患者增加腹压帮助排尿。

（2）Valsalva 屏气法:患者取坐位,身体前倾,屏气呼吸,增加腹压,向下用力做排便动作帮助排出尿液。

以上两种代偿性排尿训练只适用于骶髓以下神经病变的患者,但不适用于已有膀胱输尿管反流的病例。对于已经接受尿道括约肌切断术、A 型肉毒毒素尿道括约肌注射术等降低膀胱出口阻力治疗的患者,可通过 Crede 按压法和 Valsalva 屏气法联合使用促进尿液排空。由于辅助排尿可能导致膀胱压力超过安全范围,容易导致膀胱输尿管反流,进而导致上尿路损害,临床上不推荐常规使用。

（3）禁忌证:膀胱输尿管反流、肾积水、盆腔器官脱垂、逼尿肌-括约肌协同失调、症状性泌尿系统感染、合并疝气等。代偿性排尿训练会增加膀胱内压,不适用于膀胱逼尿肌反射亢进、膀胱逼尿肌和尿道括约肌失调、膀胱出口梗阻、膀胱输尿管反流、尿道异常的患者;患有颅内高压、心律失常或心功能不全等患者也不适宜进行代偿性排尿训练。

（五）盆底肌训练

1. Kegels 训练　适用于产后尿失禁患者,以加强盆底肌的收缩力。

2. 阴道锥训练　将阴道锥置入患者阴道内、肛提肌以上,当重物置于阴道内时,会提供感觉性反馈,通过收缩肛提肌维持其位置保证阴道锥不落下,依次增加阴道锥重量,从而提高盆底肌的收缩力。

三、神经源性膀胱护理注意事项

（1）在膀胱护理前,有条件的医院应让患者进行尿流动力学检查,并根据尿流动力学检查结果确定膀胱类型,选择安全有效的排尿方法。在不了解膀胱功能的情况下,严禁挤压排尿和叩尿。

（2）严格按照饮水计划饮水,并正确记录饮水量、漏尿量、排尿量及导尿量,为医护人员制订训练计划提供依据。

（3）根据患者的病情、日常生活活动能力、家庭支持情况等对患者进行综合评估,选择合适的膀胱管理办法。

（4）每月进行 1 次尿液常规化验,若出现感染的症状,如尿频、尿液混浊、烧灼感、寒战、发热等,应及时进行尿液常规化验和细菌培养。

（5）定期检查泌尿系统超声、肾功能等,每 3 个月应进行 1 次定期检查。

（6）要注意观察因膀胱压力过高而引起的自主神经反射亢进的临床表现,如突然血压升高、心跳过缓、搏动性头痛、面色潮红、视物模糊、鼻塞等,严重者威胁生命。应及时检出膀胱情况,及时排出尿液,缓解膀胱压力。

（7）训练期间勿饮用利尿的饮料和食物,如可乐、咖啡、茶、西瓜等。多吃含丰富维生素 C 的食物(如酸梅汁、番石榴、奇异果、乌梅汁等),使尿液酸化防止尿路感染。

（8）对尿失禁频繁、膀胱容量特别小的患者,仍采取继续留置导尿管,进行管道夹闭训练。定时开放导尿管,逐渐延长导尿管夹闭的时间,以增加膀胱容量和膀胱的顺应性,膀胱容量及膀胱顺应性逐步改善后再拔管。

（9）对于潴留型低压的患者,主要采取间歇性导尿术、Crede 按压法、Valsalva 屏气法等方法来减少残余尿量,逐渐达到平衡。对于冰水试验阴性的患者,拔管后主要采取间歇性导尿术来促进膀胱排空,而不采取扳机点排尿等方法。

（10）在进行神经源性膀胱的康复护理中,应加强患者的皮肤护理,保持皮肤清洁干燥,防止感染和压疮的发生。

（11）对于神经源性膀胱患者,需终身随访和坚持尿控训练。定期随访参考时间:出院后 3 个月内,每个月 1 次;3 个月后每季度 1 次;6 个月后每半年到医院复诊 1 次。随访内容:是否正确执行间歇性清洁导尿、饮水计划执行情况、残余尿量监测、并发症管理、坚持膀胱训练的情况、排尿日记记录。至少每 2 年进行 1 次临床评估和尿流动力学检查,发现危险因素尽早处理。

（王潞萍）

第六节　神经源性肠道护理技术

情 境 导 入

　　患者,男,47岁,主因"不慎摔伤后致四肢运动、感觉障碍、大小便控制障碍2月余"入院,诊断为"颈椎椎管扩大成形内固定术后、第一腰椎椎体压缩性骨折"。肌力检查:双上肢肌力3级,双下肢肌力0级。感觉检查:双侧前臂外侧平面以下感觉减退。鞍区感觉存在。肛诊肛门括约肌反射减弱,肛门括约肌主动收缩力微弱。大便干结,3～5天排便1次,需用开塞露帮助才能排出,既往体健。

　　请思考:

　　1. 该患者属于哪种类型的神经源性肠道?

　　2. 针对患者的排便功能障碍,应采取哪些护理措施?

　　神经源性肠道护理技术包括反射性大肠的护理,弛缓性大肠的护理。患者因损伤部位不同造成排便功能障碍类型也不同,所采用的护理训练方法也不同。因此,在对患者进行肠道护理时需要先对患者进行有效的排便训练,这样才能起到事半功倍的效果。

一、概述

　　神经源性肠道护理技术的目的是帮助患者建立排便规律,消除或减少由于失禁造成的户外活动受限、精神压力增加,预防因便秘或大便失禁导致的各种并发症,从而提高患者的生活质量。进行排便训练前需了解患者患病前的生活习惯,饮食习惯(如有无偏食),排便习惯,如排便时间、次数、性质、如厕姿势、有无职业及休闲活动、平时服药习惯等,然后与患者及家属共同制订排便训练计划。

二、神经源性肠道护理方法

(一)反射性大肠的护理

　　反射性大肠患者大脑无法控制肛门外括约肌,排便的基础是应用排便反射,主要表现为便秘,护理目标是养成规律的排便习惯,减少由于便秘导致的并发症,如肛裂、痔疮等。反射性大肠的康复护理技术包括手指直肠刺激、腹部按摩、增加腹肌训练、模拟排便训练等。

　　1. 手指直肠刺激　协助患者取左侧卧位,护士的食指或中指戴指套,涂润滑油,缓缓插入肛门,在不损伤直肠黏膜的前提下,沿着直肠壁顺时针做环形运动并在3、6、9、12点位置进行缓慢牵拉。每次刺激可持续1 min,放松2 min后再次进行刺激。直到感觉肠壁放松,排气,有大便流出。如果发现患者肛门处有粪块阻塞,可先用手指挖便的方法将直肠内的大便挖出,然后再进行刺激。手指直肠刺激可缓解神经肌肉痉挛,诱发肠道反射,促进降结肠蠕动,利于大便排出。

2. 腹部按摩　指导训练患者排便时,进行腹部顺时针按摩。让患者屈膝,放松腹部,护士用手掌自右向左沿着患者的结肠解剖位置(升结肠、横结肠、降结肠、乙状结肠)方向做顺时针环形按摩,每次 5~10 min,每日 2 次,以促进肠道蠕动,加速大便的排出。

3. 增加腹肌训练　让患者坐于坐便器或取斜坡卧位,深吸气时往下腹部用力,做排便动作。增强腹肌的收缩能力,提高排便时的腹内压,从而有助于大便的排出。

4. 模拟排便训练　选择适当的排便环境,根据患者以往的排便习惯安排排便时间,指导患者选取增大肛门直肠角的蹲位或坐位进行排便,若疾病不允许时,则以左侧卧位较好。嘱患者深吸气,下腹部用力,模拟排便。通过训练逐步建立排便反射。建议在早餐后 30 min 内进行排便活动。

5. 药物辅助使用　可使用通便剂,如开塞露、甘油等,软化大便,润滑肠壁,刺激肠蠕动从而促进排便。在通便剂效果不佳时,可用少量不保留灌肠促进排便。

6. 饮食与运动　多食水果,蔬菜及粗粮等高纤维素、富含营养的食物,多饮水。指导患者适当运动,增强身体耐力。

(二) 弛缓性大肠的护理

弛缓性大肠与反射性大肠不同,患者的排便中枢被破坏,因此患者无法依靠肠蠕动实现主动排便。通常表现为大便失禁。康复护理的目标是使大便成形,减少大便失禁的次数,养成规律排便习惯。弛缓性大肠的康复护理技术包括手指协助排便、肠道功能训练、盆底肌训练、皮肤护理和饮食护理等方法。

1. 手指协助排便　在进行腹部顺时针按摩后,可进行手指协助排便。护士的食指或中指带指套,涂润滑油,缓慢插入肛门,由外向内挖出大便,将直肠内的大便清除。

2. 肠道功能训练　弛缓性大肠患者可通过肠道功能训练、腹肌训练等增强其对排便的控制能力,同时养成定时排便的习惯。

3. 盆底肌训练　患者取仰卧位或坐位,双下肢并拢,双膝屈曲稍分开,轻抬臀部,缩肛、提肛 10~20 次,每天练习 4~6 组,促进盆底肌功能恢复。

4. 皮肤护理　保持床单、被服干净,保证肛周、臀部皮肤清洁干燥,防止皮肤破损。

5. 饮食护理　清淡、规律的饮食,禁烟,禁酒,避免食用导致大便松散的食物,如辛辣食物等。

知识链接

想象放松法指导语

深吸气,舒适地呼出去,让身体的紧张随着呼气释放出去,放松,进行想象:我躺在海滩上,沙子细而柔软。我在温暖的沙滩上感受阳光的抚触,耳边听着海浪的声音,感到温暖而舒适。微风吹来,使我有说不出的舒畅感觉。微风带走我的思想,只剩下一片金黄色的阳光。海浪不停地拍打海岸,思绪随着节奏飘荡,涌上来又退下去。我感到细沙柔软,阳光温暖,海风轻缓,只有蓝色天空和大海笼罩着我的心。阳光照着我的全身,身体感到暖洋洋。呼吸变慢变深,越来越轻松,整个身体变得平静,心里安静极了,已经感觉不到周围一切。周围好像没有任何东西,我安然地躺在大自然中,非常轻松,十分自在。

三、神经源性肠道护理注意事项

(1) 进行排便训练时患者的思想要放松,避免精神紧张和受情绪的干扰。整个训练过程中要有耐心和毅力,坚持几周甚至数月,不能因暂时效果不佳而停止训练。给予患者充足的时间进行排便训练,操之过急可能会导致患者过度紧张而影响训练效果。

(2)患者出现腹泻时,要注意对肛门周围皮肤的保护,防止因大便刺激导致皮肤破溃。

(3)使用便盆时,要将患者臀部抬起,轻轻将便盆塞入臀下,避免造成臀部皮肤的擦伤。

(4)使用开塞露辅助通便时,注意塑料瓶剪口要光滑,防止割伤皮肤。

(5)当合并有痉挛时,需加以注意。

(6)室内应及时开窗通风,保持空气清新,去除异味。

(7)注意排便姿势,若患者情况允许最好采用蹲姿,利用重力作用使腹肌容易用力收缩,利于大便排出;也可以采用坐姿,坐于坐便器上双足要踏在地上才可用力;若患者无法采取上述两种姿势,则可采取左侧卧位,下铺防水垫。

(8)排便训练的时间要符合患者的生活规律,并根据患者的实际情况进行调整。

(9)便秘也是导致脊髓损伤患者自主神经反射不良的主要原因之一,因此应监测脊髓损伤患者的自主神经反射异常的临床表现和不能及时将大便排出肠道的原因。

(10)经常性灌肠会增加痔疮的发生率,还会引起药物依赖、肠穿孔、电解质紊乱等不良反应,应尽量减少灌肠次数。

(王潞萍)

直通护考

A1 型题

1. ADL 内容包括( )。

A. 个人卫生 B. 家务劳动 C. 运动转移 D. 更衣训练 E. 以上都是

2. 偏瘫患者洗澡时可以使用的辅助器具是( )。

A. 市售带长柄的海绵刷 B. 专用的肥皂手袋 C. 环状毛巾擦洗

D. 需要有一个洗澡椅 E. 以上均是

3. 日常生活活动能力训练的主要目的是( )。

A. 尽可能获得生活能力最高水平的独立

B. 改善患者的躯体功能

C. 学会使用辅助器具

D. 充分发挥其主观能动性,调动并挖掘其自身潜力

E. 以上均是

4. 下列关于日常生活活动能力训练注意事项错误的是( )。

A. 训练动作由简到繁,由精到粗,循序渐进

B. 先恢复患者的运动功能,使肌力和关节活动度恢复到一定水平时进行日常生活活动训练

C. 所有的训练动作应结合实际生活场景来学习和指导

D. 护理人员要耐心指导,并对患者的每个细小进步给予恰当的肯定和表扬

E. 训练后注意观察患者的精神状况和身体状况,如是否过度疲劳,有无身体不适,以

参考答案

便及时处理

5. 下列选项中不属于家务活动训练内容的是( )。

A. 备餐　　　　　B. 洗衣、做饭　　C. 清洁卫生　　　D. 财务管理　　　E. 洗脸、洗手

6. 下列穿套头衫训练方法中错误的是( )。

A. 取坐位,将衣服正面朝上、衣领朝前平铺于双膝上

B. 健手将患手套入同侧衣袖内,并拉至肘关节以上

C. 健手套入健侧衣袖,手指伸出袖口,尽量将患侧衣袖拉至肩部

D. 健手抓住套头衫背面将领口套过头部

E. 健手整理衣服

7. 吞咽功能评定方法包括( )。

A. 反复唾液吞咽试验　　　　　　B. 饮水试验　　　　　　　　C. 摄食-吞咽过程评定

D. 食管吞钡造影检查　　　　　　E. 以上都是

8. 下列吞咽功能障碍患者摄食训练方法错误的是( )。

A. 早期进行摄食训练,卧床期间可水平侧卧位下进食

B. 可让患者做吞咽空气的动作　　C. 用棉签蘸不同味道液体刺激舌头味觉

D. 让患者吞咽冰块　　　　　　　E. 屏气-发声运动训练

9. 饮水试验时饮水量为( )。

A. 10 mL　　　　B. 30 mL　　　　C. 50 mL　　　　D. 100 mL　　　　E. 随意

10. 侧方吞咽适用于什么情况的患者?( )

A. 食团口内运送慢者　　　　　　　　　　B. 舌根部后推运动不足患者

C. 吞咽启动迟缓患者　　　　　　　　　　D. 一侧舌肌和咽肌麻痹患者

E. 吞咽收缩无力患者

11. 进行摄食直接训练时,选择流质食物的一口量从多少毫升开始?( )

A. 4 mL　　　　B. 5 mL　　　　C. 10 mL　　　　D. 8 mL　　　　E. 20 mL

12. 下列饮水试验的结果,哪项是没有吞咽功能障碍的情况?( )

A. 可 5 s 内一次喝完 30 mL 水,无噎呛　　　B. 分两次以上喝完 30 mL 水,无噎呛

C. 能一次喝完 30 mL 水,但有噎呛　　　　D. 分两次以上喝完 30 mL 水,有噎呛

E. 常常呛住,难以全部喝完 30 mL 水

13. 下列现象属于选择性注意的是( )。

A. 观察某人时,注意其特殊的面部特征、言谈举止的细节

B. 在客厅里,别人看电视时,你却在看报纸或做作业

C. 在公路上开车

D. 正在做某项工作时,电话铃响了,你会暂停工作去接电话,然后再恢复工作

E. 开车时,边开车边打电话

14. 关于注意力描述正确的是( )。

A. 严重的注意问题包括不能把注意力从一件事转移到另一件事上

B. 单侧忽略症属于一种注意力障碍

C. 注意力的损害对其他认知没有负面影响

D. 注意力包括感觉、分辨和选择等多个成分

E. 注意力代表了高级思维水平

15. 残疾适应最重要的一步是( )。

A. 必须留在康复环境中　　　　　　　　　　B. 消除残疾不适行为

C. 寻求适应能力与技巧　　　　　　　　　　　　D. 取得残疾适应行为的结果

E. 增加残疾适应行为的结果

16. 在患者常见的心理问题中,常表现为行为与年龄、社会角色不相符合,像回到婴儿时期,此患者的心理状态被称为(　　　)。

A. 焦虑　　　　　B. 回避　　　　　C. 猜疑　　　　　D. 愤怒　　　　　E. 退化

17. 残疾人的心理变化过程依次为(　　　)。

A. 无知期、震惊期、抑郁期、否认期、反对独立期、适应期

B. 无知期、震惊期、否认期、反对独立期、抑郁期、适应期

C. 无知期、震惊期、否认期、抑郁期、反对独立期、适应期

D. 震惊期、无知期、否认期、抑郁期、反对独立期、适应期

E. 无知期、震惊期、否认期、抑郁期、适应期、反对独立期

18. 抑郁期康复患者的心理治疗策略和方法不包括(　　　)。

A. 预防自杀　　　　　　　　　　　　　B. 主动对患者进行心理干预

C. 渐进透露真实的病情　　　　　　　　D. 增强患者生活的信心

E. 使用抗抑郁药配合治疗

19. 行为治疗的种类不包括(　　　)。

A. 系统脱敏法　　　　　　　　B. 行为塑造法　　　　　　　　C. 暴露疗法

D. 指导、鼓励患者表达情感和促进环境改善　　　　　　　　E. 代币治疗法

20. 下列哪项不属于残疾认同过程中的心理问题?(　　　)

A. 依赖性增加　　B. 睡眠障碍　　C. 害怕孤独　　D. 自卑感加重　　E. 猜疑心加重

21. 神经源性膀胱中哪些情况不适合留置导尿管?(　　　)

A. 重症和虚弱不能排空膀胱的患者　　　B. 应用间歇性导尿术有困难患者

C. 尿潴留或尿失禁患者　　　　　　　　D. 上尿路受损或膀胱、输尿管反流患者

E. 怀疑尿道损伤的患者,如骨盆创伤,尿道口及会阴部出血等

22. 神经源性膀胱非手术治疗方法是(　　　)。

A. 留置导尿管　　B. 间歇性导尿　　C. 膀胱冲洗　　D. 代偿性排尿　　E. 以上均是

23. 急性中枢神经系统损伤后,即刻处理膀胱的方法是(　　　)。

A. 间歇性导尿　　　　　　　B. 留置导尿管　　　　　　　C. 耻骨上压力排空

D. 耻骨上膀胱造瘘　　　　　E. 不必急于关注膀胱的排空

24. 下列膀胱训练的禁忌证不包括(　　　)。

A. 严重的膀胱炎　　　　　　　B. 肾衰竭　　　　　　　C. 泌尿系统结石

D. 生活不能自理者　　　　　　E. 残余尿量＞200 mL

25. 间歇性导尿的目的包括(　　　)。

A. 可使膀胱规律性充盈与排空接近生理状态,避免膀胱过度充盈

B. 可使膀胱间歇性扩张,有利于保持膀胱容量和恢复膀胱的收缩功能

C. 减少因排尿障碍对患者活动和心理的影响

D. 有规律地排出残余尿量,减少泌尿系统和生殖系统感染

E. 以上均是

26. 间歇导尿时机错误的是(　　　)。

A. 病情基本稳定　　　　　　　B. 饮水规律　　　　　　　C. 大量输液时

D. 无尿路感染　　　　　　　　E. 一般于受伤后早期(8～35 天)开始

27. 关于饮水计划的描述中错误的是(　　　)。

A. 每日饮水量应限制在 1500～2000 mL

B. 睡前 3 h 内避免饮水

C. 指导患者不要饮用利尿饮品,如茶、咖啡、汽水、含酒精饮品等

D. 口服抑制膀胱痉挛的药物时会有口干等不良反应,护士应指导患者大量进水

E. 进食或进饮后,及时准确地记录饮水量,保证入量和出量平衡

28. 间歇性导尿的注意事项不包括(   )。

A. 间歇性导尿期间不必执行饮水计划

B. 指导患者学会记录、观察自排尿液和导出尿液的性状

C. 插导尿管时动作要轻柔,尤其是男性患者

D. 当插入导尿管有困难或遇到阻力时,应稍停片刻,让膀胱括约肌松弛,再尝试

E. 阴道填塞会影响导尿管的插入,因此,女性患者在导尿前应将阴道填塞物除去

29. 留置导尿术常见并发症不包括(   )。

A. 尿路感染   B. 尿道狭窄   C. 肾盂积水

D. 膀胱结石   E. 膀胱输尿管反流

30. 神经源性膀胱理想的治疗目标不包括(   )。

A. 不用导尿管能自主地排尿   B. 通过刺激扳机点能半自主排尿

C. 没有尿失禁,特别没有滴漏性尿失禁   D. 没有或仅有少量残余尿

E. 通过间歇性导尿能排出尿液

31. 开始排便训练时应记录(   )。

A. 每次排便所需时间   B. 大便的量   C. 大便失禁情况

D. 大便的性状   E. 以上均是

32. 反射性大肠排便的基础是(   )。

A. 减少精神压力   B. 依据大便的性状   C. 应用排便反射

D. 饮食习惯改变   E. 增加腹压

33. 弛缓性大肠的饮食护理包括(   )。

A. 清淡,规律的饮食   B. 禁烟,禁酒   C. 避免辛辣食物

D. 新鲜蔬菜、水果   E. 以上均是

34. 神经源性肠道护理注意事项主要包括(   )。

A. 患者出现腹泻时,要注意对肛门周围皮肤的保护,防止因大便刺激导致皮肤破溃

B. 使用开塞露辅助通便时,注意塑料瓶剪口要光滑,防止割伤皮肤

C. 当合并有痉挛时,直肠活动与痉挛相关,需加以注意

D. 注意排便姿势

E. 以上均是

35. 弛缓性大肠的护理方法不包括(   )。

A. 手指协助排便   B. 肠道功能训练   C. 多食辛辣食物

D. 皮肤护理   E. 饮食护理

36. 模拟排便训练建议在(   )。

A. 早餐后 30 min 内进行排便活动   B. 早餐前 30 min 内进行排便活动

C. 午餐前 1 h 内进行排便活动   D. 午餐后 2 h 内进行排便活动

E. 晚餐前 30 min 内进行排便活动

37. 反射性大肠的护理技术包括(   )。

A. 手指直肠刺激   B. 腹部按摩   C. 增加腹肌训练

D. 模拟排便训练　　　　　　　　E. 以上均是

38. 关于模拟排便训练描述错误的是（　　）。

A. 根据患者以往的排便习惯安排排便的时间

B. 建议在早餐后 30 min 内进行排便活动

C. 尽量采取蹲位或坐位进行排便，若病情不允许时，则以右侧卧位较好

D. 嘱患者深吸气，下腹部用力，模拟排便

E. 选择适当的排便环境

39. 对于反射性大肠患者饮食方面的描述正确的是（　　）。

A. 少饮水　　　　　　　　　　B. 多吃蔬菜、水果、粗粮等高纤维素食物

C. 多吃低纤维素食物　　　　D. 多吃含糖食物　　　　　　　E. 多吃辛辣食物

40. 下列神经源性肠道护理的注意事项中错误的是（　　）。

A. 使用开塞露辅助通便时，注意塑料瓶剪口要光滑

B. 腹泻时，要注意对肛周皮肤的保护

C. 室内注意开窗通风

D. 注意排便姿势，最好采用右侧卧位

E. 排便训练时间要符合患者的生活规律，并根据患者的实际情况进行调整

A2 型题

1. 患者，男，67 岁，3 年前因脑梗死致右侧肢体偏瘫，虽经积极治疗，现仍需扶杖步行，上下楼梯有困难，吃饭、穿衣、洗漱等日常生活均需要家人照料。该患者需要进行的康复训练是（　　）。

A. 日常生活活动能力训练　　　B. 职业康复训练　　　　　　　C. 语言训练

D. 吞咽训练　　　　　　　　　E. 被动运动训练

2. 患者，女，60 岁，脑卒中后遗症入院进行进一步康复训练，查体：患者右侧肌张力较高，上下肢肌力为 3 级，左侧肌力肌张力正常，入院后护士指导患者穿脱衣服训练，护理要点中错误的是（　　）。

A. 帮助患者选择大小、松紧、厚薄适宜的衣物

B. 穿衣服时应先穿健侧后穿患侧

C. 脱衣服时先脱健侧后脱患侧

D. 鞋袜放在患者身边容易够到的地方且位置固定

E. 为操作方便，将衣服上的纽扣换成尼龙搭扣、裤带换成松紧带

3. 患者，男，50 岁，脑卒中后遗症入院进行进一步康复训练，查体：患者左侧上下肢肌力为 3 级，右侧肌力肌张力正常，入院后护士指导患者在坐位下穿脱裤子训练，护理要点中错误的是（　　）。

A. 取坐位，健手将患腿交叉放于健腿上

B. 健手将患侧裤腿套上，并拉至膝关节以上，脚板露出

C. 放下患腿，健腿套入健侧裤腿，脚板露出

D. 站立，健手将裤子提至腰部，整理裤子

E. 脱裤子时跟穿裤子相反

4. 患者，男，32 岁，因车祸伤致双下肢不能活动，入院诊断：T_8 椎体骨折，脊髓损伤，入院当天采用膀胱处理的方法是（　　）。

A. 留置导尿管　　　　　　　B. 间歇性导尿　　　　　　　C. 耻骨上膀胱造瘘

D. 耻骨上压力排空　　　　　E. 不必急于关注膀胱的排空

5. 患者,女,18 岁,主因 $L_2 \sim L_3$ 椎管内髓内皮样囊肿切除术后致神经源性膀胱,进行膀胱训练时叩击膀胱区的目的是( )。

  A. 增加括约肌张力   B. 促进尿液分泌   C. 降低逼尿肌张力

  D. 促进交感神经兴奋   E. 诱发膀胱反射

6. 患者,男,33 岁,脊髓损伤致双下肢瘫,患者突然出现面色潮红、视物模糊、血压升高,心跳缓慢等症状,判断患者损伤部位在( )。

  A. T_6 以上   B. 马尾损伤   C. T_{10} 以上   D. 不完全损伤 E. 头部损伤

7. 患者,男,14 岁,因脑外伤术后 10 天余,现患者意识不清、四肢运动障碍、排尿排便障碍,对此患者进行膀胱护理的方法主要采用( )。

  A. 间歇性导尿   B. 扳机点排尿   C. 盆底肌肉训练

  D. 留置导尿管   E. 制订饮水计划

8. 患者,男,30 岁,因高空作业坠落至腰椎损伤,对该患者进行膀胱训练,制订饮水计划时,每天饮水量应在( )。

  A. 不超过 1500 mL   B. 2500～3000 mL   C. 3500 mL 以上

  D. 不需严格控制饮水   E. 1500～2000 mL

9. 患者,男,55 岁,因脑出血术后半月余,右侧偏瘫、失语,目前处于卧床状态,精神及营养均差,3～5 天排便 1 次且在使用开塞露辅助下,对该患者进行肠道护理正确的是( )。

  A. 手指直肠刺激   B. 腹部按摩   C. 增加腹肌训练

  D. 多食水果、蔬菜及粗粮等高纤维素、富含营养的食物   E. 以上均是

10. 护士为某卧床、便秘患者进行肠道护理时错误的做法是( )。

  A. 使用便盆时,将患者臀部抬起,轻轻塞入便盆,避免造成臀部皮肤的擦伤

  B. 患者深吸气时向下腹部用力,做排便动作

  C. 手指直肠刺激时,协助患者采取左侧卧位,下铺防水垫

  D. 进行腹部按摩时,逆时针方向按摩

  E. 注意室内应及时开窗通风

11. 患者,男,32 岁,因车祸伤致颈脊髓损伤伴四肢瘫术后 1 个月余,患者大小便失禁,留置有导尿管,护士应对该患者进行( )。

  A. 保证床铺干净整洁   B. 嘱其多饮水

  C. 保证肛周、臀部皮肤清洁干燥,防止皮肤破损

  D. 进行盆底肌训练   E. 以上均是

12. 患者,女,44 岁,因脑出血后言语障碍伴右侧肢体活动障碍 2 个月余,大便干结,4～5 天在开塞露辅助下进行通便,护士对其进行健康教育指导为( )。

  A. 嘱其多食含纤维素高的蔬菜、水果、粗粮等,饮食要清淡,规律

  B. 禁烟酒、避免辛辣食物   C. 多饮水

  D. 养成规律的排便习惯,尽量每日 1 次   E. 以上均是

13. 患者,女,28 岁,腰椎 4～5 椎管狭窄术后,大小便失禁,神经源性直肠,对其进行护理的是( )。

  A. 进行腹部顺时针按摩后,可进行手指协助排便

  B. 仰卧位或坐位,双下肢并拢,双膝屈曲稍分开,轻抬臀部,缩肛、提肛 10～20 次

  C. 养成定时排便的习惯   D. 饮食习惯不需要关注   E. 需加强腹肌训练

第五章　常见疾病的康复护理

　　疾病康复是针对临床各专科各类病残或伤残所致的功能障碍的特点,进行有针对性的康复评定、康复治疗及相关问题研究的学科。

　　长期以来疾病康复常见和重要的适应证是神经系统疾病和骨关节肌肉疾病,但随着儿科疾病康复、老年疾病康复、心血管疾病康复、呼吸系统疾病康复、肿瘤疾病康复和慢性疼痛疾病康复的逐步开展,疾病康复的适应证愈来愈多。本章主要介绍其中较常见疾病的康复护理评定、康复护理措施和注意事项等。

🔰 学 习 目 标

　　1. 掌握脑卒中、颅脑损伤、脊髓损伤、脑性瘫痪、帕金森病、颈椎病、肩周炎、腰椎间盘突出症、骨折、关节置换术、截肢、冠心病、慢性阻塞性肺疾病、糖尿病、阿尔茨海默病等疾病的概念、主要功能障碍的评定方法、常用康复护理技术、康复护理指导原则、指导方法。

　　2. 了解脑卒中、颅脑损伤、脊髓损伤、脑性瘫痪、帕金森病、颈椎病、肩周炎、腰椎间盘突出症、骨折、关节置换术、截肢、冠心病、慢性阻塞性肺疾病、糖尿病、阿尔茨海默病等疾病的病因及发病情况。

　　3. 能正确运用常用康复护理技术为神经系统疾病患者提供康复护理服务。

　　4. 具有尊重残疾人、促进残疾人重返社会的意识,提高患者家属的参与程度。

第一节　脑卒中的康复护理

情 境 导 入

　　患者,李某,女,70岁,因"右侧肢体活动不灵伴二便失禁1日"以脑梗死入院,查体:T 36 ℃,P 80次/分,R 20次/分,BP 180/105 mmHg,意识清,右侧中枢性面舌瘫,失语;肢体 Brunnstrom 分级右上肢Ⅰ级、右手Ⅰ级、右下肢Ⅰ级,右侧肢体肌张力低下,左侧肢体肌力肌张力正常;双侧痛觉对称;颈软,无脑膜刺激征,双侧病理征阴性。要求实习护士小李针对该患者进行躯体运动功能的描述。

161

请思考:

1. 根据病情该患者有哪些功能障碍?

2. 如何对该患者的运动功能障碍进行评定?

3. 结合患者的运动功能障碍评定结果制订相应护理措施?

一、概述

脑卒中又称脑血管意外,是指突然发生的,由脑血管病变引起的局限性脑功能障碍,并且持续时间超过 24 h 或引起死亡的一组临床综合征。具有起病急骤,突发头痛、头晕、意识障碍等全脑症状和偏瘫、失语及感觉减退等局灶性神经功能缺损的特征。按病理过程可分为两大类:缺血性脑卒中(脑血栓和脑梗死)和出血性脑卒中(脑出血和蛛网膜下腔出血)。

脑卒中是神经系统的常见病和多发病,目前已成为世界人口的第二大死因,2008 年公布的我国居民第三次死因抽样调查结果显示,脑卒中已成为我国居民第一位死亡原因,几乎每 4 个死亡人中就有 1 个的死因可归于脑卒中。多年来我国脑卒中的发病率、死亡率、致残率在疾病谱中也一直处于前三位。我国现有脑卒中患者 1300 余万人,每年有 150 万~200 万新发脑卒中患者,脑血管疾病的年发病率为(116~219)/10 万人口,年死亡率为 120/10 万人口。近年来脑卒中发病率在我国持续走高,每年新发病例超过 200万,平均每 21 s 就有一个人死于脑卒中,我国现存活的脑卒中患者为 600 万~700 万,其中 3/4 的患者留有不同程度的残疾,由此造成的经济损失高达 400 亿元。而且脑卒中多会引起运动、言语、感觉、吞咽、认知及其他障碍,这些严重影响患者的身心健康,从而使其生活质量明显下降。大量的临床实践证明,积极、早期、科学、合理的康复训练能改善患者的障碍程度,从而改善其生活质量。

知识链接

"中风120"

"中风 120"是一种适用于国内的、迅速识别脑卒中和即刻行动的策略,主要包括以下三个步骤。

"1"代表"看到 1 张不对称的脸"。

"2"代表"查两只手臂是否有单侧无力"。

"0"代表"聆(零)听讲话是否清晰"。

如果通过这三步观察怀疑患者是中风,可立刻拨打急救电话。

脑卒中发病的危险因素分为两类:一类是不可控因素,如年龄、种族、性别、遗传等;另一类是可控因素,如高血压、心脏病、糖尿病和短暂性脑缺血发作(TIA)。这些诱发脑卒中发病的重要的危险因素,可以通过有效干预来预防其发生。大力开展缺血性脑卒中的三级预防,对降低其发病率、死亡率及致残率有很重要的现实意义。

二、主要功能障碍及评定

脑卒中发生后,引起的功能障碍是多方面的,常见的功能障碍有以下几种。

（一）运动功能障碍及评定

运动功能障碍是脑卒中后最突出的问题,因病灶部位的不同会引起各种不同的障碍现象。运动功能障碍由锥体系统受损引起,是致残的重要原因。运动功能障碍多表现为一侧肢体不同程度的瘫痪或无力,即偏瘫,出现共同运动和联合反应等异常的运动模式。运动功能的恢复一般经过四个时期:软瘫期、痉挛期、恢复期和后遗症期。常见运动功能障碍有以下几种。

1. 典型的偏瘫痉挛姿势　①头颈向患侧屈曲并旋转,面朝向健侧。②患侧上肢肩胛骨回缩,肩带下沉,肩关节内收、内旋;肘关节屈曲伴前臂旋后或旋前;腕关节屈曲并向尺侧偏斜;拇指对掌、内收、屈曲;其余四指屈曲内收。③患侧下肢骨盆旋后上提,髋关节后伸、内收、内旋,膝关节伸展,踝趾屈、足内翻,趾屈曲、内收。④躯干向患侧侧屈并后旋。脑卒中患者上肢常表现为典型的屈肌模式,下肢表现为典型的伸肌模式(图 5-1-1)。

2. 共同运动　脑组织损伤后出现的一种肢体异常活动,表现为患侧肢体某一关节进行主动运动时,会引发相邻关节甚至同一肢体的所有关节出现不可控制的运动,并形成特有的活动模式。在主动用力运动时共同运动表现典型。上肢屈肌功能占优势,下肢伸肌功能占优势。

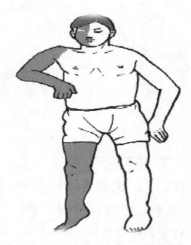

图 5-1-1　典型的偏瘫痉挛姿势

3. 联合反应　偏瘫患者在进行健侧肢体的肌肉抗阻力收缩运动时,其兴奋可以波及患侧而引起瘫痪肢体肌肉的收缩,这种反应称为联合反应。表现为对称性和不对称性两种反应状态,包括上肢联合反应、下肢联合反应和同侧联合反应。

运动功能障碍评定主要是对运动模式、肌张力、肌肉协调性进行评定。目前最常用来评价脑卒中偏瘫肢体运动功能的方法是 Brunnstrom 6 阶段评定法(又称 Brunnstrom 分级),该方法根据脑卒中恢复过程中的变化将手、上肢及下肢运动功能分为 6 个阶段或等级。应用其能精细观察肢体完全瘫痪之后,先出现共同运动,以后又分解成单独运动的恢复过程。但这也只是一种定性或半定量的评定方法(表 5-1-1)。

表 5-1-1　Brunnstrom 6 阶段评定法

阶段	特点	上肢	手	下肢
Ⅰ	无随意运动	无任何运动	无任何运动	无任何运动
Ⅱ	引出联合反应、协同运动	仅出现协同运动模式	仅有极细微的屈曲	仅有极少的随意运动
Ⅲ	随意出现的协同运动	可随意发起协同运动	可有钩状抓握,但不能伸指	在坐位和站立位上,有髋、膝、踝的协同性屈曲
Ⅳ	协同运动模式打破,开始出现分离运动	出现脱离协同运动的活动:肩 0°,屈肘 90°下,前臂可旋前、旋后;伸肘情况下,肩可前屈 90°;手臂可触及腰骶部	能侧捏及松开拇指,手指有半随意的小范围伸展	在坐位上,可屈膝 90°以上,足可向后滑动。在足不离地的情况下踝能背屈

续表

阶段	特点	上肢	手	下肢
V	肌张力逐渐恢复,有分离精细运动	出现相对独立于协同运动的活动:伸肘时肩可外展90°;伸肘,肩前屈30°～90°时,前臂可旋前、旋后;伸肘,前臂中立位,上肢可上举过头	可有球状和圆柱状抓握,手指同时伸展,但不能单独伸展	健腿站,患腿可先屈膝,后伸髋;伸直膝的情况下,踝可背屈
VI	运动接近正常水平	运动协调接近正常水平,手指指鼻无明显辨距不良,但速度比健侧慢(≤5 s)	所有抓握均能完成,但速度和准确性比健侧差	站立位可使髋外展到抬起该侧骨盆所能达到的范围;坐位下伸直膝可内外旋下肢,合并足内外翻

(二)感觉功能障碍及评定

脑卒中患者以偏身的感觉障碍为常见。其中包括一般感觉障碍,如浅感觉的痛、温、触觉;深感觉的关节位置觉、振动觉、运动觉等;复合感觉障碍,如皮肤定位感觉、两点辨别觉、体表图形觉、实体觉等;特殊感觉障碍最常见,如偏盲。偏盲是因为患者半侧视野缺陷导致,表现为看不到盲侧空间的物体,因此产生身体姿势异常和生活困难。具体评定方法参见有关章节。

(三)认知功能障碍及评定

认知是大脑对感知信息进行处理、储存、记忆和应用的过程,是大脑的高级功能,包括注意、记忆、思维等心理活动。当大脑不同部位出现不同程度损伤时将会导致相应的感知功能障碍,主要类型有失认症和失用症等。认知功能障碍是脑卒中患者发生率较高的症状,也是导致该类患者日常生活活动能力下降,工作和家庭生活严重受限的主要因素之一。因此全面评定认知功能有助于预测预后,且可以指导康复护理计划。具体评定方法参见相关章节。

(四)言语功能障碍及评定

言语功能障碍是指个体利用语言,如口语、书面语及手势语等进行交际活动过程中出现的运用障碍,主要包括失语症、失用症和构音障碍等。言语功能评定主要评定患者发音情况及各种语言形式的表达能力,包括说、听、读、写和手势表达等。具体评定方法参见相关章节。

(五)吞咽功能障碍及评定

吞咽功能障碍主要是确定患者是否存在吞咽困难,对其程度进行量化,了解吞咽困难发生在哪一期,为下一步的康复护理及判断预后打下基础。具体评定方法参见相关章节。

(六)日常生活活动能力障碍及评定

脑卒中患者由于运动功能、认知功能、感觉功能、言语功能等多种功能障碍并存,常导致衣、食、住、行、个人卫生等基本动作和技能下降或丧失。因此,需对患者进行日常生活活动能力的评定,制订具体的康复护理计划。具体评定方法参见相关章节。

（七）心理障碍及评定

脑卒中患者由于不同程度的神经功能受损,如肢体瘫痪、失语症时,必然会产生心理困扰或障碍,出现情绪、认知和行为问题。因此,需评定患者心理状态、人际关系与环境适应能力,了解有无抑郁、焦虑、恐惧等心理障碍,评定患者的社会支持系统是否健全有效。具体评定方法参见相关章节。

三、康复护理措施

康复护理措施要在充分评定患者功能水平下制订并实施,实施后要积极进行护理评价,根据评价结果进行下一步的护理措施的制订。患者处于急性期时应采取积极的康复护理措施,预防并发症发生,将损伤降低到最低。从急性期开始,需对患者进行正常行为模式的输入,抑制痉挛,抑制共同运动和联合反应对患者造成的影响。

（一）软瘫期的康复护理

软瘫期是指发病1～3周内（脑梗死1周左右,脑出血2～3周）的患者。主要特点:患者意识清楚或有轻度意识障碍,生命体征平稳,但患肢肌力、肌张力低下,腱反射减弱或消失。在不影响临床抢救,不造成患者病情恶化的前提下,康复护理措施应尽早介入,一般待病情稳定48～72 h后,本期康复护理即可与临床诊治同时进行。其目的是预防并发症的发生,如关节挛缩、肩关节半脱位、压疮、肺部感染以及继发性损害,同时为下一步功能训练做准备。

1. 良肢位摆放　为防止或对抗痉挛模式的出现,保护肩关节、防止肩关节半脱位,防止骨盆后倾和髋关节外展、外旋以及早期诱发分离运动而设计的一种治疗性体位,是早期抗痉挛治疗的重要措施之一。良肢位有患侧卧位、健侧卧位、仰卧位和床上坐位,通常前三种体位交替使用,每2 h更换1次,病情允许,应鼓励患者尽早在床上坐起。每次摆放应评估患者情况,如出现下列情况应禁止变换体位:头部轻屈即出现瞳孔散大;病灶侧瞳孔散大,对光反射消失;呼吸不规律;频繁呕吐;频发全身痉挛;低血压,收缩压在12 kPa以下;双侧迟缓性瘫痪;去皮质强直发作;发病后1 h内深昏迷。几种体位的具体摆放如下。

（1）仰卧位:因体位变换或其他需要采取仰卧位,摆放时头部放在枕头上,稍偏向健侧,面部朝向患侧,枕头高度合适,保持胸部平直,胸椎不出现屈曲,患臂应放在体旁的枕头上,肩关节前伸,保持伸肘,腕背伸,手指伸展。患侧臀部和大腿下放置垫枕,使骨盆前伸,防止患腿外旋,膝下可置一小枕,使膝关节微屈,足底避免接触任何支撑物,以免足底感受器受刺激,通过阳性支撑反射加重足下垂。应避免半卧位,因该体位的躯干屈曲和下肢伸直姿势直接强化了痉挛模式,因此,在痉挛明显时尽量少摆仰卧位（图5-1-2(a)）。

（2）健侧卧位:患者最舒适的体位,易将患侧肢体置于抗痉挛体位,而且可防止压疮、利于患侧肢体血液循环,预防患肢水肿及促进患侧的胸式呼吸。摆放时患肩前伸,肘、腕、指各关节伸展,放在胸前的枕上,掌心向下,手腕不可悬空,上肢向头顶方上举约100°;健侧上肢放于最舒适的位置上;患腿屈曲向前放在身体前面的另一支撑枕上,髋关节自然屈曲,踝关节保持中立位避免足内翻,注意患足不可悬空;健侧下肢髋关节伸展,膝关节轻度屈曲（图5-1-2(b)）。

（3）患侧卧位:最有利的体位,在早期即可以采取该体位。摆放时使头颈稍前屈,避免后伸,躯干稍向后,背部放一枕头倚靠,取放松体位;患肩前伸,将患肩拉出,避免受压

165

和后缩，肘关节伸直，前臂旋后，指关节伸展，患侧髋关节伸展，膝关节微屈，健腿屈曲向前置于体前支撑枕上。该体位可以增加患侧感觉输入，牵拉整个偏瘫侧肢体，有助于防止痉挛（图 5-1-2(c)）。

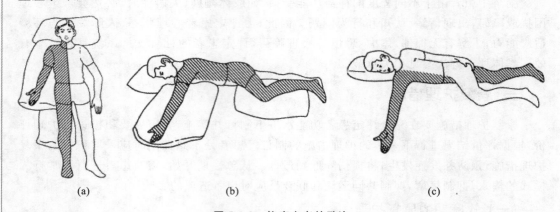

(a)　　　　　　　　　　(b)　　　　　　　　　　(c)

图 5-1-2　偏瘫患者的卧姿

注：(a)仰卧位；(b)健侧卧位；(c)患侧卧位。

2. 肢体的被动运动　有防止关节挛缩，促进肢体血液循环和增强患侧感觉输入的作用。只要生命体征平稳，患者即可进行被动运动。关节被动运动一般先从健侧开始，然后参照健侧关节活动度再做患侧，训练时需遵守的运动原则为：①关节活动度的被动活动应包括身体的各个关节；②每个关节必须进行功能范围内的关节活动，固定关节的近端，被动活动远端；③运动时动作要平稳、缓慢、均匀，训练项目要尽早集中，避免频繁变换体位；④每日训练两次，每次各方向进行 3～5 遍；⑤每次活动只针对一个关节，固定的位置应以尽量接近关节的中心为佳；⑥维持正常关节活动度的被动运动，不得出现疼痛；⑦关节被动运动前，要向患者做好解释工作，以取得患者合作；⑧患者的体位舒适，被固定的部位要稳定、牢固，如骨折或肌腱缝合术后的患者；⑨对昏迷、肢体瘫痪的患者，应与肌力训练同时进行，尤其是负重关节，防止加重关节的不稳定性。具体训练方法参见相关章节。

对患侧肢体训练前可进行按摩以促进血液循环、淋巴回流，防止和减轻水肿，同时也可对患侧进行运动感觉的刺激，有利于恢复运动功能。按摩时动作要轻柔、缓慢、有节律地进行，不使用强刺激性手法。对肌张力高的肌群用安抚性质的按摩，对肌张力低的肌群则予以摩擦和揉捏等。

3. 肢体的主动运动　脑卒中导致肌肉失控、正常姿势放射机制紊乱和运动协调性异常，而这些功能恢复是需要患者主动参与的再学习过程，患者主动参与程度越高，恢复越快，恢复程度越高。所以当患者清醒，生命体征稳定，体能有一定程度恢复后，宜尽早开展主动运动训练。软瘫期的所有主动运动训练都是在床上进行的。主要原则是利用躯干肌的活动以及各种手段，促进肩胛带和骨盆带的功能恢复。

1）翻身训练　翻身是预防压疮的重要措施，可以通过躯干的旋转和肢体的摆动促进全身反应和肢体活动，抑制痉挛，促进平衡和协调功能恢复，这对患者十分重要。开始应以被动运动为主，待患者掌握翻身动作要领后，在护士的帮助下由辅助翻身过渡到主动翻身，包括向健侧翻身和向患侧翻身（图 5-1-3）。

（1）向健侧翻身：①患者取仰卧位，护士站在患者的患侧；②患者双手十指交叉，患侧手拇指压在健侧手拇指的上方（即 Bobath 式握手）；③嘱其肘关节伸展，肩关节屈曲 90°，双上肢上举；④护士指导患者用健侧下肢将患侧下肢从腘窝下勾起呈屈膝位（如果患者

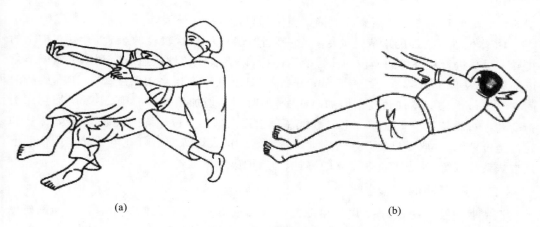

图 5-1-3　翻身训练

注：(a)向患侧翻身；(b)向健侧翻身。

不能自行维持屈膝位，护士可在患膝侧给予辅助）；⑤健侧脚掌平放并支撑于床面，双腿屈膝并拢，上下肢同步进行左右摆动，由健侧带动患侧依靠惯性翻向健侧。辅助翻身时护士双手分别放在患侧肩胛下方和髂嵴部位，帮助患者转动肩胛和骨盆，翻身健侧。

（2）向患侧翻身：患侧卧位及上下肢开始姿势同健侧翻身，摆动翻转时与健侧翻身相反，左右摆动借助惯性使健侧翻转向患侧。辅助翻身时护士站在患侧，双手分别放在健侧肩胛下方和髂嵴部位，帮助患者转动肩胛和骨盆，翻身患侧。

2）床上移动训练　①患者取仰卧位，护士站在患者的患侧；②指导患者用健腿下肢从患侧下肢腘窝下插入勾起患足；③健腿抬起患腿向左（右）移动；④健足和肩支撑臀部并移动；⑤健腿、臀部为支点，移动头、肩部。

3）桥式运动　骨盆及下肢的控制训练，通过充分地伸髋屈膝控制训练，抑制下肢伸肌痉挛，促进分离运动的产生，避免患者今后行走时出现偏瘫步态及预防压疮的发生。桥式运动主要有双侧桥式运动、单侧桥式运动和动态桥式运动。

（1）双侧桥式运动：患者取仰卧位，双上肢 Bobath 式握手，伸肘、伸腕置于肩前屈 90°位，双下肢屈曲，双足底平踏于床面，护士站在患者的患侧帮助患肢放置于屈膝位，然后一手放于患膝上，协助患者向前向下拉和压膝关节，另一手放在臀下，帮助患者提升臀部使其抬离床面，髋自然伸展，骨盆保持水平，防止向健侧后旋。通过训练使患者能够逐渐主动完成该运动（图 5-1-4）。

（2）单侧桥式运动：在患者能主动完成双侧桥式运动后，让患者抬起健肢（或把健腿驾于患腿上），患侧下肢支撑负重将臀部抬离床面做以上动作（图 5-1-5）。

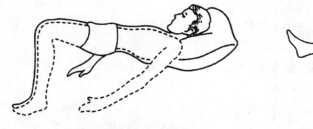

图 5-1-4　双侧桥式运动

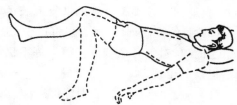

图 5-1-5　单侧桥式运动

（3）动态桥式运动：为了获得下肢内收、外展的控制能力，患者仰卧位屈膝，双足支撑床面，双膝平行并拢，健腿保持不动，患腿交替做幅度较小的内收和外展动作，并学会控制动作的幅度和速度。然后患腿保持中立位，健腿做内收、外展练习。

4. 体位性低血压的适应性训练 对一般情况良好、症状较轻的患者，可以在护士的指导下尽早进行从卧位到坐位的体位变化训练，以克服体位性低血压。利用可以调节角度的病床，从床头抬高30°、维持5 min开始，每日增加床头抬高的角度10°～15°，维持时间5～15 min，遵守增加角度不增加时间、增加时间不增加角度的原则，逐渐增加到床头抬高80°、可维持床上坐位30 min。在此基础上逐渐增加坐位训练的次数，并开始床边和轮椅坐位训练，争取尽早离开病房到训练室训练。进入训练室后可在电动起立床依照上述方法继续训练，使患者重获直立的感觉，为后期康复做准备。

（二）痉挛期的康复护理

痉挛期一般在发病2～3周后出现并逐渐加重，持续时间大概3个月。此期瘫痪侧肌张力由弛缓性逐渐向痉挛性转换，突出的问题是痉挛和联合反应导致共同运动日益加强引发异常运动模式形成。共同运动是病理性的异常运动模式，其动作虽然是由患者意志引起的，但运动模式是刻板的、固定的，患者难以进行各个关节的随意运动，无法实现功能性动作。如果得不到科学有效的康复治疗，就会陷入恶性循环，严重影响康复效果。临床上很多患者由于本期未得到及时、正确的康复治疗而遗留下严重的功能障碍。此期主要康复护理目标是控制痉挛和异常的运动模式，促进正常运动模式的出现。

1. 抗痉挛训练 脑卒中患者大部分患侧上肢以屈肌痉挛占优势，下肢以伸肌痉挛占优势。常用的抗痉挛训练方法有以下几种。

1）卧位抗痉挛训练 早期卧床时可指导患者采用Bobath式握手（图5-1-6），上举上肢，使患侧肩胛骨向前，患肘伸直，该训练可以很好地抑制上肢屈肌痉挛。仰卧位时双腿屈曲，Bobath式握手抱住双膝，将头抬起，前后摆动使下肢更加屈曲，该运动不仅可以降低下肢伸肌痉挛，还可以抑制上肢屈肌痉挛。此外，还可以进行桥式运动来抑制下肢伸肌痉挛。

2）坐位及站立位抗痉挛训练 坐位时可借助滚筒、沙板模进行训练或指导患者将患肘伸直，手指伸展分开，撑于椅面或床面上，然后将身体重心缓慢移至患侧；站立位时，双手平放抵于墙壁上，肘关节伸直身体重心向前；上述方法有利于抑制上肢屈肌痉挛模式。

3）患肢的功能与训练 此期的特点是腱反射亢进、出现联合反应、肌张力增高，患者的患侧处于异常运动模式，所以不仅要进行抗痉挛训练，还得控制异常运动，促进分离运动的出现。

（1）肩胛带和肩关节的被动运动：患者取仰卧位，采用Bobath式握手，上举上肢，尽量前伸肩胛带，护士可一手放入患者腋下帮助患者将肩胛骨向前、向上移动，但不能向后；坐位或站立位时，可采用Bobath式握手，上举上肢，高举过头，然后将手放在头顶、头后方，再返回。该训练可帮助恢复上肢运动功能，也可预防肩痛和肩关节挛缩（图5-1-7）。

（2）肘的控制训练：患者取仰卧位，患侧上肢上举，伸直肘关节，然后缓慢屈肘，用手摸自己的口、对侧耳朵和肩。该训练不仅训练肘的伸展，还增强肘的控制能力，促进上肢分离运动的出现。

（3）前臂的旋前、旋后训练：患者取坐位，指导患者用患手翻动置于桌子上的扑克牌或在患手的手背侧放一个橡皮泥，让患者以手的小指为轴，用手背做压面的动作；亦可在任何体位上让患者转动手中的小物体。

（4）腕指伸展训练：让患者坐于墙前，左右手十指交叉将掌面翻向外，手背靠胸前，然后伸肘，举手过头，掌心向上，返回胸前，再向前方的墙面推去，抵在墙上，向上、向下、向

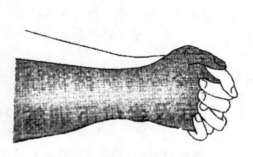

图 5-1-6　Bobath 式握手

图 5-1-7　肩关节和肩甲带运动

健侧滑动。此法锻炼腕指伸展的同时可以拉长患侧腰部组织,防止躯干挛缩。

（5）屈膝训练:患者取俯卧位,护士一手握住患侧腿踝部,一手放于臀部,帮助患者屈膝。随着患者主动运动的出现,可让患者取仰卧位,采用 Bobath 式握手上举上肢的抗痉挛模式,在护理人员的帮助下主动屈髋屈膝。

（6）伸髋屈膝训练:患者取仰卧位,护士托住患足,让患者屈膝后将患肢放于床沿以下做伸髋,然后护士协助其将患足放回原位,以后可逐步过渡到患者主动练习。

（7）曲踝训练:患者取仰卧位,患足支撑在床上,护士一手向下按压踝关节,另一手将患足和足趾提至充分背屈并外翻。该方法有利于对抗踝关节趾屈痉挛。

（8）伸髋屈膝曲踝训练:患者取仰卧位,患腿屈膝垂于床沿,伸髋,护士托其患足于背屈位,将足推向患者头的方向,协助患者在不屈髋的情况下继续屈膝和背曲踝。此法有利于对抗下肢伸肌痉挛和促进下肢分离运动的出现。

2. 坐位训练　　长期在床上制动,尤其是老年人,可产生许多严重并发症,如压疮、坠积性肺炎等,因此只要病情允许,应尽早采取床上坐位训练。

（1）坐位耐力训练:开始训练时可能发生体位性低血压,故应首先进行坐位耐力训练。具体训练方法见该节体位性低血压的适应性训练。

（2）从卧位到床边坐起训练:①从患侧坐起,患者取仰卧位,指导患者将患腿置于床边外,使膝关节屈曲,开始时需护士帮助完成这一动作,或用健腿把患腿抬到床边。然后健侧上肢向前越过身体,同时旋转躯干,健手在患侧推床以支撑上身,并摆动健腿到床外,帮助完成床边坐位。②从健侧坐起,先向健侧翻身,健侧上肢屈曲缩到身体下,双腿远端垂于床边,头向患侧（上方）侧屈,健侧上肢支撑慢慢坐起（图 5-1-8）。患者由床边坐位到卧位,运动程序与上述相反。

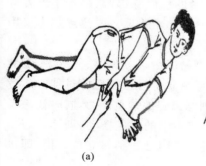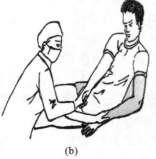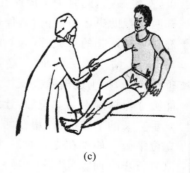

(a)　　　　　　　　　　(b)　　　　　　　　　　(c)

图 5-1-8　床边坐起训练

（三）恢复期的康复护理

恢复期早期患侧肢体和躯干肌力较弱，还没有足够的平衡能力维持良好姿势，因此，恢复期应先进行平衡训练，再进行步行及改善手功能练习。脑卒中平衡训练包括坐位平衡训练和立位平衡训练。

1. 坐位平衡训练 先评定患者平衡能力的级别，根据评定结果采取针对性训练。一般先进行静态平衡训练，再进行动态平衡训练，最后进行耐力训练即可。静态平衡训练：患者取无支撑下床边或椅子上静坐位，髋关节、膝关节和踝关节均屈曲 90°，足踏地或踏支持台，双足分开约一脚宽，双手置于膝上。护士协助患者调整躯干和头至中间位，当感到双手已不再用力时松开双手，保持该体位数秒，然后慢慢地倒向一侧，要求患者自己调整身体至原位，必要时给予帮助。动态平衡训练：指导患者双手手指交叉在一起，伸向前、后、左、右、上方和下方并有重心相应的移动进行动态平衡训练。患者掌握动态平衡训练后，接下来最主要的就是耐力训练（图 5-1-9）。

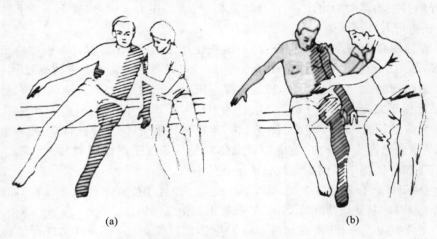

(a)　　　　　　　　　　(b)

图 5-1-9　坐位平衡训练

偏瘫患者坐位时常出现脊柱向健侧侧弯，身体重心向健侧臀部偏移。护士应立于患者对面：一手置于患侧腋下，协助患侧上肢肩胛带上提，肩关节外展、外旋，肘关节伸展，腕关节背伸，患手支撑于床面上；另一手置于健侧躯干或患侧肩部，调整患者姿势，使患者躯干伸展，完成身体重心向患侧转移，达到患侧负重的目的。

2. 站立位平衡训练 为行走训练做准备。

（1）起立训练：患者双足分开约一脚宽，双手手指交叉，上肢伸展前伸，双腿均匀持重，慢慢站起，此时护士应站在患者前面，用双膝支撑患者的患侧膝部，双手置于患者臀部两侧帮助患者重心前移，伸展髋关节并挺直躯干，坐下时动作相反。要注意防止仅用健腿支撑站起的现象（图 5-1-10）。

（2）站立位平衡训练：静态站立位平衡训练时在患者站起后，让患者松开双手，上肢垂于体侧，护士逐渐除去支撑，让患者保持站立位。注意站立位时不能有膝过伸。患者能独立保持静态站立位后，让患者重心逐渐移向患侧，训练患腿的持重能力，同时让患者双手交叉的上肢（或仅用健侧上肢）伸向各个方向，并伴随躯干的相应摆动，训练动态站立位平衡。如果在受到突发外力的推拉时仍能保持平衡，说明已达到站立位平衡，即可以进行步行训练（图 5-1-11）。

（3）患侧下肢支撑训练：患者患侧下肢负重能力提高后，就可以开始进行患侧单腿站

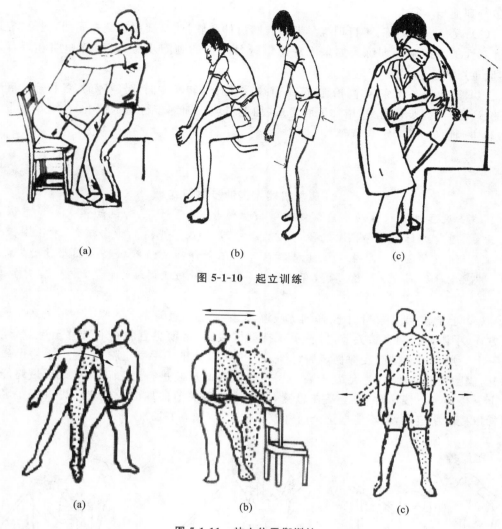

(a)　　　　　(b)　　　　　(c)

图 5-1-10　起立训练

(a)　　　　　(b)　　　　　(c)

图 5-1-11　站立位平衡训练

立训练。患者站立位，身体重心移向患侧，健手可握一固定扶手以起保护作用，健足放在护士腿上。为避免患侧膝关节过度伸展，用手帮助膝关节保持屈曲 15°左右。随着患侧下肢负重能力提高，可用另一手握住患者健足，使之向下踩的力量减弱，进而使患侧下肢负重能力逐渐接近单足站立位平衡能力。

3. 步行训练　患者达到自动站立位平衡后，患腿持重达体重的一半以上，且可向前迈步时才可开始步行训练(图 5-1-12)。

（1）步行前准备：先练习扶持站立位，接着进行患腿前后摆动、踏步、屈膝、伸髋等活动，以及患腿负重，双腿交替前后迈步和进一步训练患腿平衡。

（2）扶持步行：护士站在患侧，一手握住患手，掌心向前；另一手从患侧腋下穿出置于胸前，手背靠在胸前处，与患者一起缓慢向前步行，训练时要按照正确的步行动作行走或在平行杆内步行，然后从扶

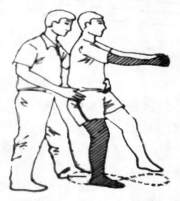

图 5-1-12　步行训练

171

杖步行到徒步步行。

（3）改善步态训练：步行训练早期常有膝过伸和膝打软（膝关节突然屈曲）现象，应进行针对性的膝控制性训练。如果出现患侧骨盆上提的画圈步态，说明膝屈曲和踝背屈差，应重点训练。

（4）复杂步态训练：如高抬腿部，走直线，绕圈走，转换方向，跨越障碍，各种速度和节律的步行及训练步行耐力，增加下肢力量（加上斜坡），训练步行稳定性（如在窄步道上步行）和协调性（如踏固定自行车）。

知识链接

康复机器人辅助步态训练

康复机器人辅助步态训练能够提供量化、多体位、多种运动模式的步态训练，通过进行支撑和摆动阶段的反复训练，用于改善患者的步态模式，增强步行能力，减少痉挛的发生。康复机器人可以记录详细的治疗数据及图形，提供客观、准确的治疗和评价参数，有助于提高下肢步行功能训练的康复效率。

（5）上下楼梯训练：上下楼梯训练应遵照健腿先上、患腿先下的原则。护士站在患侧后方，一手协助控制患膝关节，另一手扶持健侧腰部，帮助患者将重心转移至患侧，建足先登上一层台阶。健肢支撑稳定后，重心充分前移，护士一手固定腰部，另一手协助患腿抬起，髋膝关节屈曲，将患足置于高一层台阶。如此反复进行，逐渐减少帮助，最终能独立上下楼梯。下楼梯时，护士站在患侧，协助完成膝关节的屈曲及迈步。患者健手轻抚楼梯以提高稳定性，但不能把整个前臂放在扶手上（图 5-1-13）。

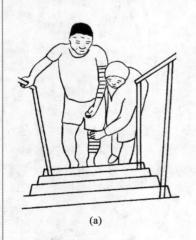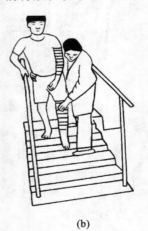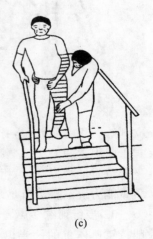

(a)　　　　　　　　　　　(b)　　　　　　　　　　　(c)

图 5-1-13　上下楼梯训练

注：(a)上楼梯训练；(b)下楼梯训练一；(c)下楼梯训练二。

3. 改善手功能的训练　患者用患手反复进行放开、抓取物品的训练，纠正错误运动模式。

（1）作业性手功能训练：通过编织、绘画、陶瓷工艺、橡皮泥塑等训练患者双手协同操作能力。

（2）手的精细动作训练：通过打字、搭积木、拧螺丝、拾小钢珠等动作以及进行与日常生活有关的训练，加强和提高患者手的综合能力。

（四）言语功能的训练

语言是交流沟通的重要手段,发病后要尽早开始言语功能的训练。尽管患者失语但仍需与其进行语言或非语言交流,通过交谈和观察,全面评价言语功能障碍的程度,并列举语言功能恢复良好的案例,同时加强心理疏导,增强其语言训练的信心。具体的训练方法见相关章节。

（五）吞咽功能的训练

昏迷患者最初禁食 1～2 天,待病情稳定后进行鼻饲。大多数患者仅在初期需要鼻饲,严重的吞咽困难者需要终身鼻饲或用其他方法替代进食。早期进行吞咽训练,可以改善吞咽困难,预防因吞咽障碍导致的误吸、营养不良等并发症。吞咽训练的具体方法详见相关章节。

（六）日常生活活动能力的训练

日常生活活动(ADL)能力的训练早期即可开始,通过持之以恒的训练,争取能生活自理,并可进行必要的家务和户外活动等,从而提高患者的生活质量。具体的训练方法详见相关章节。

（七）心理障碍的训练

由于患者对疾病认识的异常,病后的抑郁状态及情感失控,所以脑卒中患者会出现不同程度的心理障碍,而心理障碍也会反过来影响整个康复训练的进展。因此,心理障碍的康复护理尤为重要。具体的训练方法详见相关章节。

（八）常见并发症的评估及康复护理

1. 肩-手综合征 多见于脑卒中发病后 1～3 个月内。

(1)表现:突然发生手部肿痛,水肿以手背为最,皮肤皱纹消失,但通常止于患手腕部;手的颜色呈粉色或淡紫色,触之有温热感,患手指甲变白或无光泽,掌指关节、腕关节活动受限等。肩-手综合征应以预防为主,早发现,及时治疗,一旦进入后期,手部将出现不可逆的功能障碍。

(2)原因:肩-手综合征引起的原因可能与交感神经功能障碍,腕关节长时间下垂、异常屈曲受压影响静脉血、淋巴液回流,这与患侧手背长时间静脉输液或输液时液体渗入手部组织内有关。

(3)护理措施:①早期应保持正确的坐卧姿势,避免长时间处于手下垂位;②加强患臂的被动运动和主动运动,以防止关节挛缩;③肿胀的手指可采用向心性压迫缠绕法,通常用 1～2 mm 的线绳由远端向近端缠绕手指,缠绕始于指甲处,并做一小环,然后快速有力地向近端缠绕至根部不能缠绕为止,缠完后立即从指端绳环处迅速拉开缠绕的线绳,每个手指都缠绕一遍后,最后缠手掌,此法简单安全,效果较好;④也可采用冰水疗法,冰与水比例为 2:1,治疗者与患者的手一同浸入水中,浸泡 3 次,每次约 3 s,两次浸泡之间应有短暂间隔;⑤尽量避免在患手进行静脉输液。

2. 肩关节半脱位 盂肱关节机械连续性地改变,导致肩峰与肱骨头之间出现可以触及的间隙。

(1)评定标准:肩峰下可触及凹陷;X 线检查肩关节正位片显示肩峰与肱骨头之间的间隙超过 14 mm,或两侧间隙之差大于 10 mm。早期患者无任何不适,部分患者如果手臂在体侧垂放时间较长,会有不舒服的感觉或疼痛,若上肢被抬起或放在桌面上症状可缓解。

173

（2）原因：肩关节囊、韧带本身松弛；肩关节周围肌肉功能低下或瘫痪，对肩关节起不到固定作用；患侧上肢自身重力向下牵拉；良肢位摆放不正确及不适当的运动手法等。

（3）护理措施：①注意矫正肩胛骨的姿势，卧位时将患肩用软枕垫起以防止肩胛骨后缩，坐位时患侧上肢可放在轮椅扶手上，防止重力作用对肩部产生不利影响，站立位时可用吊带将患肢托起，以纠正肩胛骨位置；②鼓励患者经常用健手帮助患手做充分的上举运动；③在活动时应保持肩关节的正常活动范围，禁忌牵拉患肩，肩关节及周围结构不应有任何疼痛，如有疼痛则表明某些结构受到累及，必须立即改变治疗方法或手法强度。

四、康复护理指导

康复护理的指导原则是教育患者主动参与康复训练，并持之以恒；积极配合治疗原发病；指导患者合理膳食，养成有规律的运动习惯，保证充足的睡眠，避免过度疲劳；鼓励患者日常生活活动自理，保持心情舒畅，忌激动、发怒等不良情绪；争取有效的社会支持系统，包括家庭、朋友、同事、单位等社会支持。具体指导方法包括以下几个方面。

1. 用药指导　指导患者遵医嘱正确用药，耐心讲解各类药物的作用、不良反应及使用注意事项。

2. 计划性指导　制订康复护理教育计划，耐心向患者及家属讲解所患疾病的有关知识、危险因素及预防方法，介绍本病的新药物、新方法等。目的是使健康教育对象对所患疾病有切合实际的认识和评价，重新建立起病损后的生活和工作目标，为患者重返社会打下基础。

3. 随机指导　根据患者及家属不同时期的健康问题及心理状态进行随机教育。一般可利用晨、晚间护理，巡视病房及在护理操作中向患者及家属讲解相关知识。

4. 示范性指导　指导患者及家属早期进行良肢位摆放及肢体锻炼的方法，积极促进患者进行自我康复训练，经过行为替代达到适应正常生活，最大限度地发挥潜能。

5. 交谈答疑式指导　对于患者及家属提出的疑点、难点，应积极给予回答和解决。通过交谈将患者最渴望得到的相关知识讲述给患者及家属，从而使他们更积极主动地参与到康复活动中。

6. 出院指导　提供科学的护理和协助锻炼的方法，做好定期随访的指导，鼓励患者参加职业康复训练，争取早日回归社会。由于脑卒中患者的康复训练是长期、艰苦的，因此坚持不懈是至关重要的。

（陈玉芳）

第二节　颅脑损伤

情　境　导　入

患者，吴某，男，24岁，因"外伤致右侧肢体偏瘫2月余"入院。入院诊断：重型复合型颅脑损伤。查体：生命体征正常，神清，精神可，言语笨拙，语速较慢，可认识家人,但记忆、计算等能力较差,右侧肢体瘫痪,肌力 2 级,肌张力较高,左侧肢体肌力 4⁺ 级,肌张力正常。

请思考:

1. 请结合上述病例分析该患者目前具有哪些方面的功能障碍?

2. 请结合该患者目前的功能障碍制订一个合理的康复护理计划。

一、概述

(一)概念

颅脑损伤(traumatic brain injury,TBI)是指由于头颅部受到外来暴力作用导致脑部功能改变的损伤,临床常见意识障碍、记忆缺失、癫痫发作及神经功能障碍等。

(二)病因

颅脑损伤常见于交通事故、工伤、建筑意外、运动损伤、失足跌倒、火器伤及各种锐器、钝器伤等。其中最常见的原因为交通意外,约占 50%。

(三)流行病学

颅脑损伤具有发病率高、死亡率高、致残率高的特点。它是危害人类生命健康的重要疾病之一,在青年人的意外死亡中,头部外伤是主要的死亡原因。在我国,颅脑损伤年发病率约为 55.4/10 万人口。其中发病年龄以 10~29 岁高,占 62%。有关颅脑损伤的研究发现,男性发生率高于女性,两者比例为 2:1;男性死亡率也是女性的 3~4 倍。

(四)损伤类型

颅脑损伤的类型繁多,不同的致伤条件可造成不同类型的颅脑损伤。

1. 按损伤方式分类 可以分为闭合性损伤和开放性损伤。前者指脑组织不与外界相通,头皮、颅骨和硬脑膜的任何一层保持完整;后者指脑组织与外界相通,同时头皮、颅骨、硬脑膜三层均有损伤。

知识链接

持续植物状态

在重型颅脑损伤中持续性植物状态(persistent vegetative state,PVS)约占 10%,它是大脑广泛性缺血性损害而脑干功能仍然保留的结果。

PVS 诊断标准:①认知功能丧失,无意识活动,不能执行指令;②保持自主呼吸和血压;③有睡眠-觉醒周期;④不能理解和表达语言;⑤能自动睁眼或在刺激下睁眼;⑥可有无目的性眼球跟踪活动;⑦下丘脑及脑干功能基本保存。以上 7 个条件持续 1 个月以上。

2. 按损伤部位分类 可以分为局部脑损伤和弥漫性脑损伤。当造成损伤的外力作用于局部脑组织时,可导致额叶、顶叶、颞叶、脑干等部位的损伤,损伤部位不同,表现不一。如额颞叶损伤时可出现对侧肢体共济失调,记忆力注意力减退,思维和综合能力下降,运动性失语,感觉性失语及精神情感异常,行为障碍等;小脑受损会出现小脑共济失调等。当外力较强,脑组织损伤广泛时,可出现弥漫性脑组织损伤,患者表现为深度昏迷、自主功能障碍,植物状态持续数周。

3. 按损伤性质分类 可以分为脑震荡、脑挫裂伤和颅内血肿。脑震荡以受伤后患者出现短暂性昏迷,逆行性健忘和头痛、头晕、无力、记忆力障碍等为特征,一般预后良好。脑挫裂伤是在不同外力与方向作用下脑任何部位出现脑组织断裂的表现,临床上表现相应的具有特征性的严重的神经损害。颅内血肿是颅脑损伤后常见和重要的继发性病变之一,颅内血肿按血肿来源和部位可分为硬膜外血肿、硬膜下血肿和脑内血肿,以硬膜外血肿和硬膜下血肿常见。

二、主要功能障碍及评定

（一）主要功能障碍

1. 认知功能障碍 认知是认识和理解事物过程的总称,包括知觉、注意、思维、言语等心理活动。颅脑损伤后的认知功能障碍是多方面的,包括注意力分散、思想不能集中、记忆力减退、学习困难,归纳、演绎推理能力减弱等。

2. 行为功能障碍 颅脑损伤患者经受各种各样的行为和情感方面的困扰,对受伤情景的回忆、头痛引起的不适、担心生命危险等不良情绪可导致否认、抑郁、倦怠、嗜睡、易怒、攻击性及躁动不安等行为异常。严重者会出现人格改变、类神经质的反应、行为失控等。

3. 言语功能障碍 言语是人类特有的复杂的高级神经活动,言语功能障碍直接影响患者的社会生活能力和职业能力,使其社交活动受限。颅脑损伤后的言语功能障碍常见的有构音障碍、言语失用。

4. 运动功能障碍 由于颅脑损伤的形式多样,导致运动功能障碍的差异很大,通常以肌张力异常多见,出现痉挛、姿势异常、偏瘫、截瘫或四肢瘫、共济失调、手足徐动等症状。临床表现为患侧上肢功能下降,不能穿脱衣物及洗漱,下肢活动障碍,移动差,站立平衡差,不能如厕、入浴和上下楼梯。

5. 迟发性癫痫 约半数患者在损伤后半年至 1 年内有癫痫发作的可能。它是神经元阵发性、过度超同步放电的表现。其原因是瘢痕、粘连和慢性含铁血黄素沉积的刺激。全身发作以意识丧失 5～15 min 和全身抽搐为特征。局限性发作以短暂意识障碍或丧失为特征,一般持续数分钟,无全身痉挛现象。

6. 日常生活自理障碍 主要由于认知能力不足及运动受限,在日常生活自理及家务、娱乐等诸多方面受到限制。

7. 就业能力障碍 中重度损伤的患者恢复伤前的工作较难,持续的注意力下降、记忆缺失、行为控制不良、判断失误等使他们不能参与竞争性的工作。

（二）康复护理评定

1. 意识功能评定 常用格拉斯哥昏迷量表进行简单、客观、定量评定昏迷及其深度,而且对预后也有估测意义。需特别注意的是有两种情况在采用格拉斯哥昏迷量表进行评定时不计入评分:①颅脑损伤入院后 6 h 内死亡;②颅脑火器伤。

2. 运动功能评定 颅脑损伤后常发生广泛性损伤和多发性损伤,部分颅脑损伤患者可同时存在多种运动功能障碍。运动功能评定主要是对患者的运动模式、肌力、肌张力、平衡与协调能力等方面进行评定,对其康复计划提供科学依据。具体方法参见相关章节。

3. 言语功能评定 主要针对失语症进行评定。国内常用失语症评估方法有汉语失语症成套测验、汉语标准失语症检查。具体方法参见相关章节。

4. 认知功能评定

（1）Rancho Los Amigos 认知功能评估表：是描述颅脑损伤后患者恢复过程中的认知和行为变化的常用量表之一，从无反应到有目的反应共八个等级（表 5-2-1）。

表 5-2-1　Rancho Los Amigos 认知功能分级（RLA）

分级	特点	认知与行为表现
Ⅰ级	没有反应	患者处于深昏迷，对任何刺激完全无反应
Ⅱ级	一般反应	患者对无特定方式的刺激呈现不协调和无目的的反应，与出现的刺激无关
Ⅲ级	局部反应	患者对特殊刺激起反应，但与刺激不协调，反应直接与刺激的类型有关，以不协调延迟方式（如闭着眼睛或握着手）执行简单命令
Ⅳ级	烦躁反应	患者处于躁动状态，行为古怪，毫无目的，不能辨别人与物，不能配合治疗，词语常与环境不相干或不恰当，可以出现虚构症，无选择性注意，缺乏短期和长期的回忆
Ⅴ级	错乱反应	患者能对简单命令取得相当一致的反应，但随着命令复杂性增加或缺乏外在结构，反应呈无目的、随机或零碎性；对环境可表现出总体上的注意，但精力涣散，缺乏特殊注意能力，用词常常不恰当并且是闲谈，记忆严重障碍常显示出使用对象不当；可以完成以前常有结构性的学习任务，如借助或帮助可完成自理活动，在监护下可完成进食，但不能学习新信息
Ⅵ级	适当反应	患者表现出与目的有关的行为，但要依赖外界的传入与指导，遵从简单的命令，过去的记忆比现在的记忆更深、更详细
Ⅶ级	自主反应	患者在医院和家中表现恰当，能自主地进行日常生活活动，很少出错，但比较机械，对活动回忆肤浅，能进行新的活动，但速度慢，借助结构能够启动社会或娱乐性活动，判断力仍有障碍
Ⅷ级	有目的反应	患者能够回忆并且整合过去和最近的事件，对环境有认识和反应，能进行新的学习，一旦学习活动展开，不需要监视，但仍未完全恢复到发病前的能力，如抽象思维、对应激的耐受性、对紧急或不寻常情况的判断等

（2）注意力评定：注意力是对事物的一种选择性反应。根据参与器官的不同可以分为听觉注意、视觉注意等。常用评定方法如下：①视跟踪：要求患者目光跟随光源做左、右、上、下移动。每 1 个方向记 1 分，正常为 4 分。②形态辨认：要求患者临摹画出垂线、圆形、正方形和 A 字各 1 个。每项记 1 分，正常为 4 分。③字母删除测试：要求患者用铅笔以最快速度划去随机排列的一行或多行字母中的某个或某两个字母（试测字母大小应按规格）。100 s 内划错多于 1 个为注意力有缺陷。④听认字母测试：在 60 s 内以每秒 1 个的速度念无规则排列的字母给患者听，其中有 10 个为指定的同一个字母，要求患者听到此字母时举手，举手 10 次为正常。⑤背诵数字：以每秒 1 个的速度念一列数字给患者听，要求患者立即背诵。从两位数开始至不能背诵为止，背诵少于 5 位数为不正常。⑥词辨认：向患者放送一段短文录音，其中有 10 个为指定的同一个词，要求患者听到此

词时举手,举手 10 次为正常。⑦声辨认:向患者放送一段有嗡嗡声、电话铃声、钟表声和号角声的录音,要求患者听到号角声时举手。号角声出现 5 次,举手少于 5 次为不正常。

(3) 记忆力评定:记忆力是人对过去经历过的事物的一种反应,是对获得的信息的感知及思考、储存和提取的过程。记忆障碍是颅脑损伤患者最常见的认知缺陷,不同程度颅脑损伤均可导致记忆障碍。临床上常用韦克斯勒记忆量表(Wechsler memory scale,WMS)进行评定。

知识链接

韦克斯勒记忆量表

韦克斯勒记忆量表是应用较广的成套记忆测验,也是神经心理测验之一。共有 10 项分测验,分测验 A～C 测长时记忆,D～I 测短时记忆,J 测瞬时记忆,MQ 表示记忆的总水平。本测验有助于鉴别器质性和功能性记忆障碍。

评定方法:将 10 项分测验的粗分(raw score)分别查粗分等值量表转换为量表分(scales score),相加即为全量表分。将全量表分按年龄组查全量表分的等值 MQ 表,可得到受试者的记忆商数(memory quotient,MQ)。记忆商数可以反映受试者记忆功能的好坏,如果低于标准分,则说明其记忆功能存在问题,可以做进一步检查。记忆功能在很大程度上反映受试者的心理状态及认知功能的现有水平。

(4) 思维能力评定:可选自认知功能成套测验中的某些分测验,如韦克斯勒成人智力量表(WAIS)中的相似性测验和图片排列测验或 Halstead-Reitan 神经心理成套测验中的范畴测验等,还可以结合患者对具体事例的分析判断能力进行评定。

(5) 失认症评定:患者因颅脑损伤而丧失了对物品、人、声音、形状或者气味的识别能力。常见的失认症类型及其评定方法如下。

①单侧忽略:患者对大脑损伤对侧一半视野内的物体的位置关系不能辨认的症状。病变部位常位于右侧顶叶、丘脑。常用的评定方法如下:a. 平分直线,治疗师在一张白纸上画一条横线,让患者用一条垂线将其平分为左右两段,如果患者画的垂线明显偏向一侧,即为阳性。b. 看图说物,治疗师用一张由左至右画有多种物品的图片,让患者看图说出物品的名称。如果患者漏说一侧的物品,甚至因对一个物品的半侧的失认而说错,即为阳性。

②触觉失认:患者不能通过触摸识别原已熟悉的物品及其功用,但经视觉或嗅觉途径则常能辨出的症状。病变部位一般位于大脑顶叶。常用触觉功能试验进行评定。

③疾病失认:患者不承认自己生病,因而安然自得,表现出对自己不关心、淡漠、反应迟钝的症状。病变部位多位于右侧顶叶。常根据患者临床表现进行评定。

④视觉失认:患者对所见的物体、颜色、图画不能辨别其名称和作用,但一经触摸或听到声音或嗅到气味则常能辨出的症状。病变部位一般位于优势半球的枕叶。常用视觉功能测试进行评定。

(6) 失用症评定:失用症即运用障碍,指患者因颅脑损伤而不能随意完成其原先能够完成的活动。常见的失用症类型及其评定方法如下。

①结构性失用:患者因颅脑损伤导致视空间关系的结构性运用技巧障碍的病证。其病灶常在非优势半球顶、枕叶交界处。常用评定方法有 Benton 三维结构测验等。

②运动性失用:患者不能按命令执行上肢的简单动作,如洗脸、刷牙、梳头等,但可自动完成这些动作。其病变部位常在非优势半球的顶叶、枕叶交界处。常用 Goodglass 失用试验评定。

③穿衣失用:患者不能正确辨认衣服各部位结构,因而不能正确穿衣的病证。其病变部位常在右顶叶。临床上常通过患者给玩具娃娃穿衣来进行评定。

④意念性失用:正常有目的的运动需要经历认识-意念-运动的过程。意念性失用是指患者意念中枢受损时,不能产生运动的意念,此时即使肌力、肌张力、感觉、协调能力正常也不能产生运动的病证。病变部位常在左侧顶叶后部或缘上回及胼胝体。临床上可通过观察患者进行活动的逻辑性进行评定。

⑤意念运动性失用:患者意念中枢与运动中枢之间的联系受损所引起的病症。通常表现为患者可进行无意识的运动却不能进行有意识的活动。病变部位常在缘上回运动区和运动前区及胼胝体。临床上可通过患者进行模仿动作、执行口头指令等情况来进行评定。

5. 精神心理功能评定 心理评定是运用心理学的理论和方法对康复对象的心理品质及状态做出鉴定。心理测评是对患者的各种心理障碍用各种心理测验(包括智力测验、人格测验、神经心理测试以及精神症状评定)进行测评,以评定心理障碍的性质和程度,为制订心理康复计划提供科学依据。

三、康复护理措施

(一)康复护理原则

1. 早期规范治疗 国际上一致强调颅脑损伤的康复治疗应及早介入,当患者病情稳定后即可开始早期规范康复治疗,往往能最大限度地恢复患者的各种功能缺损。

2. 长期、全面康复 颅脑损伤所引起的功能障碍具有多样性及多变性的特征,因此应结合患者具体病情制订一个既能长期有效实施,又能综合应用多种康复护理措施的整体康复方案。以确保患者的康复治疗效果,促使患者早日康复。

3. 个体化方案 由于每位患者损伤的部位及病情轻重的不同,患者体质、个性的差异,因此在制订康复方案时,应因人而异,采取个体化的康复方案,并随时根据患者病情与功能状况的变化来进行修订。同时在康复护理措施的实施过程中,应遵循难度由简单到复杂,时间由短到长的原则,使患者易于适应,保证康复护理措施的有效性。

4. 家属全程参与 大量临床数据显示,患者家属全程主动参与康复护理措施的实施过程对于稳定患者的情绪、保持患者的训练热情、提高患者的自我护理能力、改善患者的功能障碍等方面有着非常积极的促进作用。

(二)康复护理措施

1. 急性期康复护理措施 颅脑损伤急性期治疗的重点是及时处理各种并发症,预防脑疝形成,防止颅脑损伤进一步加重恶化。因此,此期的康复护理措施是尽可能排除影响意识恢复的因素,防治各种并发症,同时应加强营养,进行关节被动运动,预防关节僵硬,为下一步康复训练打好基础。颅脑损伤患者的生命体征稳定,特别是颅内压持续 24 h 稳定在 20 mmHg 以内即可进行康复治疗与护理。

(1)加强营养,维持水、电解质平衡:昏迷患者鼻饲流食,所提供的热量宜根据功能状况和消化能力逐步增加,以维持正氮平衡。给予富含蛋白质、高热量饮食,纠正低蛋白血症,提高机体免疫力,促进伤口愈合及神经组织修复和功能重建。

（2）定时翻身叩背，预防并发症：每1～2 h翻身叩背一次，防止局部受压过久发生压疮或坠积性肺炎，必要时可使用气垫床。辅助翻身时护士应注意避免牵拉患者瘫痪的上肢，防止肩部并发症的出现。

（3）保持肢体良肢位：偏瘫患者应进行床上良好肢位的正确摆放才能防止关节挛缩和足下垂等并发症的发生，常用体位包括仰卧位、健侧卧位和患侧卧位。具体方法参见相关章节。

（4）关节被动活动：为了保持关节活动度，促使患者偏瘫肢体主动功能的早日出现，应对偏瘫侧肢体进行被动活动，活动顺序为从近端关节到远端关节，每个关节活动3～5次，每天2～3遍，活动时要注意手法轻柔、缓慢，避免产生疼痛以及出现肌肉拉伤。

（5）呼吸道的管理：颅脑损伤全身管理中的重要环节。颅脑损伤患者多因并发胸腹部损伤、出血等使呼吸功能受阻，导致气管插管或气管切开行人工呼吸或呼吸机辅助呼吸。要求严格进行呼吸道观察，按时吸痰、雾化、湿化，如行呼吸机辅助呼吸，严格管理呼吸机管路，保持患者呼吸道通畅，防止呼吸道感染。

2. 恢复期康复护理措施 颅脑损伤患者急性期过后，生命体征持续稳定1～2周，即可开始恢复期康复训练。此期应重点加强认知、行为、运动、言语、日常生活活动能力以及心理等多方面的功能康复，提高患者的生活质量。

（1）认知障碍的康复：认知康复是在脑功能受损后，通过训练和重新学习，患者重新获得较有效的信息加工和执行行动的能力，以减轻其解决问题的困难和改善其日常生活活动能力的康复措施。认知功能训练是提高智能的训练，应贯穿在康复治疗的全过程。方法包括记忆力、注意力、理解判断能力、思维能力、失认症训练等。

（2）行为障碍的康复：对于颅脑损伤患者的行为障碍，其康复目标在于积极消除患者不正常的、不为社会所接受的行为，促进他们的亲社会行为。

①躁动不安与易激惹的处理：最大限度减少或降低患者接触环境中的不良刺激，如导管、引流管、约束带等应用；避免患者治疗次数过多或时间过长，尽量在患者所住房间提供治疗；对于患者不安的情绪提供合理宣泄的方式，如散步或其他体力性活动；最大限度减少患者与不熟悉的工作人员的接触；必要时可选择应用卡马西平、奥氮平等镇静类药物。

②易冲动的处理：为患者提供一个布局合理、安静的房间；应用简单的奖励方法如实物、代币券等教会患者学会自我控制；对患者所有恰当的行为进行奖励；当患者出现不恰当行为时应用预先声明的惩罚；在患者不恰当行为发生后的短时间内拒绝奖励性刺激；在患者出现极严重的不良行为后，及时给患者所厌恶的刺激。

③言语障碍的康复：颅脑损伤患者急性期已过，全身一般状况稳定，最好能够逐渐延长坐位时间至1～2 h，即可开始进行言语训练。训练内容以听觉刺激法为中心，训练次数1～6次/周，每次30 min。具体内容参见相关章节。

④运动障碍的康复：颅脑损伤患者往往伴有不同程度的运动功能障碍，其运动控制训练的目的是通过抑制异常运动模式，使脑损伤患者重新恢复其机体的平衡、协调及运动控制功能。一般应在患者生命体征稳定后，在医生或治疗师的指导下，尽早开展，具体康复方法同脑卒中的康复护理。

⑤迟发性癫痫的康复：目前有关预防性应用抗癫痫药物仍存在争议，临床应结合患者具体病情综合考虑。一般常规服用抗癫痫药物至少2年，完全控制后仍应再服用2年。对药物治疗2～3年仍不能控制的癫痫发作，发作频繁且严重者，可慎重考虑外科手术切除癫痫病灶。

⑥日常生活活动能力障碍的康复:颅脑损伤患者由于精神、情绪异常、行为失控常出现拒绝进食、不能自我料理日常生活的情况,作业治疗对其功能恢复有着特殊的意义。具体内容参见相关章节。

⑦心理康复:颅脑损伤多因突然发生的意外所致,患者心理的变化大都经历震惊期、否认期、抑郁期、努力期及承受期,各个时期有时交错出现。患者由于多方面的身体功能障碍,其心理上面临巨大的压力和打击,常表现出消沉、抑郁、悲观和焦虑,甚至会产生轻生的念头及其他异常的行为举止。因此,医务人员工作时需认真负责,尊重患者,对患者充满同情和理解,避免使用伤害性语言,以免加重患者的猜疑和痛苦。康复护士应对患者进行行为矫正,促使患者建立健康行为,使患者能面对现实,学会放松,逐渐学会生活自理,早日融入家庭及社会生活中。

四、康复护理指导

(一)全面康复护理

全面康复指既要选择适当的运动治疗进行反复训练,又必须进行认知、心理等其他康复训练,并持之以恒。根据患者的具体情况综合运用各种康复措施,如各种运动疗法、认知康复、心理康复、言语康复、日常生活活动能力训练、康复工程和药物治疗等,只有进行综合康复才能达到良好的治疗效果。

(二)家庭康复护理

积极提高患者家属参与训练的意识与能力,通过对患者及其家属的健康教育,使其掌握基本的康复护理知识和训练技能,并懂得其意义和重要性。保证患者在家庭中也能得到长期、系统、合理、有效的训练,使其早日回归家庭和社会。

(三)康复护理指导原则

教育患者主动参与康复训练,并持之以恒;指导患者规律生活、合理饮食、睡眠充足、适当运动、劳逸结合;保持大便通畅,鼓励患者日常生活活动自理;指导患者保持情绪稳定,避免不良情绪刺激;获得有效的社会支持系统,包括家庭、朋友、同事、单位等支持。

(夏　辉)

第三节　脊髓损伤的康复护理

情境导入

患者,王某,男,32岁,因饮酒后骑摩托车不慎翻车,腰部着地,双下肢即不能活动,诊断为 T_{12} 椎体粉碎性骨折伴完全脱位,随行手术治疗。近半个月病情无明显变化,护士长带领护士进行常规查房,要求实习护士小张针对该患者存在的护理问题进行描述。

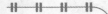

请思考:

1. 该患者存在哪些护理问题?

2. 如何评定患者运动及感觉功能障碍?

3. 针对患者的神经源性膀胱障碍,应采取哪些康复护理措施?

脊髓损伤是引起患者生活方式改变的一种严重疾病,很多患者因此生活不能自理,需要家人照料,若护理不当,容易发生压疮、泌尿系统感染、呼吸系统感染、败血症、肾衰竭等,甚至危及生命。脊髓损伤后的功能障碍和并发症不仅给患者带来极大的痛苦,而且给家庭和社会造成沉重的负担。近年来,随着现代医学模式的转变,康复医学和康复护理技术的不断提高,"Team work"团队的建设,康复护理已经成为团队中不可缺少的一部分,提倡积极早期康复护理介入,有效地缩短住院周期,减轻应激反应和疼痛,减少各种并发症发生,降低病死率和致残率,最大限度地提高患者的生活质量和参与社会的能力。

一、概述

脊髓损伤(spinal cord injury,SCI)是由于脊髓受到外伤或疾病等因素的作用,引起脊髓结构和功能的损害,造成损伤平面以下运动、感觉和自主神经功能障碍,是一种常见的严重的创伤性疾病。按照损伤的病因可分为外伤性脊髓损伤和非外伤性脊髓损伤。按照神经损伤的程度可分为完全性脊髓损伤和不完全性脊髓损伤。

(一) 病因

1. 外伤性脊髓损伤 因脊柱和脊髓受到外力的作用,造成脊髓结构和功能的损伤。包括交通事故、坠落伤、跌倒、暴力事件、休闲体育运动等,以男性青壮年多见。

2. 非外伤性脊髓损伤 包括脊髓病变的椎管狭窄、脊髓炎、辐射性脊髓病、肿瘤、血管畸形、脱髓性变性疾病、代谢性疾病、脊柱结核、发育障碍等。

(二) 恢复机制

脊髓损伤后神经功能的恢复可能有以下途径:早期由于局部水肿消退,消除了神经轴索受压引起的传导阻滞,以及神经失用的恢复;后期可能由于神经轴突再生,轴突末梢发芽,使邻近失神经支配的肌肉重获支配,以及尚有功能的肌纤维因负荷增加而产生适应性肥大。

近年来,脊髓恢复的神经可塑性理论认为脊髓损伤后双下肢功能有不同程度的恢复,是由于存在于腰段脊髓中有一种被称为中枢模式发生器(center pattern generator,CPG)的结构起作用。CPG是指脊髓中枢在某种刺激后产生反复神经激动机制。横断胸段脊髓后,CPG可发生结构和功能重组,产生冲动,支配下肢。脊髓中兴奋性递质(肾上腺素、5-羟色胺和谷氨酸等)和抑制性递质(γ-氨基丁酸)对CPG的调节作用是脊髓损伤后功能改变的主要机制。

(三) 临床特点

脊髓损伤患者在急性期由于出现脊髓休克,在损伤平面以下出现运动、感觉和自主神经功能完全丧失,随着休克期消失,损伤平面以下逐渐出现不同程度的运动、感觉以及大小便功能恢复。临床上根据脊髓损伤的程度和类型不同,将脊髓损伤分为以下几种类型。

1. 脊髓震荡　系脊髓的功能性损害,暂时性和可逆性的脊髓或马尾神经生理功能丧失,可见于只有单纯性骨折,甚至 X 线检查阴性的患者。脊髓实质在光镜下无明显改变或有少量渗出甚至出血。伤后早期表现为不完全截瘫,24 h 内开始恢复,且在 3～6 周完全恢复者称为脊髓震荡。由于早期表现与不完全截瘫难以鉴别,故为一回顾性诊断,即在 6 周后获得完全恢复者的最后诊断。

2. 脊髓休克　脊髓被阻断,与高级中枢失去联系后,平面以下的脊髓暂时丧失反射活动,处于无反应状态,此现象称为脊髓休克。主要表现为平面以下脊髓所支配的骨骼肌紧张性减退或消失,外周血管扩张,血压下降,括约肌功能障碍及发汗反射消失,断面以下躯体和内脏反射均减退或消失。脊髓休克恢复顺序:①首先是一些比较原始简单的反射,如屈肌反射、腱反射的恢复;②然后是一些比较复杂的反射,如对侧伸肌反射、搔爬反射等逐渐恢复;③反射恢复后,血压可以上升到一定水平,内脏反射也有一定程度的恢复。

3. 脊髓不完全损伤　开始表现为脊髓休克,反射活动恢复后则与完全横断不同。反射活动包括:①伸肌推进反射:患者卧位,被动屈曲下肢,用手掌推压患者的足,股四头肌及小腿后肌强烈收缩,肢体伸直。②给予患者足底伤害性刺激可出现屈肌反射,但刺激较小而且只能达到膝部。与此同时,常出现对侧肢体强烈伸展。③轻度屈曲一侧肢体能引出对侧肢体伸展,屈曲肢体随后伸展,两对侧肢体屈曲,双侧肢体交互变化,犹如跨越步态。

4. 脊髓半横断　脊髓半横断时,同侧运动丧失,典型者在脊髓休克期过后,同侧损伤平面以下由于皮质脊髓遭受损伤,出现上运动神经元损害,即痉挛性截瘫,深反射亢进,有病理性反射及髌踝阵挛。在损伤平面因该段脊髓前角细胞遭受损害,出现下运动神经元损害,即迟缓性瘫痪。同侧后柱遭受损害时,本体感觉、振动觉、两点辨别觉及触觉障碍。

5. 完全性脊髓损伤　临床标准(损伤平面以下):①深、浅感觉完全丧失,包括鞍区感觉及震颤感丧失。②运动完全瘫痪,肌肉无主动收缩。③深、浅反射消失或亢进。以上症状持续 24 h 以上,或在同期两次体感诱发电位均为阴性。

6. 特殊类型的脊髓损伤综合征包括以下几种

(1)中央损伤综合征:常见于颈脊髓血管损伤,多为不完全性损伤。血管损伤时,脊髓中央开始发生损害,再向外周扩散。上肢的运动神经偏于脊髓中央,下肢的运动神经偏于脊髓的外周,所以上肢瘫痪重于下肢。

(2)半切综合征:常见于刀伤或枪伤,脊髓结构只损伤一半。由于痛温觉纤维在脊髓交叉,因此造成同侧运动功能或本体感觉丧失,而对侧的痛温觉丧失。

(3)前束综合征:脊髓前部损伤,造成损伤平面以下不同程度的运动功能和痛温觉丧失,而本体感觉存在。

(4)后束综合征:脊髓后部损伤,造成损伤平面以下本体感觉丧失,而运动功能和痛温觉存在。

(5)圆锥综合征:脊髓骶段圆锥损伤,引起膀胱、肠道和下肢反射消失,会阴区感觉丧失,而下肢运动与感觉功能存在。

(6)马尾综合征:椎管内腰骶神经根损伤,引起相应节段的肌肉迟缓性瘫痪以及膀胱、肛门和下肢反射消失。马尾属于外周神经,有可能出现神经再生使神经功能逐渐恢复。

二、主要功能障碍及评定

（一）主要功能障碍

1. 运动障碍　表现为肌力、肌张力、反射的改变。

2. 感觉障碍　主要表现为脊髓损伤平面以下感觉（痛温觉、触压觉及本体觉）的减退、消失或感觉异常。

3. 括约肌功能障碍　主要表现为膀胱括约肌和肛门括约肌功能障碍，如尿潴留、尿失禁和排便障碍。

4. 自主神经功能障碍　表现为排汗功能和血管运动功能障碍。出现高热、Guttmann 征（张口呼吸，鼻黏膜血管扩张、水肿而发生鼻塞）、心动过缓、体位性低血压、皮肤脱屑、水肿及指甲松脆等。

5. 日常生活活动能力障碍　严重影响生活质量。

6. 并发症　深静脉血栓、压疮、异位骨化、关节挛缩、疼痛等。

（二）评定

1. 损伤平面的评定　保留身体双侧正常感觉、运动功能的最低脊髓节段，又称神经平面。神经平面依据运动平面及感觉平面确定。脊髓损伤神经功能的评定目前采用脊髓损伤神经学分类国际标准（international standards for neurological classification of spinal cord injury，ISNCSCI）2013 年修订，该标准由美国脊髓损伤协会（ASIA）和国际脊髓损伤学会（ISCOS）制定。标准描述了脊髓损伤的查体方法（即国际标准查体方法）及美国脊髓损伤协会（ASIA）残损分级（图 5-3-1）。

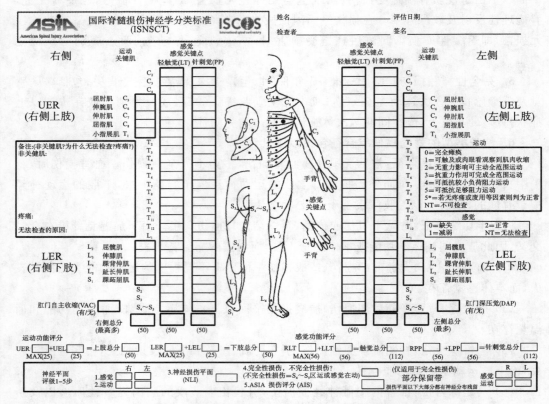

图 5-3-1　脊髓损伤神经学分类国际标准（2013 年修订）

（1）感觉平面的确定：感觉检查的必查部分是身体两侧各 28 对感觉关键点（表5-3-1），每个关键点都要检查两种感觉：轻触觉和针刺觉，并按三个等级分别评定打分。0＝完全缺失；1＝障碍（包括感觉迟钝或感觉过敏）；2＝正常；NT＝无法检查。面部是每个节段感觉检查的参考点。可疑的情况下，建议以 10 次中 8 次答案正确作为衡量标准。正常者两侧感觉总积分为 112 分。

表 5-3-1 感觉关键点

平面	部位	平面	部位
C_2	枕骨粗隆	T_8	第 8 肋间（$T_7 \sim T_9$ 之间）
C_3	锁骨上窝	T_9	第 9 肋间（$T_8 \sim T_{10}$ 之间）
C_4	肩锁关节的顶部	T_{10}	第 10 肋间（脐水平）
C_5	肘前窝的外侧面	T_{11}	第 11 肋间（$T_{10} \sim T_{12}$ 之间）
C_6	拇指	T_{12}	腹股沟韧带中部
C_7	中指	L_1	$T_{12} \sim L_2$ 之间上 1/3 处
C_8	小指	L_2	大腿前中部
T_1	肘前窝的尺侧面	L_3	股骨内上髁
T_2	腋窝	L_4	内踝
T_3	第 3 肋间	L_5	足背第三跖趾关节
T_4	第 4 肋间（乳线）	S_1	足跟外侧
T_5	第 5 肋间（T_4 与 T_6 之间）	S_2	股腘窝中点
T_6	第 6 肋间（剑突水平）	S_3	坐骨结节
T_7	第 7 肋间（T_6 与 T_8 之间）	$S_4 \sim S_5$	肛门周围

（2）运动平面的确定：对身体两侧的 10 个运动关键肌采用传统的徒手肌力测试法进行检查（表5-3-2）。以最低平面的关键肌肌力为 3 级来确定运动平面，该平面以上节段支配的关键肌肌力正常。对于临床无法用徒手肌力测试法进行检查的运动平面可以参考感觉平面来确定。运动积分是将肌力的 0～5 级作为分值，将各关键肌的分值相加，正常两侧运动平面的最大运动积分为 100 分。评分越高肌肉功能越好，NT 表示无法检查，主要是因为疼痛、体位等导致该肌肉无法检查。

表 5-3-2 运动关键肌

平面	肌群	平面	部位
C_5	屈肘肌	L_2	屈髋肌
C_6	伸腕肌	L_3	伸膝肌
C_7	伸肘肌	L_4	踝背伸肌
C_8	指伸屈肌	L_5	拇长伸肌
T_1	小指外展肌	S_1	踝跖屈肌

2. 损伤程度的评定 脊髓损伤分级采用 ASIA 损伤分级（表 5-3-3），分为完全性损伤和不完全性损伤。判定指标是脊髓的最低平面 $S_4 \sim S_5$ 有无感觉和运动功能的保留。骶部的感觉功能包括肛门皮肤、黏膜交界处的感觉及肛门的深感觉；运动功能包括肛门指检时肛门外括约肌的自主收缩。

表 5-3-3 ASIA 损伤分级

分级	损伤程度	运动感觉功能状况
A	完全性损伤	$S_4 \sim S_5$ 无感觉和运动功能
B	不完全性损伤	损伤平面以下包括 $S_4 \sim S_5$ 有感觉但无运动功能
C	不完全性损伤	损伤平面以下的运动功能保留,该平面以下超过一半关键肌肌力<3级
D	不完全性损伤	损伤平面以下运动功能保留,该平面以下超过一半关键肌肌力≥3级
E	正常	感觉和运动功能正常

(1) 完全性脊髓损伤:在脊髓损伤平面以下最低位骶段($S_4 \sim S_5$)的感觉、运动功能完全丧失。

(2) 不完全性脊髓损伤:脊髓损伤平面以下的最低位骶段($S_4 \sim S_5$)仍有运动和感觉功能保留,即脊髓损伤平面未发生完全性的横贯性损害,有不同程度恢复的可能。

(3) 部分功能保留区:只适用于完全性脊髓损伤患者。指在神经平面以下一些皮节和肌节保留部分神经支配。有部分感觉和运动功能的节段范围称为部分保留区,应按照身体两侧感觉和运动功能分别记录。如右侧感觉平面是 C_5,$C_5 \sim C_8$ 存在部分感觉,则 C_8 应被记录为右侧感觉部分保留区。

3. ADL 评定 截瘫患者可用改良的 Barthel 指数评定,四肢瘫患者可用四肢瘫功能指数(QIF)来评定。QIF 内容包括转移、梳洗、洗澡、进食、穿衣、坐轮椅、床上活动、膀胱功能、直肠功能和护理知识测试共 10 项,评分采用 0~4 分的 5 级制,每项最高分为 4 分。

4. 心理社会评定 脊髓损伤后患者因存在不同程度的功能障碍,会产生严重的心理负担及社会压力。正确评估患者及家属对疾病和康复的认知程度、心理状况、家庭及社会的支持程度,对疾病的恢复有直接影响。

5. 呼吸功能评定 脊髓损伤患者(特别是颈髓损伤患者)中,由于呼吸肌肌力减退或麻痹,导致胸闷、憋气、咳嗽咳痰能力低下、呼吸道阻塞等呼吸功能障碍,进行有效的评估,为制订个体化的呼吸训练方案提供客观依据。包括意识状况、呼吸频率、呼吸模式、营养状况、肺活量、最大吸气压、最大呼气压、膈肌功能、咳嗽有效性等。

6. 功能恢复的预测 完全性脊髓损伤患者,脊髓损伤平面与功能预后有直接关系(表 5-3-4)。

表 5-3-4 脊髓损伤平面与功能预后的关系

平面	最低功能肌肉	活动能力	生活能力
$C_1 \sim C_3$	颈肌	依赖膈肌维持呼吸,可用声控方式操纵某些活动	完全依赖
C_4	膈肌、斜方肌	使用电动高靠背轮椅,有时需辅助呼吸	高度依赖
C_5	三角肌、肱二头肌	用手在平坦路面上驱动高靠背轮椅,需要上肢辅助器具及特殊轮椅	大部依赖
C_6	胸大肌、桡侧腕伸肌	用手驱动轮椅,独立穿上衣,基本独立完成转移,可驾驶特殊改装汽车	中度依赖

续表

平面	最低功能肌肉	活动能力	生活能力
$C_7 \sim C_8$	肱三头肌、桡侧腕屈肌、指深屈肌、手内部肌	可独立完成床-轮椅、厕所、浴室转移	大部自理
$T_1 \sim T_6$	上部肋间肌、背肌	轮椅独立,用长腿矫形器扶拐短距离步行	大部自理
T_{12}	腹肌、胸肌、背肌	用长腿矫形器扶拐步行,长距离需用轮椅	基本自理
L_4	股四头肌	用短腿矫形器扶手杖步行,不需要轮椅	基本自理

三、康复护理措施

对脊髓损伤患者早期进行康复护理介入,可以缩短住院周期,提高康复治疗效果。

（一）抗痉挛体位摆放

急性期脊髓损伤患者的卧床阶段,正确的体位摆放不仅有利于损伤部位的修复,而且有利于预防压疮、肢体挛缩和痉挛的发生。

1. 仰卧位　四肢瘫患者取平卧位,耳部两旁使用毛巾卷固定,以防止头部左右摆动,尤其在脊髓损伤休克期,损伤部位性质不明确时。上肢肩关节外展,肘关节伸直,前臂外旋,腕背伸,掌心向上,手指伸直,拇指外展背伸。截瘫患者上肢功能正常,采取自然体位即可;四肢瘫和截瘫患者下肢体位摆放相同,即髋关节外展,在两腿之间放一枕头,以保持髋关节轻度外展。两大腿外侧沿髋部至膝部垫长枕,防止髋过度外旋。膝下垫软枕,保持膝关节微屈状态。足部垫 U 形垫,防止足跟部形成压疮。足下放置软枕,防止足下垂。切忌在足心放置硬物,以免诱发下肢的伸肌模式的反射活动。

2. 侧卧位　四肢瘫患者胸前放一枕头,上方上肢放在胸前的枕头上,肩前屈,稍屈肘,前臂旋前,腕背伸,手指伸直,拇指外展。下方上肢肩前屈,伸肘,前臂旋后。截瘫患者上肢自然放置;四肢瘫和截瘫患者下肢摆放相同,双下肢稍屈髋屈膝呈迈步状,踝关节背屈位,上方的下肢用软枕支撑。

（二）体位变换

一般 2 h 变换一次,使用气垫床的患者可适当延长变换体位的时间。变换体位时注意保持脊柱的稳定性,防止骨折移位造成脊髓二次损伤,尤其是高位脊髓损伤患者,必须有 2～3 人进行轴线翻身,避免推、拉、拽等动作。翻身后检查皮肤和管道情况,防止发生压疮和管道受压。

（三）被动运动

急性期时,每天应对瘫痪的肢体进行 1～2 次被动运动,促进血液循环,保持关节活动度,防止关节畸形,肌肉挛缩。每个肢体从近端到远端,每个关节进行数次全范围运动。有外伤和脊柱稳定性差的患者禁止做脊柱屈曲和扭转动作。四肢瘫患者的头颈部和双肩禁止做牵伸运动。截瘫患者禁止做加重胸椎、腰椎损伤的运动。

（四）主动运动

根据患者残存肌力状况选择不同的肌力训练方法,循序渐进,逐渐从被动运动过渡到主动运动,主动运动训练包括:①助力运动,肌力小于 3 级的肌群可采取助力运动或在悬吊装置下进行肢体减重运动,提高肌力;②抗阻运动,肌力大于3级的肌群进行抗阻运动,可用沙袋、滑轮提供阻力,或采取渐进性抗阻训练;③等速肌力运动,肌力大于3级的肌群可用等速肌力仪器来训练,可较快提高肌力。后期指导患者进行转移训练、坐位训练、轮椅的使用训练、站立位训练及步行训练等。

(五)呼吸排痰训练

颈髓或高位胸髓损伤的患者,伤后存在不同程度的呼吸功能障碍,影响呼吸肌的运动,容易导致肺炎和肺不张,严重者出现呼吸衰竭。呼吸训练包括呼吸肌训练、胸廓扩张训练、辅助咳嗽训练、胸背部叩击和体位引流排痰训练。进行体位引流排痰训练时需配备抢救器械,以防痰液堵塞窒息导致呼吸骤停。

(六)膀胱护理

脊髓损伤后1~2周内多采用留置导尿管的方法,指导并教会患者家属定期开放导尿管,一般每3~4 h开放一次,嘱患者做排尿动作,主动增加腹压使尿液排出。保证每日摄水量为2500~3000 mL,引流袋低于膀胱水平以下,避免尿液反流,预防泌尿系统感染。如患者脊髓休克期已过,应尽早拔除导尿管,评定膀胱功能状况,保证储尿期和排尿期膀胱内压力安全。给予膀胱容量与压力测定,建立饮水计划,实行间歇性清洁导尿。每日记录排尿日记,观察患者间歇性清洁导尿的量及时间是否合适,及时调整间歇性导尿的时间和频次,必要时辅以药物治疗来降低膀胱内的压力,保证上尿路的安全。导尿时尽量使用一次性亲水导尿管,减少摩擦系数来减轻尿道损伤,减少石蜡油润滑剂的使用,增加患者的舒适度。如有尿道狭窄、膀胱颈阻塞、尿道或膀胱损伤(尿道出血、血尿)、膀胱容量小于200 mL及有认知障碍等禁用间歇性导尿。间歇性导尿期间,应制订饮水计划和记录排尿日记,并定期测残余尿。经过系统的膀胱训练后,残余尿量小于100 mL时,可停止间歇性导尿,锻炼反射性排尿,如叩击耻骨上区、摩擦大腿内侧等,促使自发性排尿反射的出现。注意谨慎使用Crede手法,尤其是在膀胱充盈的状态下。反射性排尿训练的前提条件是骶髓排尿反射完整,多种方法治疗尿道括约肌,并且在膀胱造影下验证是否有膀胱输尿管反流。急性期过后,膀胱管理的原则是保护肾脏,评定和重建下尿路功能,减少并发症。

知识链接

间歇性清洁导尿

间歇性清洁导尿是逼尿肌无反射患者膀胱排空的金标准,包括间歇性无菌导尿和间歇性清洁导尿。

1. 间歇性清洁导尿的前提条件　患者有足够的膀胱容量,规律的饮水,保持24 h尿量为1500~2000 mL;每4~6 h导尿1次,每次尿量小于500 mL;患者病情稳定,不需要抢救、监护和大量的补液治疗;无间歇性导尿的禁忌证。

2. 间歇性清洁导尿的要点　选择合适尺寸的导尿管;清洁操作;充分润滑,推荐使用一次性亲水导尿管;操作轻柔;完全排空尿液。

3. 饮水计划　每日饮水量在1500~2000 mL,饮水时间同三餐时间或根据患者的作息时间相配合;每次饮水500 mL(包括饮料、汤等液体);三餐饮水不宜过咸,三餐外口干时饮水以几口为宜;晚8时后不再喝水;临睡前患者需平卧2 h后再进行导尿。

（七）肠道护理

脊髓损伤患者生命体征平稳后,需进行饮食调整,增加膳食纤维和水分的摄入,注意均衡饮食,油脂的补充。建议每日早餐后 30 min 进行腹部按摩,方向:升结肠→横结肠→降结肠→乙状结肠→直肠。必要时辅以通便的药物或肛塞剂帮助排便。患者急性期过后,脊柱稳定,活动量增加,可改善肠道功能障碍患者的排便状况。上运动神经元损伤的神经源性肠道的患者护理程序:先排空膀胱,将患者转移至坐便器上,然后检查大便,插入刺激药物等待 5~15 min,继而开始重复手指直肠刺激,直到将大便排出,每周 3 次。下运动神经元损伤的神经源性肠道患者因为损伤到圆锥和马尾,肛门括约肌张力低,球-肛门括约肌反射消失,盆底肌力量下降,护士或家属进行手指直肠刺激每日 2 次,早饭和晚饭后进行手动排泄。有些排便困难的脊髓损伤患者,骶部感觉运动完好,还可使用盆底肌生物反馈进行治疗。

（八）ADL 训练

医护人员指导和协助患者进行床上的洗漱、吃饭、穿衣、转移等活动,具备转移能力的指导其进行如厕、洗澡等训练。训练前排空大小便,训练后观察患者的整体耐受情况,如有不适及时与医生联系,调整训练内容。不具备手的抓握功能的则需要借助辅助器具来完成。

（九）矫形器的使用

康复护士要在治疗师的指导下,熟悉并掌握矫形器的性能、使用方法和注意事项,监督、保护患者完成特定动作,发现问题及时纠正。常用的矫形器有颈部、手部和下肢足托,手功能位矫形器,膝踝足矫形器,踝足矫形器,截瘫行走器等。自助具（辅助器具）有书写自助具、打字自助具、改装的牙刷等。近年来,智能化截瘫行走器的问世,有利于提高截瘫患者的步行能力。

（十）心理护理

帮助脊髓损伤患者正确认识康复训练的重要性,引导患者将注意力集中于康复训练,是患者康复的关键。帮助患者重新建立价值取向,正确认识残疾和残疾后的人生价值,树立正确的价值观,重新找回人生的幸福感,坦然面对残疾和未来。

（十一）并发症的护理

1. 压疮　脊髓损伤患者存在感觉功能障碍,是压疮发生的高危人群。根据 Braden 压疮评分表进行风险因素评估,每周复评,检查患者皮肤情况。定时翻身,翻身时避免拖、拉、拽动作,建立翻身卡并进行交接;使用气垫床;骨隆突处贴泡沫敷料保护;床铺保持整洁、无碎屑;注意营养的补充,纠正低蛋白,提高皮肤抵抗力;培训患者和家属,使其掌握预防压疮的知识和技能,学习轮椅减压方法,辅助器具佩戴的注意事项,床上、起立床、踩车等运动过程中的注意点。对于已经发生的压疮,评定压疮的深度、分期,按照 2013 版《中国压疮护理指导意见》正确处理。

2. 呼吸道感染　脊髓损伤患者长期卧床,膈肌萎缩,肺循环不畅,支气管及喉内分泌物不易排出,容易引起肺炎。及时应用人工呼吸机辅助呼吸,如管理不善或吸痰不及时,也容易发生肺不张或肺炎,最终导致死亡。因此,膈肌和肋间肌功能训练十分重要。常用的方法包括:①协助患者每 2 h 翻身 1 次,每次翻身时可轻叩击背部和胸部,鼓励患者咳嗽及咳痰;②鼓励患者多饮水;③做深呼吸运动及上肢外展扩胸动作;④对痰液较多而难以排出者,可使用化痰药物进行雾化吸入,并且根据患者病情适当变换体位,借助重力将特殊肺段中的分泌物通过体位引流出来；⑤必要时可遵医嘱应用抗生素。

3. 泌尿系统感染 脊髓损伤后常出现的并发症是尿路感染和尿路结石，预防泌尿系统感染的主要方法是积极处理神经源性膀胱，改善排尿机制，使残余尿少于 80 mL，排尿间隔大于 2 h。每日多饮水，可使血钙及尿钙浓度迅速下降，同时增加尿量，起到冲洗尿路的作用。间歇性导尿是预防尿路感染的有效方法。

4. 骨骼系统并发症

（1）异位骨化：脊髓损伤后发生的异位骨化属于神经源性，髋关节最易累及，继而膝、肩、肘及脊柱，一般发生在伤后 1～4 个月。异位骨化开始表现为软组织炎性反应，肢体肿胀、疼痛、发热，几天内在水肿区域可摸到一局限性坚实的肿块，导致关节被动运动范围逐渐减少。临床生化指标显示碱性磷酸酶升高。骨扫描有助于早期诊断。日常护理过程中应注意以下几点：①指导家属给患者活动关节时，注意动作要轻柔；②避免关节和肌肉组织出现牵拉伤，导致疼痛，加重异位骨化的发展；③早期局部冰水冷敷，减轻局部的炎症反应，理疗也可减轻局部症状；④如果已发生的骨化限制了关节活动，可在骨化成熟后考虑手术切除。骨化成熟的时间大概需要 18 个月，过早手术会导致骨化复发或加重。术后早期可开始轻柔的被动关节运动。

（2）骨质疏松：脊髓损伤后瘫痪区域骨骼因失用而致骨质吸收，骨质流失，同时有失用性高血钙及高尿钙。临床上主要表现为疼痛，身长缩短，畸形，骨折等。骨密度测定能简单、有效地测定骨的相对密度。对瘫痪区域骨骼保持应力刺激、药物疗法、运动疗法和饮食调节是防治骨质疏松的四大原则。因此，宜及早采用坐位及斜床站立训练，尽早在支架帮助下进行站立行走训练。

5. 下肢深静脉血栓 脊髓损伤患者由于卧床、肢体功能障碍，深静脉血栓的发生率较高。预防方法：①每天观察皮肤的颜色、温度、有无肿胀、肢端动脉搏动情况；②测量肢体的周径；③避免在下肢进行静脉输液；④每日进行下肢的被动运动、被动踩车；⑤气压治疗；⑥使用压力袜或弹力绷带，增加静脉回流；⑦指导患者进行踝泵运动训练。

6. 疼痛 脊髓损伤后，不论是完全性损伤还是部分损伤都有可能出现中枢性疼痛，主要采用视觉模拟评分法，这种评分法可以确定患者疼痛的程度。护理上注意观察疼痛发作的时间、部位、性质及有效的止痛方法，及时向医生汇报，并观察治疗后的效果。同时做好患者的心理护理，运用各种方法分散患者的注意力，减轻疼痛发作。

7. 痉挛 其主要目的是减少疼痛、痉挛和畸形，改善关节活动能力或功能受限，改善姿势，改善穿戴矫形器，减轻家庭照顾者的负担。常采用：①体位护理，包括良姿位、负重体位、抗痉挛体位上活动痉挛的肢体；②使用矫形器，如充气夹板、塑板材制作各种类型的矫形器等；③手法牵拉；④物理因子等方法。

8. 自主神经过反射 指 T_6 以上脊髓损伤患者对内脏的恶性刺激和来自损伤平面以下的交感神经兴奋失控，引起血压升高、心动过缓、大汗、面色潮红、头痛等。处理方法：①让患者取端坐位，双下肢垂于床边，使静脉血集于下肢和足部，降低心输出量。②降血压治疗：遵医嘱使用快速降血压制剂，如哌唑嗪 0.5～1 mg，每日 3 次。③尽快找出和消除诱因：首先检查膀胱是否过度充盈，导尿管是否通畅，直肠内有无大量或嵌顿的粪块，有无嵌甲、压疮、痉挛以及局部有无感染等，然后检查衣着、矫形器有无压迫或不适，并立即予以解决。

9. 体位性低血压 脊髓损伤患者早期站立训练时会出现体位性低血压，特别是颈髓损伤患者，表现为脑部一过性缺血，易致眩晕或晕厥，多数经逐步体位训练而症状缓解。

训练方法主要是患者逐步从卧位过渡到直立位的适应性训练。早期可摇高床头,床上半坐卧位、床上坐位,从床边坐位再过渡到斜床站立位及穿弹力袜等。

10. 性功能障碍　脊髓损伤患者的性功能障碍是康复过程中极为重要的问题,涉及生理、心理、生育等方面。男女性功能障碍的治疗措施有所不同,应区别对待。

四、康复护理指导

脊髓损伤的康复是一个长期护理的过程,因此让患者和家属掌握康复基本知识和技能,学会自我护理,才能提高生活质量,回归家庭和社会。

1. 饮食护理　制订合理饮食,保证摄入足够的膳食纤维、蛋白质、维生素、钙和水分等。

2. 自我护理　教会患者和家属在住院期间完成"替代护理"到自我护理的过渡。重点是教育患者学会如何自我护理,避免并发症。

3. 药物护理　患者遵医嘱服药,定期到医院复诊调整药物剂量,不可擅自停用或减量,尤其是抗焦虑、抗抑郁和抗痉挛药。

4. 心理护理　教育患者正确面对现实,做好心理调适,以良好的心态去面对困难和挑战,学会寻找相关社会团体的帮助,完善家庭支持系统,提供精神支柱,帮助患者尽早回归家庭和社会。

5. 回归社会　配合社区康复机构,帮助家庭和工作单位进行环境设施改造,帮助患者制订生活自理训练和家中康复训练计划,以保持康复治疗的效果。使患者能顺利的回归家庭和社会。

6. 定期随访　定期复诊,早期发现泌尿系统感染、肺部感染等,应及时就诊。

（王潞萍）

第四节　脑性瘫痪的康复护理

情　境　导　入

患儿,男,5 岁,32 周出生,生后 2 天出现黄疸,持续 20 天。现运动发育落后,竖颈(－),翻身(－),角弓反张,胸廓不对称;原始反射残存 ATNR(＋),侧弯反射(＋);肌张力异常;流涎,吞咽及咀嚼困难,发音障碍,睡眠不佳,便秘。家长述患儿自 3 岁开始出现癫痫发作,脑电图示:双侧对称同步尖慢波。

请思考:

1. 患者的临床诊断是什么?

2. 对患者进行康复护理的措施有哪些?

一、概述

（一）概念

脑性瘫痪（cerebral palsy，CP）简称脑瘫，是指自受孕开始至婴儿期因各种原因所致的非进行性脑损伤综合征，主要表现为运动功能障碍及姿势异常。

（二）病因

一般认为在胎儿期至新生儿期存在的任何影响大脑形成和发育的因素均可导致脑瘫。其中，胎儿脑缺氧或脑部血液灌注量不足是引起脑瘫的重要因素。脑瘫常见危险因素有以下几种。

1. 母孕期因素 主要是母亲因素，如母亲妊娠期大量吸烟、酗酒、用药，母亲智力低下、营养不良、患有糖尿病等，母亲妊娠期中毒、感染等，另外，近年来的研究发现，母亲基因缺陷也可导致小儿脑瘫的发生。

2. 围生期因素 早产、过期产、低出生体重儿、巨大儿及各种原因所致的胎儿宫内窘迫、出生窒息等。

3. 出生后因素 新生儿期的脑部感染、惊厥、缺血缺氧性脑病等。

（三）诊断和鉴别诊断

脑瘫的临床诊断要点：①母孕期、围生期、新生儿期有高危因素存在；②具有发育神经学症状，如整体发育延迟，尤其是运动发育的延迟、原始反射残存等；③具有神经学症状，如姿势与运动异常、肌张力异常、肌力异常、腱反射异常及病理反射出现等；④应与一过性运动发育异常及神经系统进行性疾病相鉴别。

（四）流行病学

脑瘫的全世界发病率为 1.5‰～4‰，我国脑瘫的发病率为 1.8‰～4‰。脑瘫的发病率在不同的民族和城乡间差异不大，男性略高于女性，近年来脑瘫的发病率有增高趋势。

二、主要功能障碍及评定

（一）主要功能障碍

1. 运动功能障碍 表现为运动发育落后，如患儿抬头、翻身、坐、爬、站、走等运动发育落后或停滞；还表现为各种异常运动模式，如主动运动困难，分离运动不充分，动作僵硬、不协调、不对称等，出现联合反应和不随意运动，运动失调等。根据运动障碍的性质不同，脑瘫可分为六种类型。

（1）痉挛型：最常见，占脑瘫儿群体的 60%～70%。主要病变在锥体束。以肌张力明显增高、运动发育迟缓和肢体痉挛为特征。由于肌肉痉挛，患儿表现出相应关节功能位异常，致使患儿坐位时出现圆背、"W"状坐位，身体不能竖直；站立时足尖着地，步行时剪刀步态；在患儿安静、睡眠时痉挛状态减轻，情绪激动或用力时痉挛状态加重。

（2）不随意运动型：占脑瘫儿群体的 20%～25%，主要病变部位在锥体外系。表现为肢体的不随意动作，如不受意志控制的手足徐动、舞蹈样动作等，在紧张、兴奋时，不自主运动增多，安静时减轻或消失。患儿表情异常、皱眉、脸歪等。头部控制能力差，头和躯干分离动作困难。

（3）共济失调型：较少见，约占患儿群体的 5%，主要病变在小脑，表现为平衡失调，肌张力大多低于正常，无不自主运动，常伴有眼球震颤，言语功能障碍。本体感觉与平衡觉丧失，步态不稳，呈醉酒步态。

（4）强直型：较少见，约占患儿群体的 5%，病变部位比较广泛，主要表现为锥体外系损伤症状。由于全身肌张力显著增高，身体异常僵硬，使患儿四肢被动运动时，检查者可感觉其主动肌和拮抗肌有持续的阻力，肌张力呈铅管状或齿轮状增高，尤其在缓慢运动时的抵抗力最大，睡眠时强直症状减弱或消失。腱反射难以引出，常伴有严重智能障碍、情绪异常、言语功能障碍、癫痫等。

（5）肌张力低下型：此型患儿肌张力显著降低，四肢肌肉松软无力，自主运动极少。仰卧时，四肢呈外展、外旋位，头偏向一侧，似仰翻的青蛙。俯卧时不能抬头，四肢不能支撑，腹部贴床。由于肌张力低下，易发生吸吮和吞咽困难，呼吸运动比较浅，咳嗽无力，易发生呼吸道堵塞。肌张力低下是脑瘫患儿的早期症状，一般在 2～3 岁后转变为其他类型。

（6）混合型：上述两种或两种以上类型的症状、体征同时出现于一个患儿，称为混合型，痉挛型与不随意运动型混合较多见。

2. 伴随障碍　脑瘫是脑损伤的结果，除了运动功能障碍外，脑瘫患儿还不同程度伴有以下一种或多种障碍。

（1）智力障碍：有调查显示大约 75% 的脑瘫患儿伴有智力障碍，其中以痉挛型及强直型脑瘫患儿智力障碍更多见且更严重。

（2）言语功能障碍：主要表现为语言发育迟缓和运动性构音障碍，多见于不随意运动型脑瘫患儿。

（3）视觉障碍：患儿伴有听觉障碍，多为胆红素脑病引起，最常见于不随意运动型脑瘫患儿。

（4）癫痫发作：癫痫发作可发生于不同年龄，但 95% 以上均在 1 岁以内发生，痉挛型脑瘫患儿常见。

（5）情绪、行为障碍：患儿表现为好哭、任性、固执、孤僻、脾气古怪、易激动，情绪不稳定，注意力分散等。

（6）其他感觉和认知功能障碍：脑瘫患儿常有触觉、位置觉、实体觉、两点辨别觉缺失。患儿常常无法正确辨认一些简单的几何图形，对各种颜色的辨认力也很差，其认知功能缺陷较为突出。

（7）其他：患儿生长发育落后，营养不良且免疫力低下，易患呼吸道感染等疾病。

（二）康复护理评定

1. 健康状态评估

（1）患儿一般情况：包括出生日期、出生体重（是否是巨大儿或低体重儿）、身长、头围、胎次、产次、胎龄（是足月儿、早产儿还是过期产）、单胎或双胞胎等。

（2）父母亲一般情况：包括年龄、职业、文化程度、有无烟酒嗜好等。

（3）家族史：患儿家族中有无脑瘫、智力低下、癫痫、神经管发育畸形患者，患儿母亲是否分娩过患有类似疾病的孩子，家族有无其他遗传病史等。

（4）母亲孕期情况：有无妊娠期并发症（如妊娠高血压综合征、糖尿病）或其他合并症、外伤史、先兆流产、孕早期病毒感染、接触放射线、服药史等。

（5）母亲分娩时情况：剖宫产还是顺产，如果是顺产，是头位还是臀位；是否使用胎头吸引器或产钳助产；是否难产；有无羊水栓塞、胎粪吸入、脐带绕颈所致的出生时窒息等。

（6）患儿生长发育情况：是否按时进行预防接种；是否到过疫区；居住环境周围有无污染源；有无脑外伤史；有无胆红素脑病、脑炎等病史。

2. 躯体功能评估　如肌力、肌张力、关节活动度、原始反射或姿势性反射、平衡反应、协调能力、站立和步行能力（步态）等。

3. 智力评估　智力评估一般分为筛查性智力测验和诊断性智力测验两类。

（1）筛查性智力测验：常用丹佛发育筛查测验（DDST）、绘人像测验等。

（2）诊断性智力测验：常用斯坦福-比奈智力量表、韦克斯勒儿童智力量表（WISC）等。

4. 言语功能评估　主要是通过交流、观察或使用通用的量表评估患者有无言语功能障碍。如语言发育迟缓评估主要用"S-S"语言发育迟缓评估法，构音障碍评估主要用中国康复研究中心构音障碍评定法。

5. 感、知觉功能评估　常可通过温觉、触觉、压觉的检查来确定障碍情况，也可通过询问家长，得知患儿是否不喜欢他人抚摸与搂抱，是否对各种感觉反应不灵敏等。

6. 日常生活活动能力评估　包括运动、自理、交流及家务活动等。日常生活活动能力评估对确定患儿是否能独立及独立的程度、判定预后、制订和修订治疗计划，判定治疗效果、安排返家等都十分重要。常用中国康复研究中心儿童日常生活活动能力评定量表和儿童功能独立性评定量表（WeeFIM）。

7. 心理社会评估

（1）评估患儿家长心理社会状况：如对患儿患病的反应（如是否存在对婴儿患病的忧虑、担心及负罪感等）、采取的态度和认识程度，以及家庭和社会支持系统的情况。家长的情绪和反应会影响患儿，家长反应不良，容易使患儿处于紧张、低沉、不安的环境中。

（2）对不伴有智力障碍的年长儿评估：评估其是否存在心理与社交等方面的障碍。由于中枢性运动障碍，患儿是否存在自卑、恐惧心理或感到孤独，是否存在情绪不稳定、个性固执、孤僻等，并常伴有学习和社交困难，如不敢也不擅于主动与人交往等。

三、康复护理措施

（一）日常活动护理

1. 环境护理　创建整洁、舒适、安全的康复环境，良好的康复环境有利于康复目标的实现，尤其要注意环境中的安全保障，如房间内及活动空间里进行无障碍设置，床设有护栏，避免灯光直射患者眼睛，地面防滑等。

2. 进食护理　喂食或患儿独立进食时，要使患儿保持坐位或半坐位，头位于中立位。对于坐位困难的患儿可用靠垫等支撑身体或让患儿在固定的椅子上，通过固定坐姿矫正，维持有利的进食体位。对于咀嚼、吞咽困难的患儿，汤匙进入口腔的位置要低于患儿的口唇，要从口腔的中央喂入，将食物喂到患儿口内时，要立即用手托起患儿下颌，促使其闭嘴。若食物不能及时吞咽，可轻轻按摩患儿颌下舌根部，以促进吞咽动作完成。在喂食时，切勿在患儿牙齿紧咬的情况下强行将汤匙抽出，以防损伤牙齿，应等待患儿自动松口时将汤匙迅速抽出，让患儿学习进食动作，手把手教其进食，尽快使患儿学会独立进食。

3．穿脱衣物护理

（1）上衣穿、脱：穿套头衣时，先穿功能较差的一侧上肢，再穿功能较好的一侧，再套入头部；脱套头衣时，先脱出头部，再脱功能较好的一侧肢体衣袖，最后脱另一侧。穿、脱对襟衣服时，可先将衣服下面的纽扣扣好，留1～2个最上面的纽扣不扣，再按照套头衣的穿、脱方法进行。

（2）裤子的穿、脱：取坐位，先穿功能较差的一侧下肢，再穿另一侧，然后躺下，抬起臀部呈桥式，向上提拉裤子到腰部系好。脱法与穿法相反。

4．卫生洗浴护理　根据患儿年龄及时进行洗浴训练，让患儿认识五官等身体各部位的名称，熟悉常用的梳洗用具并掌握其正确的使用方法。

5．排泄的护理　指导其养成坐在坐便器上排便的习惯，坐位不稳的患儿可用有靠背的坐便器，并指导其正确使用手纸和穿、脱裤子。

（二）运动功能障碍及姿势异常的康复护理

1．抱姿　对于痉挛型脑瘫患儿，将患儿双上肢放在抱者的肩上，尽可能地环绕抱者的颈部，将患儿双下肢分开置于抱者腰部，可降低下肢肌张力。

不随意运动型患儿的被抱肢位，与痉挛型患儿有很大不同。主要区别：将患儿抱起时，患儿的双手不再是分开而是合在一起，双侧腿靠拢，关节屈曲后，尽量接近胸部，使患儿维持好这一体位后，将他抱在胸前，也可抱在身体的一侧。

肌张力明显下降的脑瘫患儿，身体像"软面条"一样无力，头颈部自控无力，当抱这类患儿时，除了帮助患儿把双腿蜷起，头微微下垂外，最重要的是给他一个很好的依靠，促进头与脊柱的伸展，保持姿势对称。

2．正确体位摆放

（1）头部及肩的控制：仰卧时头部过度后仰、肩部向前突出的脑瘫患儿，护理人员要用两前臂压住患儿两肩，使双肩向后，然后将两手放于患儿头的两侧轻轻向上抬起，轻轻牵拉颈部伸肌，使之伸长；对于坐位时表现出的肩胛带内收，两上肢屈曲向后，头部过度伸展的患儿，护理人员将前臂从患儿颈部后面环绕过去，向前、向内牵拉肩胛带，头部就从伸展位变为屈曲位；若患儿表现为全身软弱无力、头部不能抬起时，可将拇指放于患儿两侧胸的前面，其余四指在肩后紧握患儿的双肩，将两肩拉向前方，同时拉起躯干，这样可使患儿抬起头，并能较轻松地保持这种姿势。

（2）患儿正确卧姿：脑瘫患儿最佳的睡眠体位是侧卧位，这样患儿比较容易将双手放在身体前面，有利于伸展肘关节和促进上肢运动的发展，并抑制角弓反张及头部、躯干和四肢的非对称姿势。侧卧位时，保持患儿双上肢前伸，两手靠近，位于上方的髋膝关节屈曲向前，以抑制异常反射。

（3）患儿正确坐姿：患儿在床上的正确坐位，如果是不随意运动型的患儿，床上的最佳坐位应该是屈曲患儿的双下肢，使患儿形成一种腹部紧贴大腿的坐位，然后握住患儿的双肩，缓慢加压的同时将两肩向前、向内推压，这样患儿就可以将两手伸出，在前面支持身体或抓玩具。对于痉挛型脑瘫患儿，应注意控制髋关节的屈曲状态，在患儿身后，用两上肢从患儿双腋下伸向大腿，扶住大腿内侧，将患儿拉向护理人员自己，使患儿躯干的重量负荷置于护理人员的坐位支撑面上，并要保持两下肢外展的姿势。一定要注意，大多数痉挛型患儿在床上坐位时不以坐骨结节为支撑点，重量负荷于骶骨上而呈现脊柱屈曲、骨盆后倾的状态，这样的患儿不应让其取伸腿坐位，最好让其坐在椅子或木箱上，使双足能支撑于地面。但是,如果大腿后侧肌群明显紧张,则可坐于三角垫上,伸直双腿。

(4)脑瘫患儿在椅子或凳子上的正确坐姿:痉挛型脑瘫患儿可选用无靠背的凳子练习坐姿,抱持头颈与脊柱成一条直线,髋关节及膝关节屈曲,同时前脚掌着地。不随意运动型脑瘫患儿可选用坐在有靠背的椅子上,令其髋、膝、踝关节均屈曲90°。肌张力低下型脑瘫患儿坐在椅子上表现为脊柱不能竖直,头不能抬起,护理人员可用双手扶持在患儿两侧腰骶部,四指在外侧,拇指放于脊柱两侧轻轻向下推压,给患儿一个支点,促使患儿抬头与躯干伸直。

(三)伴随障碍的康复护理

1. 言语功能障碍的康复护理　具体内容参见相关章节进行言语康复训练指导。

2. 心理障碍的康复护理　康复护士应给予患儿更多的关爱,对其运动、言语、智力等方面的功能障碍不歧视、不嘲讽,对患儿态度和蔼、亲切、有耐心。经常与患儿交流,包括语言方式和非语言方式。对于患儿家长,要给予充分的理解和支持。帮助家长正确认识早期治疗的重要性,争取患儿的早期康复,最大限度地减轻残障程度,提高患儿的自理能力,与家长充分沟通,了解他们的想法和要求,耐心解答他们提出的问题,减轻家长的焦虑心理,使他们树立信心,并积极配合和参与对患儿的康复训练,为患儿的治疗创造一个良好的康复氛围。

3. 癫痫的康复护理　患儿癫痫发作时,应立即使患儿平卧,头偏向一侧,保持呼吸道通畅,有舌后坠者可用舌钳将舌头拉出,防止窒息;注意患儿安全,防止抽搐时造成骨折或皮肤破损。

四、康复护理指导

1. 脑瘫疾病知识指导　向患儿家长介绍脑瘫的一般知识,包括病因、临床表现、治疗方法及预后等,满足家长对疾病知识的需求,减轻其恐慌心理。

2. 指导家庭训练　教会家长对患儿日常生活活动能力训练的内容和方法,包括正确抱姿、正确卧床体位、坐位、正确进食体位等,避免过分保护,应采用鼓励性和游戏化的训练方式,应进行长期家庭训练。

3. 安全指导　指导患儿家长采取相应措施,保护患儿安全,如保持呼吸道通畅,防止进食或喂食时呛咳或窒息;患儿卧床时注意用床档保护,以避免坠床;训练患儿行走时,要注意保护,防止跌伤。

(冯玉如)

第五节　帕金森病的康复护理

情境导入

患者,王某,女,59岁。患者自述夜间睡眠困难,睡眠时间2~4 h。四肢不自主抖动,步态不稳,饮水呛咳,吞咽困难,言语不利,流涎,眠浅,多梦,夜间翻身困难,急躁,汗多,大便干,小便频繁,舌质红,苔薄黄,脉弦细。查体:咽反射减弱,双上肢静止性震颤,四肢肌力尚可,肌张力增高。

请思考:

1. 患者的临床诊断是什么?

2. 对患者进行康复护理的措施有哪些?

一、概述

(一)概念

帕金森病(Parkinson disease,PD)又称震颤麻痹(paralysis agitans),是中老年常见的神经系统变性疾病,以静止性震颤、肌强直、运动迟缓和姿势步态异常等为临床特征,主要病理改变是黑质多巴胺(DA)能神经元变性和路易小体形成。而高血压、脑动脉硬化、脑炎、外伤、中毒、基底核附近肿瘤以及吩噻嗪类药物等产生的震颤强直等症状,称为帕金森综合征。

(二)病因

帕金森病的病因包括年龄老化、环境因素、遗传因素、氧化应激、线粒体功能缺陷和泛素蛋白酶体功能异常等。本病主要发生于 50 岁以上的中老年人,40 岁以前很少发病,65 岁以上发病明显增多,提示年龄因素可能与发病有关;流行病学调查显示,长期接触杀虫剂、除草剂或某些工业化学品可能是帕金森病发病的危险因素;本病在一些家族中呈聚集现象,有报道 10%左右的帕金森病患者有家族史,包括常染色体显性遗传或常染色体隐性遗传。

(三)诊断和鉴别诊断

帕金森病的临床诊断标准为中老年发病,缓慢进行性病程;四项主征(静止性震颤、肌强直、运动迟缓、姿势步态异常)中必备运动迟缓一项,其余三项至少具备其中之一;左旋多巴治疗有效;帕金森病无眼外肌麻痹、小脑体征、体位性低血压、锥体系损害和肌萎缩等。

(四)流行病学

帕金森病全球患病率为 0.32%,按年龄分层,40～49 岁的患病率为 0.04%,50～59 岁的患病率为 0.11%,60～69 岁的患病率为 0.43%,70～79 岁的患病率为 1.09%,80 岁以上的患病率为 1.90%,我国近 2 年间其患病率为 0.19%,80 岁以上的患病率可达1.66%,患者人数已超过 200 万。

二、主要功能障碍及评定

(一)主要功能障碍

1. 运动功能障碍

(1)震颤性功能障碍:震颤是多数帕金森病患者最常见的首发症状,常表现为静止性震颤,多数患者在活动中也有震颤,多从一侧上肢远端开始,呈现有规律的拇指对掌和手指屈曲的不自主震颤,类似"搓丸"样动作。具有静止时明显震颤、动作时减轻、入睡后消失等特征,随病程进展,震颤可逐步涉及下颌、唇、面和四肢。15%的患者在病程中可无震颤,尤其是发病年龄在 70 岁以上者。

(2) 强直所致的功能障碍:强直引起主观上的全身僵硬和紧张,多从一侧的上肢或下肢近端开始,逐渐蔓延至远端、对侧和全身的肌肉。这也是帕金森病患者常见的主诉,但是患者的主诉与强直程度之间并不一定平行。强直限制了帕金森病患者的活动程度,在早期即出现明显的笨拙,患者心理上有残疾感,后期,患者全身肌肉僵硬成为主要问题,最终逐渐发展呈现木僵,甚至植物状态。

2. 认知功能障碍　随着疾病的发展,逐渐出现认知功能损害。具体表现为抽象思维能力下降,洞察力及判断力差,理解和概括形成能力障碍,对事物的异同缺乏比较,言语表达及接受事物能力下降,以及学习综合能力下降。视空间能力障碍是帕金森病患者最常见的认知功能障碍,早期即可出现,发生率高达 93%。

3. 言语功能障碍　言语是一种高度复杂的讲话机制参与的活动,受人的呼吸、唇、舌、下颌运动的影响。由于帕金森病导致患者肌肉强直和协调功能异常,多数患者逐渐出现言语功能障碍而影响正常的生活交流。多数患者常出现缺乏语调、节奏单调等。还会出现下列症状:①音量降低:通常是较早出现的症状,随着时间的推移,音量严重降低至难以听见。②语调衰减:在开始讲话时音量较强,而后逐渐衰减。③单音调:声音维持在同一水平,缺乏表情和重音变化。

4. 精神和心理障碍　震颤和渐进的运动迟缓导致患者在社会活动中出现窘迫心理;异常步态、易跌倒、言语和发音困难等将增加患者的精神压力和严重的残疾;患者害怕出现生活自理能力的缺失。在帕金森病长达数年的病程中,患者表现出一种较典型的人格类型,患者脑内黑质细胞进行性变性脑内 DA 减少,势必造成患者的智能和行为改变。患者常表现出抑郁,出现幻觉,认知障碍等表现。

(二) 评定

1. 综合评定

(1)韦氏帕金森病评定法:该法用于帕金森病综合功能障碍评定,采用 4 分制,0 分为正常,1 分为轻度,2 分为中度,3 分为重度,总分为每项累加,1~9 分为早期残损,10~18 分为中度残损,19~27 分为严重进展阶段。

(2)Yahr 分期评定法:目前国际上较通用的帕金森病病情程度分级评定法,它根据功能障碍水平和能力水平进行综合评定。其中 Ⅰ、Ⅱ 级为日常生活活动能力一期,日常生活活动无须帮助;Ⅲ、Ⅳ 级为日常生活活动能力二期,日常生活活动需部分帮助;Ⅴ 级为日常生活活动能力三期,日常生活活动完全需要帮助。

2. 运动功能评估

(1)关节活动度测量:关节活动度是指远端骨所移动的度数,即关节的远端向着或离开近端运动,远端骨所达到的新位置与开始位置之间的夹角。

(2)肌力评定:常采用手法肌力检查法来评估肌肉的力量。

(3)肌张力评定:多数采用 Ashworth 痉挛量表或改良 Ashworth 痉挛量表。

(4)平衡能力评定:具体方法详见相关章节。

(5)步行能力评定:具体方法详见相关章节。

三、康复护理措施

（一）康复护理原则与目标

1. 康复护理原则 早期康复护理,制订动态康复护理计划,循序渐进、贯穿始终、综合康复护理要与日常生活活动和健康教育相结合,鼓励患者及家属主动参与和配合;积极预防并发症。

2. 康复护理目标 包括短期目标和长期目标。

（1）短期目标:患者能适应卧床或日常生活活动能力下降的状态,采取有效的沟通方式表达自己的需要和情感,为患者提供舒适的环境,选取恰当的进食方法,维持正常的营养供给,使患者生活需要得到满足,情绪稳定。

（2）长期目标:通过康复护理技术,最大限度地促进帕金森病患者功能障碍的恢复,防止失用和误用综合征,减轻后遗症。

（二）康复护理措施

1. 运动功能障碍 运动锻炼的目的在于防止和推迟关节强直与肢体挛缩。根据帕金森病患者的震颤、肌强直、肢体运动减少、体位不稳的程度,尽量鼓励患者自行进食穿衣,锻炼和提高平衡协调能力的技巧,做力所能及的事情,减少依赖性,增强主动运动。患者可采取自己喜爱的运动方式,如散步、慢跑、跳舞、太极拳、舞剑等。

（1）面部表情肌锻炼:通过皱额、张嘴、伸舌、皱鼻、皱眉、舌尖右偏、舌尖左偏、下吹气、闭右眼、鼓右腮、口左歪及口右歪等动作锻炼面部表情肌,改善"面具脸"。

（2）头部向下,下颌尽量触及锁骨。左右转动:头部水平左右转动,尽量达到90°。

2. 认知功能障碍 认知功能障碍常常给患者带来许多不便,所以认知训练对患者的全面康复起着极其重要的作用。

3. 言语功能障碍

1）音量的锻炼 目的是增加吸气的频率限制呼气时所讲出的单词的数量。

（1）感知呼吸的动作:双手放在腹部,缓慢吸气和呼气,感觉腹部的运动,重复几次。

（2）呼气练习:吸气然后呼气,呼气时持续发元音的声音,要求能平衡发音10～15 s。

2）音词的练习 每次发音前先吸气,然后发"ke"或"de""po"音,从轻柔逐渐调高声音至最大,重复数次"o"。在不同声级水平上重复一些简单的词语。

4. 精神和心理障碍 帕金森病患者早期动作迟钝笨拙、表情淡漠、流涎。随着病程延长,病情进行性加重,患者丧失劳动能力,生活自理能力也逐渐下降,会产生焦虑、恐惧甚至绝望心理。鼓励患者尽量维持过去的兴趣与爱好,多与他人交往。督促进食后及时清洁口腔,随身携带纸巾擦尽口角溢出的分泌物,注意保持个人卫生和着装整洁等,以尽量维护自我形象。

5. 吞咽困难 指导患者进行如鼓腮、伸舌、噘嘴、龇牙、吹吸等面肌功能训练,可以改善面部表情和吞咽困难,协调发音;对于咀嚼能力和消化功能减退的患者应给予易消化、易咀嚼的细软、无刺激性软食或半流食,少量多餐;对于进食困难、饮水反呛的患者要及时给予鼻饲,并做好相应护理,防止经口进食引起误吸、窒息或吸入性肺炎。护士协助和指导患者进行吞咽困难相关的康复训练。

6. 膀胱功能障碍 对于尿潴留患者可指导患者精神放松、腹部按摩、热敷以刺激排尿;膀胱充盈无法排尿时在无菌操作下给予导尿。尿失禁患者注意皮肤护理,必要时留置导尿,并应注意正常排尿功能重建的训练。

四、康复护理指导

1. 用药指导 告知患者及家属本病需要长期或终身服药治疗,让患者了解常用药物的种类、用法、用药注意事项、疗效及不良反应。告诉患者长期服药过程中可能会突然出现某些症状加重或疗效减退的情况,让患者及家属了解用药过程中的"开-关"现象以及应对方法。

2. 康复训练 鼓励患者维持和培养兴趣爱好,坚持适当的运动,做力所能及的家务等,可以延缓身体功能障碍的发生和发展,从而延长寿命,提高生活质量。患者应树立信心,坚持主动运动,如散步、打太极拳等,保持关节活动的最大范围。

(曾　珊)

第六节　颈椎病的康复护理

情境导入

患者,男,47岁。患者长期伏案工作,两年前出现颈、肩部酸胀,偶有头晕,平卧休息后好转。后上述症状逐渐加重,在某诊所行"颈部旋扳手法"治疗后,次日即感头部胀痛,枕后肿胀、腿酸痛,双膝发软,自行内服、外敷活血化瘀中药,头部枕后肿胀、疼痛减轻,但双膝无力逐渐加重,尤以低头旋转后明显,能行走50米左右,走路偶尔有踩棉花感。查体:颈部僵硬,两侧颈肌紧张,活动受限,$C_5 \sim C_6$ 棘突旁压痛明显,椎间孔挤压试验阳性,臂丛牵拉试验双侧阳性。生理反射存在,病理反射未引出。颈椎 MRI 示:$C_3 \sim C_4$、$C_5 \sim C_6$ 椎间盘突出。

入院诊断:颈椎间盘突出症。

请思考:

1. 目前,患者主要有哪些功能障碍?

2. 应该采取哪些康复护理措施?

3. 针对患者的情况,怎样做康复教育?

一、概述

(一) 概念

颈椎病(cervical spondylosis)是由于颈椎间盘退变、突出,颈椎骨质增生、韧带增厚、钙化等退行性变刺激或压迫其周围的肌肉、血管、神经、脊髓引起的一系列症状。颈椎病好发于中老年人,无性别差异,从事伏案工作者发病率较高。近年来,随着生活方式的转变,颈椎病发病有年轻化的趋势,青少年颈椎病患者逐年增多,据调查,中青年伏案工作者颈椎病的发病率约为19%,另外约29%的中小学生存在颈椎异常,15%～59%中小学生存在颈椎相关症状。

（二）病因

（1）退行性变:颈椎的退行性变发生较早,以椎间盘的退行性变最为突出。椎间盘的退行性变是颈椎病发生和发展的最基本原因。表现为椎间隙狭窄,椎体、关节突关节、钩椎关节、前后纵韧带、黄韧带及项韧带等变性、增生、钙化,刺激或压迫脊髓、神经、血管等。

（2）姿势和运动控制不良。

（3）颈椎先天性椎管狭窄:在胚胎或发育过程中椎弓根过短,使椎管矢状径小于正常（14～16 mm）。在此基础上,即使很轻的退行性变,也可出现压迫症状而发病。

（4）其他:头颈部外伤、长期寒湿环境的刺激、慢性感染等均可诱发颈椎病。

（三）临床分型

1. 软组织型颈椎病　又称颈型颈椎病,主要体征为颈椎活动轻度受限,颈肩背部肌肉紧张、压痛。X线片常显示颈椎曲度改变。主要症状为颈后疼痛、发僵。常于晨起、久坐、受寒后发作。

2. 神经根型颈椎病　椎间关节退变累及颈神经根,常表现为颈肩痛伴有神经根支配区感觉和运动功能障碍。好发于$C_4 \sim C_5$、$C_5 \sim C_6$ 及 $C_6 \sim C_7$。颈、肩痛,向前臂或手指放射,手麻,手或臂有无力感,持物不稳为常见症状。颈部损伤者、长期伏案工作者、劳累者好发,落枕常为发病诱因。可急性起病,也可慢性发病。

3. 脊髓型颈椎病　由颈髓受累所致,导致感觉、运动和反射障碍。一般具有脊髓束受损体征,如肌力减弱,但肌张力增高,四肢肌腱反射亢进,有时出现髌阵挛或踝阵挛。多数患者Hoffmann征及Rossolimo征阳性,部分患者Babinski征阳性。常有针刺觉及温度觉减退,但并不一定与脊髓损害程度一致。深感觉往往正常。有时上肢出现前角运动神经细胞损害的体征,如上肢肌力弱,肌肉萎缩,腱反射消失。CT或MRI常显示某节段颈椎间盘突出,相应部位的颈髓受压。

初发症状常为双下肢无力、发紧、沉重,逐渐进展,足下"踩棉花感"为常见主诉,步态不稳。还可表现为一侧或双侧上肢疼痛、麻木、无力,手持物易坠落,双手笨拙,精细动作困难,躯干有束带感,可有尿急、尿频、尿失禁或排尿困难等症状。

4. 交感型颈椎病　病变累及交感神经,引发交感神经功能紊乱。客观体征较少,可有颈椎及上胸椎棘突压痛,心率和血压异常,影像检查结果无特异性;主观症状多样,如头昏头痛,颈肩背痛,面部麻木或半身麻木,发凉感,无汗或多汗,针刺觉迟钝;眼部胀痛,干涩或流泪,视物不清或彩视;耳鸣或耳聋;心动过速或过缓,心律不齐;情绪不稳定,睡眠不好,对疾病恐惧多虑等。

5. 椎动脉型颈椎病　椎动脉因病变受压迫或刺激,导致椎-基底动脉供血不足引起相应病征。主要阳性体征为椎动脉扭转试验阳性。X线片常显示钩椎关节增生,颈椎节段性不稳。典型症状为转头时突发眩晕、恶心、呕吐;四肢无力,共济失调,甚至倾倒,但意识清醒,卧床休息症状可消失。症状严重者,或病程长久者,可出现脑干供血不足,进食呛咳,咽部异物感,说话吐字不清,以及一过性耳聋、失明等症状。有时与交感型颈椎病很难区别。

6. 混合型颈椎病 两种及两种以上颈椎病类型并存。通常是以某一型的临床表现为主,伴有其他类型的部分表现。

二、主要功能障碍及评定

（一）主要功能障碍

1. 运动功能障碍 颈肩关节活动受限,如颈椎屈曲、伸展、侧弯及旋转障碍,颈部、上肢、下肢可表现肌力下降,手握力减退,手持物易坠落,步态异常等。

2. 感觉功能障碍 如颈、肩、背、上肢疼痛,皮肤过敏、麻木、躯干部紧束感。

3. 日常生活活动能力障碍 患者由于上述运动及感觉功能障碍,常导致日常生活活动能力下降,如梳头、进食、穿衣、提物、行走等日常生活活动明显受限,影响患者生活质量。

4. 心理障碍 各种功能障碍影响患者日常生活和工作,患者易产生焦虑、恐惧、悲观、抑郁等心理问题。

（二）康复护理评估

1. 一般状况评估 具体评估方法参见相关内容。

（1）疼痛的评估。

（2）颈椎活动范围评估。

（3）颈部肌力评估。

（4）日常生活活动能力评估。

2. 专项评估

1）脊髓型颈椎病的功能评估 普遍采用的是日本骨科学会(JOA)的 17 颈椎病疗效评定标准,满分为 17 分,分数越低表示颈椎功能越差。具体评分内容如下。

（1）上肢运动功能（最高得分 4 分）。

0 分:不能持筷或勺进餐。

1 分:不能持筷,但能持勺。

2 分:能持筷,但很费力。

3 分:能持筷,但笨拙。

4 分:正常。

（2）下肢运动功能（最高得分 4 分）。

0 分:不能行走。

1 分:走平地需拐杖辅助。

2 分:可走平地,但上下楼梯需拐杖或扶梯辅助。

3 分:行走或上下楼梯不需拐杖,但缓慢。

4 分:正常。

（3）感觉功能:上肢、下肢与躯干分别评分,共 6 分（最高得分 6 分）。

A. 上肢

0 分:有明显感觉障碍。

1 分:轻度感觉障碍。

2 分:正常。

B. 下肢 评分同上肢。

C. 躯干 评分同上肢。

（4）膀胱功能（最高得分3分）。

0分：尿潴留。

1分：严重排尿障碍，包括膀胱排空不充分，排尿费力及淋漓不尽。

2分：轻度排尿障碍，包括尿频及排尿踌躇。

3分：正常。

2）神经根型颈椎病的功能评估　多采用日本学者田中靖久等人的评价方法，正常为20分。评定内容如表5-6-1所示。

表5-6-1　神经根型颈椎病的功能评价表

	项目		评分
Ⅰ.症状（共9分）	A.颈肩部的疼痛与不适（3分）	a.常很严重；	0
		b.常有或有时严重；	1
		c.时有；	2
		d.没有	3
	B.上肢疼痛和麻木（3分）	a.常很严重；	0
		b.常有或有时严重；	1
		c.时有；	2
		d.没有	3
	C.手指疼痛与麻木（3分）	a.常很严重；	0
		b.常有或有时严重；	1
		c.时有；	2
		d.没有	3
Ⅱ.体征（共8分）	A.椎间孔挤压试验（3分）	a.颈肩手痛（＋）颈椎运动受限（＋）；	0
		b.颈肩手痛（＋）颈椎运动受限（－）或颈肩痛（＋）颈椎活动受限（＋）；	1
		c.颈肩痛（＋）颈椎活动受限（－）；	2
		d.阴性	3
	B.感觉（共2分）	a.明显障碍；	0
		b.轻度障碍；	1
		c.正常	2
	C.肌力（2分）	a.明显减退；	0
		b.轻度减退；	1
		c.正常	2
	D.腱反射（1分）	a.减弱或消失；	0
		b.正常	1
Ⅲ.工作和生活能力（共3分）	A.不能完成；		0
	B.轻度障碍；		1
	C.不能持续；		2
	D.正常		3
Ⅳ.手的功能（－2到0分）	A.有功能障碍；		－2
	B.仅有无力、不适而无功能障碍；		－1
	C.正常		0

三、康复护理措施

（一）生活护理

1. 休息与睡眠的指导　卧床休息可以减轻颈椎的负载，有利于局部充血、水肿的消退，有利于症状减轻或消除。卧床休息要注意枕头软硬及大小适中，保持良好睡眠姿势。枕头的高度以睡醒后颈部无任何不适为宜，枕头的高度一般为高 8～10 cm，男性使用的枕头高度可再增加 2 cm。符合人体生理状况的枕头应该具有以下特点：曲线造型符合颈椎生理弯曲；枕芯可以承托颈椎全段，使颈肌得到充分的松弛和休息；枕芯透气性良好，避免因潮湿而加重颈部不适。良好的睡眠姿势有利于颈椎病的康复。睡眠应以仰卧为主，侧卧为辅，左右交替，且头应放于枕头中央。

2. 协助患者卧床期间的日常生活活动　病房备呼叫器，呼叫器及常用物品置于患者床旁易取到的地方；必要时协助床上排便、洗漱、更衣、床上擦浴、洗头等；提供合适的就餐体位与床上餐桌，协助进餐等。

（二）促进患者感觉和运动功能的恢复

1. 制动及牵引　颈椎病急性期制动可放松颈部肌肉，缓解肌痉挛，减少突出的椎间盘或骨赘对周围组织的刺激；术后制动可稳定手术部位，促进愈合。颈椎制动可采用颈领固定、头颈胸石膏固定、枕颌带牵引固定等，也可用大沙袋放在两侧颈肩部，制动颈部。颈椎牵引也是颈椎病常用的康复治疗技术，主要作用是制动、增加椎间孔间隙、解除肌痉挛、纠正错位，包括坐位牵引、床边牵引、手法牵引、正骨牵引等。必须掌握好牵引角度、牵引时间和牵引重量三个要素，才能达到颈椎牵引的最佳效果。

（1）牵引角度：一般按病变部位而定，病变在颈椎上段（C_1～C_3），一般前屈 5°～10°，以小角度牵引；病变在下段（C_4～C_7），一般前屈 20°～30°，同时注意结合 X 线结果及患者舒适度来调整角度。

（2）牵引时间：连续牵引以 20 min 为宜，间歇牵引则以 20～30 min 为宜，每天一次，10～15 天为一个疗程。

（3）牵引重量：一般初始重量较小，从 4～6 kg 开始，之后根据患者体重及颈部肌肉改善情况逐步增加牵引重量。间歇牵引重量按其自身体重的 10%～20% 确定，连续牵引则适当减轻牵引重量。

（4）注意事项：牵引过程中要密切观察并询问患者的反应，注意牵引安全，如患者在牵引中有不适感或症状加重，应立即停止牵引；牵引时间及重量考虑个体差异，如年老体弱者，适当减轻重量，缩短牵引时间。

2. 其他物理治疗的护理

（1）如红外线、磁疗、直流电离子导入、超短波、超声波等，可以镇痛、消除炎症组织水肿，减轻粘连，解除痉挛、改善局部组织与脑、脊髓的血液循环、调节自主神经功能，延缓肌肉萎缩并促使肌肉恢复。

（2）手法治疗的护理：手法治疗可疏通脉络，减轻疼痛、麻木，缓解肌紧张与痉挛，加大椎间隙与椎间孔，整复滑膜嵌顿及小关节半脱位，改善关节活动度。在进行手法治疗前，要给患者做好耐心细致的思想工作，说明手法治疗的目的和必要性，以取得患者的配合。手法治疗时注意用力适度，忌手法粗暴，要观察患者的反应，有异常情况应暂停手法治疗。

（三）心理护理

耐心倾听患者的诉说，理解、同情患者的感受，与患者一起分析焦虑产生的原因，尽可能消除引起焦虑的因素。颈椎病发病缓慢，恢复时间长，要充分调动患者的积极性，循序渐进、持之以恒地对待颈椎病的康复。

四、康复护理指导

1. 正确认识颈椎病，积极主动参与疾病康复　颈椎病病程长，病情常反复，发作时可能较重，影响日常工作和生活。指导患者消除急躁心理，积极配合治疗，树立战胜疾病的信心。

2. 避免诱发因素　严防畸形头、颈、肩外伤，如头颈部跌伤、碰击伤等，严防急刹车时头部突然后仰，导致颈椎挥鞭性损伤等；纠正不良姿势，预防慢性劳损，站立、坐位时要保持脊柱直立，避免过度扭曲。避免长时间单一姿势活动，应注意变换姿势。

3. 加强体育锻炼　颈椎病患者可选择徒手医疗体操及导引操，休息时应积极做颈肩活动，避免超负荷的颈椎运动，如出现症状加重，应立即停止。另外，颈椎病患者不适宜进行倒行锻炼。

4. 早发现、早治疗　患者若出现颈椎病常见症状，且休息后无缓解，应及时就医，做好早期发现，早期治疗。

（冯玉如）

第七节　肩周炎的康复护理

情 境 导 入

患者，男，49 岁。出现左肩部痛 3 周，无明显外伤史，体检发现左肩外展、外旋和后伸受限，肩部肌萎缩，压痛阳性。

请思考：

1. 该患者最可能的诊断是什么？

2. 该患者的康复护理诊断是什么？

3. 该患者应如何更好地保护肩关节？

一、概述

（一）概念

肩周炎（scapulohumeral periarthritis）是肩关节周围肌肉、肌腱、关节囊等软组织的慢性炎症，常引起肩关节周围疼痛和活动障碍，多见于中老年人群。流行病学调查显示，

50岁左右人群好发,女性多于男性。本病有自愈趋势,预后良好,可复发。

（二）病因

病因尚不明确。一般认为肩周炎是在肩关节周围软组织退变基础上发生的。局部外伤史、慢性劳损、局部受湿受寒等是部分患者的发病诱因,有些患者也可能继发肩部软组织疾病或全身性疾病等。长期过度活动、姿势不良等所产生的慢性致伤力是主要的激发因素。

（三）诊断和鉴别诊断

1. 肩关节疼痛及活动障碍　肩关节疼痛一般位于肩部前外侧,可扩大至枕部、腕部或手指,也可放射至后背、三角肌、肱三头肌、肱二头肌及前臂前面。肩关节活动障碍可表现为内外旋受限,举臂至头顶困难,患者不能自行梳头。

2. 影像学检查　可行X线检查,关节造影,MRI检查,超声检查。超声检查可明确诊断。

（四）病理分期

肩周炎的病理过程可分为凝结期、冻结期和解冻期（或分为急性期、慢性期和功能康复期）。

1. 凝结期　病变主要位于肩关节囊,肩关节造影常显示有关节囊挛缩,关节下隐窝闭塞,关节腔容积减小,肱二头肌肌腱粘连。肱二头肌肌腱伸展时,有不适感及束缚感,肩前外侧疼痛,可扩展至三角肌止点。

2. 冻结期　随着病变的加剧肩周炎进入冻结期。此期除关节囊挛缩外,关节周围大部分软组织均受累,胶原纤维变性,组织纤维化并挛缩而失去弹性,脆弱而易撕裂。后期喙肱韧带增厚挛缩成索状。冈上肌、冈下肌、肩胛下肌紧张,将肱骨头抬高,限制其各方向活动。滑膜隐窝大部分闭塞,肩峰下滑囊增厚,囊腔闭塞,关节囊、肱二头肌肌腱与腱鞘均有明显粘连。此期的临床表现为持续性肩痛,夜间加重,影响睡眠,上臂活动及盂肱关节活动受限达高峰,通常在7~12个月或数年后疼痛逐渐缓解,进入解冻期。

3. 解冻期　此期炎症逐渐消退,疼痛逐渐减轻,肩部粘连慢性、进行性松解,活动度逐渐增加。

二、主要功能障碍及评定

（一）主要功能障碍

1. 肩关节疼痛　疼痛是突出的症状。

2. 肩关节活动障碍和肌萎缩无力　肩关节以外展、外旋、后伸受限明显,少数人内收、内旋亦受限,但前屈受限较少。三角肌出现萎缩,关节周围软组织粘连,肩关节活动受限,而且常以肩带活动增强代偿肩关节活动的不足。

3. 日常生活活动能力障碍　表现为穿衣、梳头、摸背等日常生活活动受限。

（二）康复护理评定

肩周炎的康复护理评定主要为疼痛、关节功能、关节活动度、日常生活活动能力等多方面进行的综合评定。功能评定方法很多,常采用Constant-Murley法和JOA肩关节功能评定量表。

1. Constant-Murley法　总分为100分,共包括四个部分,即疼痛（最高15分）;日常生活活动(最高20分);关节活动度(ROM)(40分);肌力(最高25分)。其中35分(疼痛15分,日常生活活动20分)来自患者主诉的主观感觉;65分(ROM 40分,肌力25分)来自医生的客观检查。具体项目见表5-7-1。

表 5-7-1 Constant-Murley 评定标准

项目		评分
Ⅰ 疼痛(最高15分)	无疼痛	15
	轻度痛	10
	中度痛	5
	严重痛	0
Ⅱ 日常生活活动(最高20分)	ⅰ 日常生活活动的水平	
	全日工作	4
	正常的娱乐和体育活动	4
	不影响睡眠	2
	ⅱ 手的位置	
	上抬到腰部	2
	上抬到剑突	4
	上举到颈部	6
	上举到头顶部	8
	举过头顶部	10
Ⅲ ROM	ⅰ 前屈、后伸、外展、内收4种活动分别按下列标准评分 (每种活动最高10分,4项最高40分)	
	$0°\sim30°$	0
	$31°\sim60°$	2
	$61°\sim90°$	4
	$91°\sim120°$	6
	$121°\sim150°$	8
	$151°\sim180°$	10
	ⅱ 外旋(最高10分)	
	手放在头后肘部保持向前	2
	手放在头后肘部保持向后	4
	手放在头顶肘部保持向前	6
	手放在头顶肘部保持向后	8
	手放在头顶再充分向上伸直上肢	10
	ⅲ 内旋(最高10分)	
	手背可达大腿外侧	0
	手背可达臀部	2
	手背可达腰骶部	4
	手背可达腰部(L_3水平)	6
	手背可达 T_{12} 椎体水平	8
	手背可达肩胛下角水平(T_7水平)	10

续表

项目		评分
	MMT 0 级	0
	Ⅰ 级	5
Ⅳ 肌力（最高 25	Ⅱ 级	10
分）	Ⅲ 级	15
	Ⅳ 级	20
	Ⅴ 级	25

2. JOA 肩关节功能评定量表 该量表包括五个部分，即疼痛（30 分）、功能（20 分）、关节活动度（30 分）、X 线评定（5 分）、关节稳定性（15 分）。满分为 100 分，90～100 分，肩关节功能优；80～89 分，肩关节功能良好；70～79 分，肩关节功能一般；60～69 分，肩关节功能较差；＜60 分，肩关节功能更差。

三、康复护理措施

（一）日常生活护理

1. 劳逸结合，注意保暖 指导患者劳逸结合，避免关节过劳；在炎热季节，防止持续过长时间吹风，避免肩关节外露受凉。

2. 体位 仰卧或健侧卧位。仰卧时在患侧肩下垫薄枕，保持肩关节水平位。健侧卧位时，胸前放薄枕，患肢置于枕上，减少肌肉牵拉。

（二）肩关节保护

在同一体位下避免长时间患侧肩关节负荷，如患肢提举重物等；维持良好姿势，减轻对患肩的挤压；维持足够关节活动度范围和肌力训练；疼痛明显时要注意患侧肩关节的休息，防止过多的运动，同时避免再次发生疲劳性损伤；疼痛减轻时，可尽量使用患侧进行日常生活活动能力的训练。

（三）运动治疗护理

1. 下垂摆动练习 躯体前屈位，患臂自然下垂，注意放松肩关节周围肌腱（当推动该臂时出现自然摆动，表明已松弛）。在该体位下做前后、内外、绕臂摆动训练，幅度可逐渐增大，反复进行，直至手指发胀、麻木为止。此时记录摆动时间。该练习在患者能力可及的情况下，可由患者手持 1～2 kg 的重物进行，2 次/天。若患者出现腰痛等症状时，亦可在俯卧位下进行，将患肩垂于床外，然后做上述放松摆动或提重物摆动训练。

2. 上肢无痛或轻痛范围内的功能练习 由于粘连组织有时不能单纯依靠摆动得到足够牵张，此时宜在无痛或轻痛（可承受）范围内做牵张练习，包括爬肩梯、用体操棒或吊环等，用健侧带动患侧的各轴位练习。每次 10～15 min，1～2 次/天。在此类活动中必须注意：只允许在无痛或轻痛范围内活动，因为疼痛常可反射性地引起或加重肌肉痉挛，对功能恢复不利；由于肩关节粘连，活动常以肩带活动替代肩关节活动，为此宜用压肩带，使肩带活动尽可能减少；在每次活动后以不引起疼痛加重为宜。如出现疼痛加重，应减量。

四、康复护理指导

1. 活动指导　积极参加体育锻炼,并长期坚持。如医疗体操、太极拳、中老年健美操、划船动作、弓箭步向前走、扩胸运动等与肩关节有关的功能活动。

2. 养成良好生活习惯　防止长时间风吹关节,加强局部保暖,防止肩关节外露;掌握正确的坐姿,长时间工作应多活动肩关节。

3. 饮食指导　加强营养,适当多进食富含钙、磷,具有补益肝肾、滋养经脉的食物,合理搭配,饮食有度。

(冯玉如)

第八节　腰椎间盘突出症的康复护理

情 境 导 入

　　患者,李某,男,45 岁。搬抬重物后出现腰痛伴右下肢放射痛 3 天来院就诊,诊断为腰椎间盘突出症。护士检查时发现患者小腿外侧及拇指的针刺觉减退。

　　请思考:

　　1. 腰椎间盘突出症患者功能障碍包括哪些方面?

　　2. 针对患者的腰部活动障碍,应采用哪些康复治疗护理措施?

一、概述

(一) 基本概念

腰椎间盘突出症是由于腰椎间盘变性、纤维环破裂,髓核突出刺激或压迫神经根所表现的一种综合征。腰椎间盘突出症是骨科的常见病、多发病,是腰痛常见的原因之一。在腰椎间盘突出症的患者中,$L_4 \sim L_5$、$L_5 \sim S_1$ 腰椎间盘突出占 90% 以上,好发于青壮年,男性多于女性;随着年龄增长,$L_2 \sim L_3$、$L_3 \sim L_4$ 腰椎间盘发生突出的危险性增加。导致腰椎间盘突出症的根本原因是腰椎间盘退变,随着年龄增长,腰椎间盘逐渐发生退变,纤维环和髓核含水量逐渐下降,髓核失去弹性,纤维环逐渐出现裂隙。在此基础上,劳损积累和外力的作用下,腰椎间盘发生破裂,髓核、纤维环甚至终板向后突出。此外,妊娠、遗传因素、腰骶部先天发育异常均增加了腰椎间盘突出的风险。

(二) 分型

病理上将腰椎间盘突出分为未破型(退行型、膨出型、突出型)和破裂型(脱出后纵韧带下型、脱出后纵韧带后型、游离型),前者占 73%,后者占 27%。未破型和脱出后纵韧带下型通过非手术治疗可取得满意疗效，脱出后纵韧带后型、游离型以手术治疗为主。

（三）临床表现

腰椎间盘突出症患者的典型表现是腰痛或一侧腰、臀痛，侧突者可伴有一侧下肢放射性疼痛或麻木，中央型突出者可伴有间歇性跛行等。体征为腰椎前凸减小，可有侧凸畸形，腰椎活动受限，腰椎或其椎旁有压痛，神经根刺激征阳性（直腿抬高试验或加强试验）。辅助检查：X线正位片可见腰椎侧弯，侧位片上可见生理前凸减少或消失，腰椎间隙狭窄。CT检查可见腰椎间盘后缘变形突出、硬脊膜囊受压变形、硬膜外脂肪移位、硬膜外间隙中软组织密度影及神经根梢受压移位等。MRI检查能清楚显示各腰椎间盘退变情况，了解髓核突出的程度和位置。

（四）治疗

腰椎间盘突出症可通过卧硬板床、骨盆牵引、局部药物治疗等方法，使腰椎间盘突出部分和受到刺激的神经根的炎性水肿加速消退，从而减轻或缓解对神经根的刺激或压迫。绝大部分患者可经非手术治疗治愈。对经严格非手术治疗无效，或中央型腰椎间盘突出压迫马尾神经者，可行髓核摘除术，以减轻腰椎间盘压力和缓解症状。

二、主要功能障碍及评定

（一）主要功能障碍

1. 疼痛　①腰痛：超过90％的患者有腰痛表现，疼痛范围主要在下腰部及腰骶部，多为持久性钝痛。②坐骨神经痛：多为一侧下肢坐骨神经痛，从下腰部向臀部、大腿后侧、小腿外侧直到足部的放射痛。

2. 神经功能障碍　神经根受损，其支配区域的感觉、运动及反射功能减弱甚至丧失，如皮肤麻木、痛触觉减退、肌力下降，部分患者出现膝反射或跟腱反射减弱或消失。

3. 日常生活活动能力障碍　向正后方突出的髓核或脱垂、游离的腰椎间盘组织压迫马尾神经，出现大小便功能障碍。中央型巨大突出者，出现会阴部麻木、刺痛、排便及排尿困难、阳痿等功能障碍。

4. 腰部活动障碍　几乎所有患者都有不同程度的腰部活动障碍，其中以前屈障碍最明显。在病变腰椎间隙的棘突间、棘突旁有压痛，部分患者伴有骶棘肌痉挛，使腰部固定于强迫体位。

5. 步态和姿势异常　功能障碍较重的患者步态拘谨、步行缓慢，常伴有间歇性跛行。其步态特点为患肢迈步较小，常以足尖着地，着地后迅速更换到健侧足，导致步态急促不稳。患者常伴腰椎侧凸，是腰椎为减轻神经根受压而引起的姿势性代偿畸形。

6. 心理障碍　因长时间的急慢性腰腿疼痛、下肢感觉异常，部分患者产生焦虑、紧张和压抑等心理，有时伴有各种神经精神症状。

（二）康复护理评定

1. 疼痛评定　临床上常用日本骨科协会下腰痛评价表对腰椎间盘突出症患者进行疼痛评估。评估内容包括主观症状、体征、日常生活活动能力受限、排尿功能（表5-8-1）。

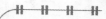

表 5-8-1　日本骨科协会下腰痛评价表

项目			评分
主观 症状 （9分）	下 腰痛 （3分）	无	3
		偶有轻痛	2
		频发静止痛或偶发严重疼痛	1
		频发或持续性严重疼痛	0
	腿痛 或麻 （3分）	无	3
		偶有轻度腿痛	2
		频发腿痛或偶有严重腿痛	1
		频发或持续严重腿痛	0
	步行 能力 （3分）	正常	3
		能步行 500 m 以上，可有痛、麻、肌力弱	2
		步行＜500 m，可有痛、麻、肌力弱	1
		步行＜100 m，可有痛、麻、肌力弱	0
体征 （6分）	直腿抬高 试验（包括 加强试验） （2分）	正常	2
		30°～70°	1
		＜30°	0
	感觉 障碍 （2分）	无	2
		轻度障碍（非主观感觉障碍）	1
		明显障碍	0
	运动 障碍 （MMT） （2分）	正常（5级）	2
		轻度无力（4级）	1
		明显无力（0～3级）	0

		重	轻	无
日常 生活 活动 能力 受限 （14分）	卧床翻身	0	1	2
	站立	0	1	2
	洗漱	0	1	2
	向前倾身	0	1	2
	坐（1 h）	0	1	2
	举物、持物	0	1	2
	行走	0	1	2

排尿 功能 （－6分）		评分
	正常	0
	轻度失控	－3
	严重失控	－6

注：评分结果＜10分，差；评分结果 10～15分，中度；评分结果 16～24 分，良好；评分结果 25～29 分，优。

2. 腰椎活动度评定　包括屈伸、侧屈、旋转 3 个维度的评定（表5-8-2）。

表 5-8-2　腰椎活动度评定

项目	屈伸	侧屈	旋转
轴心	L_5	L_5	头顶正中
固定臂与之平行	脊柱矢状面中线	冠状面中线	冠状面中线
移动臂与之平行	L_5 和 C_7 的连线	L_5 和 C_7 的连线	顶正中肩峰
正常活动范围	前屈 $0°\sim45°$,后伸 $0°\sim30°$	$0°\sim30°$	$0°\sim45°$
维度活动范围	前屈 $0°\sim20°$	$0°\sim10°$	$0°\sim20°$

3. 神经功能评定　L_4 神经根受累者,大腿前外侧、小腿内侧、足后侧可出现感觉障碍,膝反射减弱。L_5 神经根受累者,小腿前外侧和足内侧可有感觉障碍,踇背伸肌力可减退,少数较严重时可完全丧失踇或踝关节主动背伸能力。S_1 神经根受累者,外踝部和足外侧以及足底可有感觉障碍,跟腱反射可减弱或消失。

4. 身体状况评估　包括椎旁压痛和同侧放射痛、直腿抬高试验和直腿抬高加强试验阳性、姿势异常。

(1) 压痛与放射痛:椎旁压痛和向同侧臀部、沿坐骨神经方向的放射痛。

(2) 直腿抬高试验和直腿抬高加强试验:①直腿抬高试验:患者仰卧,两腿伸直,被动抬高患肢。正常人下肢抬高到 $60°\sim70°$ 才出现腘窝不适,因此抬高在 $60°$ 以内出现坐骨神经痛即为阳性。直腿抬高试验诊断腰椎间盘突出症的敏感性为 $76\%\sim97\%$。②直腿抬高加强试验:在直腿抬高试验阳性时,缓慢降低患肢高度,待放射痛消失,再被动屈曲踝关节,如再次出现坐骨神经痛即为阳性,否则为阴性(图 5-8-1)。

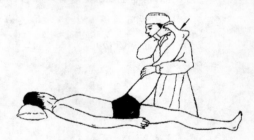

图 5-8-1　直腿抬高加强试验

(3) 姿势异常:脊柱可突向健侧或患侧。

5. 心理功能评定　腰椎间盘突出症的患者因为疼痛、日常生活活动能力下降,部分患者会产生焦虑、紧张和压抑等心理。可用抑郁评估量表(Beck 抑郁问卷、自评抑郁量表、抑郁状态问卷及汉密尔顿抑郁量表)及焦虑评估量表(焦虑自评量表、汉密尔顿焦虑量表)进行评估。

三、康复护理措施

(一) 卧硬床休息和制动

卧床休息,患者卧位时可消除腰椎间盘的压力,使疼痛的症状明显缓解或逐步消失。腰椎间盘的压力坐位时最高,站立位时居中,平卧位时最低。急性期制动,绝对卧床,可以减轻肌肉收缩力与腰椎间韧带紧张力对腰椎间盘造成的挤压,有利于损伤的纤维环修复,突出的髓核回纳和腰椎间盘的营养供给,避免走路或运动时对神经根的刺激,促进腰椎间盘周围静脉回流,消除水肿和炎症。卧床休息采用木板床,取自由体位,一般以 3 周左右为宜。

急性期绝对卧床患者切忌在床上坐起大小便,因为此时腰部过度前屈,腰椎间盘容易后突。卧床 3 周症状缓解后,可佩戴腰围下床活动,3 个月内不宜进行弯腰持物活动。

(二)腰椎牵引

牵引是治疗腰椎间盘突出症的有效方法,牵引可增加腰椎间隙,减轻对腰椎间盘的压力和对神经的压迫,改善局部循环和水肿,缓解腰背部肌肉痉挛,使疼痛减轻或消失。牵引时患者取仰卧位,垫高双下肢,使髋关节与膝关节分别屈曲 60°,牵引带分别固定患者胸部及骨盆部进行对抗牵引;牵引重量可从自身体重的 60% 起,然后逐渐增至相当于自身体重的重量,最大不超过自身体重的 10%;每天牵引 1~2 次,每次 20~30 min。重度腰椎间盘突出、后纵韧带骨化以及髓核摘除术后的患者慎用牵引,有较严重的高血压、心脏病、孕妇禁用牵引。

(三)物理因子疗法

物理因子疗法治疗腰椎间盘突出症,可解痉、镇痛,消除神经根炎症、水肿,松解粘连,促进组织再生,从而达到缓解症状的目的,常用的方法有石蜡疗法、红外线、磁疗、直流电离子导入、超短波、超声波、中药电熨疗法及局部热敷等。在急性腰椎间盘突出压迫腰椎间孔的神经根时,禁用较强烈的热疗,因温度过高会使血液供应增加,出现水肿,使症状加重;较温和的热疗,能在不改变神经根病理条件下缓解继发性肌痉挛。接受高频治疗的患者,身上不能有金属物,腰椎手术有内固定钢钉和装有人工心脏起搏器的患者禁用高频治疗。

(四)针灸、推拿治疗

针灸、推拿是治疗腰椎间盘突出症常用的方法。推拿可以改善局部血液循环、疏通经络、活血止痛、整骨复位,推拿治疗时手法切忌粗暴。针灸治疗能起到疏通经络、调理气机,使气血通畅而止痛的作用。

(五)运动疗法

运动疗法可增强腰背部肌力,保持腰椎的稳定性,增强腰部韧带的弹性,改善腰椎各关节功能,恢复及增进腰椎的活动功能,维持脊柱正常形态,对缩短病程,减少慢性腰痛的发生,改善功能有重要作用。一般来说,腰椎间盘突出症患者下腰痛急性期,不宜进行特异性的腰背活动,尽可能保持日常活动,坚持工作;疼痛有所缓解后,应开始进行循序渐进、持之以恒的功能训练。

1. 直腿抬腿练习 仰卧位,脚尖回勾,腿上抬,然后慢慢放下,抬放时间相等,每次 15~30 min,每日 2~3 次,以能耐受为限;逐渐增加抬腿幅度,以防神经根粘连。重复 10 次,左右腿交换练习。

2. 腰背肌锻炼 遵医嘱指导患者进行腰背肌锻炼,以增加腰背肌肌力、预防肌萎缩和增强脊柱稳定性(图 5-8-2)。但腰椎有破坏性改变、感染性疾病、内固定物植入、年老体弱及心肺功能障碍者不宜进行腰背肌锻炼。

3. 悬腰练习 两手悬扶在门框或横杠上,高度以足尖刚能触地为宜,使身体呈半悬垂状,然后身体用力,使臂部左右绕环交替进行。

(六)药物治疗

药物可以缓解腰椎间盘突出症患者的疼痛症状,消除炎症,减轻神经根粘连和肌痉挛,起到辅助的对症治疗作用。临床上常用的药物有非甾体类消炎止痛药、皮质类固醇、

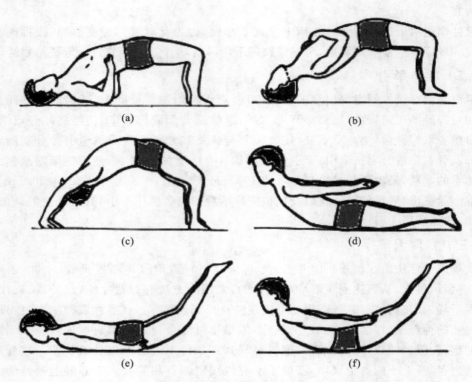

图 5-8-2 腰背肌锻炼方法

注:(a)五点支撑法;(b)三点支撑法;(c)四点支撑法;

(d)头、上肢及背部后伸;(e)下肢及腰部后伸;(f)整个身体后伸。

肌肉松弛剂、麻醉性镇痛药、脱水剂等。

（七）心理护理

腰椎间盘突出症患者由于疾病的折磨,会有焦虑、紧张、烦躁等不良情绪,护理人员应耐心倾听患者诉说,及时告诉患者症状、体征缓解情况,用实际疗效鼓励患者进行康复治疗。

四、康复护理指导

1. 维持正确的姿势　卧位时屈髋屈膝,两腿分开,大腿下垫枕,仰卧位时在膝、腿下垫枕,俯卧位时在腹部及踝部垫薄枕,使脊柱肌肉放松;坐位时使用脚踏,使膝与髋保持同一水平,身体靠向椅背;站立位时腰部平坦伸直、收腹提臀;行走时抬头、挺胸、收腹,利用腹肌收缩支持腰部。

2. 工作中指导　工作中注意姿势正确、劳逸结合、不宜久坐久站,避免长时间保持同一姿势,进行适当的原地活动或腰背部活动,以解除腰背肌疲劳。

3. 合理应用人体力学原理　如站立位举重物时,高于肘部,避免膝、髋关节过伸;蹲位举重物时,背部伸直勿弯;搬运重物时,宁推勿拉;搬抬重物时,弯曲下蹲髋膝,伸直腰背用力抬起重物后再行走。勿长时间穿高跟鞋站立或行走。

4. 采取保护措施　腰部劳动强度过大的工人、长时间开车的司机,应佩戴腰围保护腰部。但需告知患者长期使用腰围而不锻炼腰背肌,反而会因失用性肌萎缩带来不良后果。参加剧烈运动时,应注意做准备活动和加强保护措施,切忌活动突起突止。

5. 饮食指导　注意膳食平衡,食用蛋白质、钙、维生素含量高,脂肪、胆固醇含量低的食物。同时,锻炼身体,缓解机体组织和器官的退行性变。

知识链接

腰围的使用

　　腰椎间盘突出症的急性发作期使用内置支撑钢条的弹力腰围,可减轻或消除患者疼痛。但需注意腰围带来的负面影响,如可出现失用性肌萎缩,对腰围产生依赖性,可能引起腰椎功能障碍,可能引发邻近部位结构的疲劳性损伤。

　　使用时需注意:①根据患者的病程选择合适的腰围;②在不影响治疗效果的前提下,尽量缩短使用时间;③应在医生和治疗师的指导下,适时脱下腰围,进行适当的、有针对性的运动;④根据病情好转的情况,及时更换固定性能小的腰围或停止使用腰围。

（王艳波）

第九节　骨折的康复护理

情 境 导 入

　　护士小李今天值班,上午10点,骨科股骨颈骨折内固定术后3天的王大妈转到康复科。

　　请思考:

　　1. 小李要配合医生对王大妈进行哪些评定?

　　2. 小李该如何根据王大妈病情制订康复护理计划?

一、概述

（一）基本概念

　　骨折(fracture)是指由于各种原因导致骨的完整性和连续性发生断离。引起骨折的原因有许多,外伤造成的骨折最为多见,称为外伤性骨折,由于骨骼本身的疾病(如骨肿瘤、骨髓炎、骨质疏松等)在骨骼遭受轻微外力时发生骨折,称为病理性骨折。因受伤的方式不同导致造成的骨折部位、形式、程度也不一样,往往伴有肌肉、肌腱、神经、韧带的损伤。根据骨折断端是否与外界相通,分为闭合性骨折和开放性骨折;根据骨折的程度、形态,分为不完全骨折和完全骨折;根据复位、经外固定后是否容易发生再移位,分为稳定性骨折和不稳定性骨折。

（二）临床表现

　　1. 局部表现　骨折处疼痛、肿胀、出血、功能障碍,查体有骨折部位畸形、异常活动、

215

骨擦音或骨擦感等特有体征。

2. 全身表现　骨折可因大量出血、剧烈疼痛导致休克,开放性骨折合并感染时,会出现发热。

（三）骨折的愈合

1. 骨折愈合过程

（1）血肿机化期:骨折后骨髓腔、骨膜下和周围软组织出血,形成血肿并凝结成块,以后逐渐机化,形成肉芽组织,再进一步转化成纤维组织,将两个骨折断端连接在一起,形成纤维愈合,这个过程称为血肿机化期,需2～3周。

（2）骨痂形成期:骨折后1周,骨膜内成骨细胞开始大量增生,将骨折断端间纤维组织变成新生骨,即形成骨痂,这个过程称为骨痂形成期,需6～10周。在此期内,骨折不易移位,但不能持重,否则易变形。

（3）骨痂愈合期:骨折后8～12周,骨折间的骨痂逐步骨化,X线片上显示骨折线消失,骨痂密度增加,骨髓腔被骨痂充填,骨痂与骨皮质界限不清,这个过程称为骨痂愈合期。此时外力作用骨折部位,不易变形,故可持重。

2. 骨折的临床愈合标准　①骨折断端无压痛;②无纵向叩击痛;③骨折断端无异常活动;④X线片显示骨折线模糊;⑤解除后外固定,上肢能平举1 kg重物达1 min,下肢不扶拐平地连续步行3 min或不少于30步;⑥连续观察2周,骨折处不变形。③和⑤项测定时需慎重,以免再发生骨折。

3. 骨折愈合的时间　骨折的部位和类型的不同,其愈合所需时间也不同,成人常见骨折临床愈合时间见表5-9-1。

表5-9-1　成人常见骨折临床愈合时间

上肢	时间	下肢	时间
锁骨骨折	1～2个月	股骨颈骨折	3～6个月
肱骨外科颈骨折	1～1.5个月	股骨转子间骨折	2～3个月
肱骨干骨折	1～2个月	股骨干骨折	3～3.5个月
肱骨髁上骨折	1～1.5个月	胫腓骨骨折	2.5～3个月
尺桡骨干骨折	2～3个月	踝部骨折	1.5～2.5个月
桡骨下端骨折	1～1.5个月	距骨骨折	1～1.5个月
掌指骨骨折	3～4周	脊柱椎体压缩性骨折	1.5～2.5个月

二、主要功能障碍及评定

（一）主要功能障碍

1. 局部疼痛、肿胀和功能障碍　骨折时,骨髓、骨膜及周围组织血管破裂出血,在骨折处形成血肿,同时软组织损伤导致水肿,使患肢严重肿胀,甚至出现张力性水疱和皮下瘀斑。骨折局部出现剧烈疼痛,特别是移动患肢时疼痛加剧,伴明显压痛。局部肿胀或疼痛使患肢活动受限。

2. 畸形　骨折端移位或骨折愈合的位置未达到功能复位可出现畸形,有成角畸形、旋转畸形、缩短畸形等。若畸形较轻,则不影响功能(如成角畸形不超过10°)。

3. 关节粘连僵硬　患肢长时间固定,静脉和淋巴回流不畅,关节周围组织中浆液纤维渗出物和纤维蛋白的沉积,发生纤维粘连,同时关节囊和周围肌肉挛缩,引起关节活动受限。

4. 肌肉萎缩　骨折后肢体失用,肌肉主动收缩减少,必然会导致肌肉萎缩。疼痛等反射性抑制脊髓前角运动神经元的兴奋性,神经冲动减少,均可影响肌肉代谢而引起肌肉萎缩。

5. 潜在并发症

(1) 周围血管功能障碍:因外固定过紧、软组织肿胀压迫、骨折移位压迫血管、不当的手法复位对血管的牵拉挤压等可引起周围血管功能障碍,表现为皮肤发绀、患肢肿胀加重、肢体末端疼痛、皮温降低以及感觉和运动功能障碍。如股骨髁上骨折,远侧骨折端可致腘动脉损伤;伸直型肱骨髁上骨折,近侧骨折端易损伤肱动脉。

(2) 周围神经损伤:锐器伤、撕裂伤、火器伤等可直接损伤周围神经,牵拉伤、骨折断端的挤压、手术及手法治疗不当等亦可引起周围神经受损。如锁骨骨折易损伤臂丛神经,肱骨中下 1/3 交界处骨折易损伤桡神经。

(3) 骨筋膜室综合征:骨折后血肿和组织水肿使骨筋膜室内容物的体积增加,而外包扎过紧、局部压迫等使骨筋膜室容积减小,导致骨筋膜室内压力增高,若不及时处理,可迅速发展为骨筋膜室综合征,引起坏死甚至坏疽,造成肢体残疾,如有大量毒素进入血液循环,可致休克、心律不齐、急性肾衰竭。多见于前臂掌侧和小腿,典型表现为疼痛、苍白、感觉异常、麻痹及脉搏消失。

(二)康复护理评定

1. 全身及局部状况　评估患者的生命体征、精神心理状况以及局部疼痛、皮肤颜色、肢体肿胀、感觉等。

2. 关节活动度测定　包括受累关节和非受累关节的关节活动度评估。当骨折累及关节面时,需重点了解关节活动有无受限和受限程度,需与健侧关节进行对比。

3. 肌力测定　着重评定受累关节周围肌肉的肌力。

4. 肢体长度及周径测定　两侧肢体长度对比,了解骨折后有无肢体缩短或延长,有助于判断肢体水肿或肌肉萎缩的程度。

5. 日常生活活动能力　上肢骨折患者重点评估生活能力及劳动能力,下肢骨折患者重点评估步行、负重能力。

三、康复护理措施

治疗骨折的基本原则是复位、固定、功能锻炼。良好的复位和坚实可靠的固定是保证早期康复治疗的前提,肢体锻炼与固定要同步进行,骨折愈合的不同阶段应采取不同的康复措施。

(一)骨折愈合早期(骨折后 1～2 周)

此期患肢肿胀、疼痛,骨折断端不稳定容易再移位,应在有效固定保持骨折对位良好的基础上进行康复训练,改善血液循环,消肿止痛,预防肌肉萎缩,条件许可者增加关节活动度。

1. 疼痛、肿胀的处理　局部冰冻疗法减轻局部炎症反应,减轻水肿,缓解疼痛;必要时可给予止痛药物。患肢抬高,适当制动,可用弹力绷带包扎患肢,促进静脉回流。早期四肢肌群的等长收缩练习能产生唧筒作用,促进回流。还可用充气压力治疗,减轻肿胀,预防深静脉血栓形成。

2. 肌力训练　一般在骨折复位固定后即可开始缓慢、有节奏的等长收缩运动,尽量大力收缩,然后放松,反复训练,每日训练 3 次,每次 5～10 min,以不引起疲劳为宜。注意运动时骨折部位邻近的上下关节应固定不动,尽可能维持健侧肢体及躯干各肌群的正常活动。

3. 关节活动度训练　健侧肢体和患肢非固定关节,麻醉反应消失后即可开始被动运动及主动运动,上肢进行肩关节外展、外旋及手掌指关节、指间关节的屈伸练习,下肢进行踝关节的背屈运动。每日训练 3 次,每次 5～10 min,关节活动度逐渐加大。固定关节,特别是骨折累及关节面时更易产生关节内粘连,如有可能,应在固定 2～3 周后,每日短时解除外固定,在保护下进行受累关节不负重的主动运动,并逐步增加关节活动度,运动后继续维持固定,能促进关节软骨的修复、关节面的塑形并减少关节内的粘连。

4. 日常生活活动能力和呼吸训练　鼓励患者尽早离床,绝对卧床患者应每天做床上保健操及呼吸训练。除骨折部位及其上下关节制动外,身体其他各部位均应进行正常活动,防止因长期制动和卧床引起失用综合征、坠积性肺炎、压疮等的发生。

5. 物理因子治疗　在骨外科处理 48 h 后可用物理因子疗法,常用的方法有光疗法、热疗法、低频磁疗、超声波疗法、超短波疗法、冲击波等可促进成骨,加速骨折愈合。

(二) 骨折愈合中期(骨折后 3～8 周)

此期患肢肿胀逐渐消退,疼痛减轻,骨折断端有纤维连接,骨痂逐步形成。本期康复训练应逐渐增加关节活动度,增加肌肉力量,提高肢体活动能力,改善日常生活活动能力。

1. 关节活动度训练　鼓励患者进行受累关节各个运动轴方向的主动运动,轻柔牵伸挛缩、粘连的关节周围组织。去除外固定时,先采用主动助力运动,以后随关节活动度的增加而逐渐减少助力。若关节挛缩、粘连严重且骨折愈合情况许可,可给予被动运动,动作宜平缓,不引起明显疼痛,避免因暴力引起新的损伤。也可配合器械或支架进行辅助训练,如 CPM 机等。

2. 肌力训练　逐步加大肌肉训练强度,引起肌肉的适度疲劳。外固定解除后,可由等长练习过渡到等张练习、等张抗阻练习。肌力 0～1 级时,可选用神经肌肉电刺激、被动运动、助力运动等;肌力 2～3 级时,以主动运动或主动助理运动为主,辅以水疗、经皮神经电刺激等;肌力达到 4 级时,进行抗阻练习,但需保护骨折处,避免再次骨折。

3. 物理因子治疗　红外线、蜡疗等热效应治疗作为辅助治疗,促进血液循环,软化瘢痕;超声波、音频电疗能软化瘢痕、松解粘连;紫外线照射促进钙盐沉积和镇痛。

4. 日常生活活动能力训练　应尽早进行作业疗法,逐步进行职业训练,注意平衡性和协调性练习,改善患者的日常生活活动能力及工作能力。

(三) 骨折愈合后期(骨折后 9～12 周)

此期骨性骨痂逐步形成,骨骼有一定的支撑力,但可能仍存在关节活动度受限、肌萎缩等问题。本期训练的目的是消除残存肿胀、进一步减轻瘢痕挛缩、粘连,最大限度恢复关节活动度,增加肌力,恢复肢体功能。

1. 关节活动度训练　除继续进行关节主动运动、助力运动和被动运动外,可进行关节功能牵引、关节松动技术等。关节功能牵引的力量以患者感到可耐受的酸痛、但不产生肌肉痉挛为宜,每次 10～15 min,每日 2～3 次。关节中度或重度挛缩者在牵引后配合使用夹板或支具,进行持续牵伸,减少纤维组织回缩,维持治疗效果。对僵硬的关节,可配合热疗法进行关节松动技术。治疗师一手固定关节近端一手握住关节远端，在轻度牵引下，按其远端需要的运动方向松动，使组成关节的骨端能在关节囊和韧带等软组织的弹性范围内发生移动。

2. 肌力训练　根据肌力评定结果，选择肌力训练方式，逐步进行等张抗阻练习，有条件者可进行等速训练。

3. 负重练习及步行训练　上肢骨折，在不影响骨折固定及全身情况时，伤后应尽早进行步行训练。下肢骨折，根据骨折的类型、固定的方式及骨科医生的随访决定何时开始进行负重练习，遵循由不负重过渡到部分负重、充分负重的训练。若患者能充分负重，可做提踵练习、半蹲起立练习等增加负重肌肌力。

在站立练习的基础上，依次做不负重、部分负重、充分负重的步行练习，并从持双拐步行过渡到健侧单拐、单手杖、脱拐步行。

4. 日常生活活动能力及工作能力训练　随着关节活动度和肌力的恢复，可进行肢体复杂性和精确性的作业练习，改善动作技能技巧，增强体能，以恢复伤前的日常生活活动能力及工作能力。上肢着重于完成各种精细动作的训练，下肢着重于正常负重和步行训练。

（四）常见骨折的康复护理措施

1. 肱骨干骨折　复位固定后，患肢悬吊于胸前，肘屈曲 90°，前臂稍旋前。尽早进行指、掌、腕关节主动运动，上臂肌群的主动等长收缩练习，禁止做上臂旋转运动。2～3 周后，在上臂扶持下行肩、肘关节的主动运动和被动运动，增加关节活动度。外固定解除后，全面进行肩、肘关节的活动度及肌力练习。

2. 肱骨髁上骨折　骨折外固定后 3～4 天即可进行肩部摆动练习和指、掌、腕的主动运动。1 周后增加肩主动屈伸、外展练习。早期，伸直型肱骨髁上骨折可做肱二头肌、旋前圆肌静力性抗阻练习，暂缓肱三头肌和旋后肌的主动收缩练习；屈曲型骨折应做肱三头肌静力收缩，暂缓肱二头肌和旋前圆肌的主动收缩。骨折愈合后做全面的肩和肘屈伸、前臂旋转练习。由于肱骨髁上骨折易合并血管、神经损伤，在训练及护理中需严密观察患肢远端有无血运障碍以及感觉异常，若有异常应及时处理。

3. 尺桡骨干双骨折　复位固定后早期，练习肩和手部活动。用力提拳，充分屈伸手指，减少前臂肌群粘连，上臂和前臂肌肉做等长收缩练习；站立位前臂用三角巾悬吊胸前，做肩前、后、左、右摆动和水平方向的画圈运动。2 周后进行肘关节屈伸运动，频率和范围逐渐增加，但禁做前臂旋转运动。骨折临床愈合后开始全面进行肩、肘、腕关节的屈伸训练，着重前臂旋转功能和肌力的训练。

4. 桡骨远端骨折　复位固定后，即指导患者进行用力握拳、充分伸展五指等手指、掌指关节的主动屈伸运动和前臂肌群的等长收缩练习，全面活动肩、肘关节。2 周后，开始进行腕关节屈伸和桡侧偏斜活动及前臂旋转活动的练习。解除外固定后，充分练习腕关节的屈伸、尺侧偏斜和桡侧偏斜以及前臂旋转的活动度和肌力练习。

5. 股骨颈骨折　多见于老年人。无移位骨折，采用卧床休息辅以患肢牵引，牵引时患者保持患肢 30°外展中立位。有移位骨折，多采用加压螺钉内固定术。牵引患者的康复主要利用床上吊环，抬高上身及做扩胸运动，保持患肢在有效牵引下，做抬高臀部运动。伤后 4 周解除牵引，练习床边坐，患肢不负重步行，伤后 3 个月逐步增加患肢内收、外展、直腿抬高等肌力及关节活动度练习并逐步练习负重行走。行加压螺钉内固定手术患者，术后第 1 天做患肢各肌群的等长收缩练习，第 2～3 天可起床活动，并允许患肢负重。1 周后进行髋部肌群的等张练习、髋及膝关节的屈曲运动。3～4 周后可恢复原有的生活。有轻度移位的股骨颈骨折,给予患侧股骨头 8～12 周的不负重休息,早期可扶拐下地不负重行走。

6. 股骨干骨折　内固定术后第 1 天即可开始肌肉等长练习及踝、足部运动,术后第 3 天,开始床上足跟滑动练习以屈伸髋、膝关节,并给予髌骨松动技术,膝下垫枕做主动伸膝练习,并逐步增加垫枕的高度。术后 5～6 天可扶双拐不负重行走,术后 2～3 周内根据患者的耐受情况逐渐负重。术后 2 个月左右可进展至单手杖完全负重行走。

7. 胫腓骨骨干骨折　术后当天开始足、踝、髋的主动活动度练习,股四头肌、胫前肌、腓肠肌的等长练习。膝关节保持中立位,防止旋转。术后 3～5 天,可带外固定做直腿抬高练习和屈膝位主动伸膝练习。术后 1 周,增加踝屈曲和外翻抗阻练习,并可增大踝关节屈曲活动度的功能牵引,同时开始下肢部分负重的站立和步行训练。

8. 脊柱骨折　单纯稳定性脊柱骨折患者仰卧硬板床,骨折处垫软枕,使脊柱过伸,3～5 天后开始进行仰卧位躯干肌肌力训练,避免脊柱前屈与旋转;2 周后可做仰卧位腰部过伸和翻身练习,翻身时,腰部保持伸展位,躯干同时翻转,避免脊柱扭转;6 周后可起床活动,进行脊柱后伸、侧弯和旋转练习,避免脊柱前屈;待骨折愈合后加强脊柱活动度和腰背肌肌力的训练。单纯不稳定性骨折多需行手术内固定,术后早期帮助患者进行躯干肌等长收缩练习,术后约 1 周开始起床活动。伴有脊髓损伤的脊柱骨折,应以有利于脊髓功能的恢复与重建为出发点,伤后及时手术,消除脊柱致压物,给予牢固的内固定。

四、康复护理指导

1. 心理调适　耐心介绍骨折的治疗和康复训练方法、可能的预后等,并给予悉心照顾,以减轻或消除心理问题,鼓励患者调适好心态,积极主动进行康复训练,但也不要急于求成,正确地按指导进行康复训练。

2. 正确功能锻炼指导　指导患者循序渐进、持之以恒地进行功能锻炼,根据骨折愈合情况及稳定程度,活动次数由少到多,运动范围由小到大,负重由轻到重,避免因不恰当的锻炼引起意外发生。

3. 自我观察病情指导　指导患者自我观察病情,特别是观察远端皮肤有无发绀、发凉,有无疼痛和感觉异常等,及早发现潜在的并发症,尽早就医。

4. 合理饮食　骨折患者由于长期卧床,易出现便秘,应给予易消化食物,鼓励患者多吃蔬菜和水果。加强营养,多食含钙较高的食物,适量的高蛋白质、高热量饮食有助于骨折后骨折愈合和软组织修复。

5. 指导患者定期随访　一般患者术后 1 个月、3 个月、6 个月骨科随访 X 线片,了解骨折愈合情况。若有石膏外固定者,术后 1 周复诊,确定是否需更换石膏,调整石膏的松紧度。进行功能锻炼者,需每 1～2 周至康复科随访,由专业人员给予功能训练的指导,了解当前的训练状况及功能恢复情况,及时调整训练方案。

（王艳波）

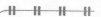

第十节　关节置换术的康复护理

情境导入

患者,女,70岁,因不慎摔倒后出现髋部疼痛3天入院,X线片示股骨颈骨折,经综合考虑行人工全髋关节置换术,术后患者安全返回病房。

请思考:

1. 对该患者术后观察需密切注意哪些问题?

2. 对该患者的出院指导包括哪些内容?

一、概述

关节置换术是指用人工关节替代病变关节结构,以恢复关节功能。手术后康复护理的主要目的是训练和加强关节周围肌群的力量、达到重建关节的稳定性,改善置换后关节的活动范围,保证重建关节的良好功能;加强对置换关节的保护,延长关节的使用寿命;恢复日常生活活动能力。

目前人工髋、膝关节置换术在临床上应用最为普及,而肩、肘、腕关节置换术相对较少。本章重点介绍人工全髋关节置换术(total hip arthroplasty,THA)和人工全膝关节置换术(total knee arthroplasty,TKA)的康复护理。

二、主要功能障碍及评定

(一) 主要功能障碍

1. 疼痛　早期的疼痛多因手术创伤引起,后期可因术后被动运动髋、膝关节使部分挛缩的肌肉被动伸展而出现疼痛,也可能因焦虑导致肌紧张和疼痛加剧;另外,局部肿胀、压迫、感染和血栓性静脉炎也会引起疼痛。TKA患者可能比THA患者的疼痛更剧烈、时间更长。一般典型的TKA患者术后中等度疼痛24～48 h,甚至更长。TKA术后患者常因疼痛而保护性屈曲膝关节,从而对关节活动度的改善带来困难。因此,为TKA术后患者及时有效的减轻疼痛,显得尤为重要。

2. 关节挛缩　多为屈曲挛缩,常因体位不当或未行早期关节活动使关节不能有效伸展、长期处于屈曲状态所致,特别是术前即有关节挛缩者术后更易发生关节挛缩。

3. 感染　感染的发生率为3％～5％,原因可能是血源性感染、术中污染、术后伤口引流不畅、伤口脂肪液化、植入人工制品等。

4. 神经损伤　THA术后患者神经损伤的发生率为0.08％～3.7％,表现为患肢感觉运动障碍,膝及足背伸展无力。TKA术后患者腓总神经损伤发生率为0.3％～0.4％,表现为小腿后外侧麻木,足趾背伸肌力下降。

5. 深静脉血栓(DVT)形成　据报道,THA术后DVT发生率为40.0％,可发生于术后数天内，也可发生于术后数月甚至更长时间，高峰在术后 1～3 天内。在没有任何预防措施下，单侧 TKA 术后 DVT 的发生率大于 50％，而同期双侧 THA 术后 DVT 发生率大于 75％。护理中，需密切观察患者术侧肢体有无肿胀、疼痛、血液循环障碍，以便尽早发现 DVT。

6. 焦虑与恐惧 由于长期关节功能障碍以及疼痛的折磨，患者日常生活不能自理，导致患者的心理失衡；患者对手术的期望值很高，但又担心手术效果不理想以及术后可能出现的并发症，从而产生心理上的障碍，如焦虑、恐惧等。

7. 日常生活活动能力受限 疼痛、关节活动度减小等将限制患者步行、上下楼梯、个人卫生、穿脱裤鞋袜等活动能力。

（二）康复护理评定

关节置换术后的康复护理评估主要包括疼痛、关节活动度、关节周围肌肉肌力、日常生活活动能力、焦虑和抑郁、生活质量等，可各自应用相关量表进行评估，也可采用髋关节、膝关节相关的特定综合评估量表。

1. THA 术后髋关节功能评估 Harris 评分表是目前国内外最为常用的评估标准。内容主要包括疼痛、功能、畸形和关节活动范围四个方面，主要强调功能，疼痛的重要性，满分为 100 分，90～100 分为优，80～89 分为良好，70～79 分为尚可，70 分以下为差（表 5-10-1）。

表 5-10-1　人工全髋关节置换术 Harris 评分表

项目			表现	评分
疼痛	无			44
	弱		偶痛或稍痛，不影响功能	40
	轻度		一般活动后不受影响，过量活动后偶有中度疼痛	30
	中度		可忍受，日常生活活动稍受限，但能正常工作，偶服比阿司匹林强的止痛剂	20
	剧烈		有时剧痛，但不必卧床，活动严重受限；经常使用比阿司匹林强的止痛剂	10
	病废		因疼痛被迫卧床，卧床也有剧痛；因疼痛跛行，病废	0
功能	日常生活活动	楼梯	一步一阶，不用扶手	4
			一步一阶，用扶手	2
			用某种方法能上楼	1
			不能上楼	0
		交通	有能力进入公共交通工具	1
		坐	在任何椅子上坐而无不适	5
			在高椅子上坐半小时而无不适	3
			在任何椅子均不舒服	0
		鞋袜	穿袜、系鞋带方便	4
			穿袜、系鞋带困难	2
			不能穿袜、系鞋带	0
	步态		无跛行	11
			稍有跛行	8
			中等跛行	5
			严重跛行	0

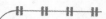

续表

项目		表现	评分
功能	行走辅助器平稳舒适行走	不需	11
		单手杖长距离	7
		多数时间用单手杖	5
		单拐	3
		双手杖	2
		双拐	0
		完全不能走(必须说明原因)	0
	距离	不受限	11
		6 个街区(3000 m)	8
		2～3 个街区(1000～1500 m)	5
		室内活动	2
		卧床或坐椅	0
畸形		无下列畸形得 4 分 固定的屈曲挛缩畸形小于 30° 固定的内收畸形小于 10° 固定的伸展内收畸形小于 10° 肢体短缩小于 3.2 cm	4
关节活动范围(指数值由活动度数与相应的指数相乘而得分)	前屈	(0°～45°)×1.0	5
		(45°～90°)×0.6	
		(90°～110°)×0.3	
	外展	(0°～15°)×0.8	
		(15°～20°)×0.3	
		大于 20°×0	
	伸展外旋	(0°～15°)×0.4	
		大于 15°×0	
	伸展内旋	任何活动×0	
	内收	(0°～15°)×0.2	

注:关节活动范围的总分为指数值的和乘以 0.05。

2. TKA 术膝关节功能评估　HSS 评分系统是 TKA 术后最广泛应用的评分标准,这是一个百分制系统(表 5-10-2)。

表 5-10-2　膝关节 HSS 评分标准

项目	评分	项目	评分
疼痛		肌力	
任何时候均无疼痛	30	优:完全能对抗阻力	10
行走时无疼痛	15	良:部分对抗阻力	8
行走时轻度疼痛	10	中:能带动关节活动	4

续表

项目	评分	项目	评分
行走时中度疼痛	5	差:不能带动关节活动	0
行走时严重疼痛	0	固定畸形	
休息时无疼痛	15	无畸形	10
休息时轻度疼痛	10	小于5°	8
休息时中度疼痛	5	5°～10°	5
休息时严重疼痛	0	大于10°	0
功能		不稳定	
行走和站立无限制	22	无	10
行走5～10个街区(2500～5000 m)	10	轻度不稳定:0°～5°	8
行走1～5个街区(500～2500 m)	8	中度不稳定:5°～15°	5
行走少于1个街区(500 m)	4	严重稳定:大于15°	0
不能行走	0	减分	
屋内行走,无须支具	5	单手杖	1
屋内行走,需要支具	2	单拐杖	2
能上楼梯	5	双拐杖	3
能上楼梯,但需支具	2	伸直滞缺5°	2
活动范围		伸直滞缺10°	3
每活动8°得1分		伸直滞缺15°	5
		每5°外翻	1
最多18分	18	每5°内翻	1

三、康复护理措施

（一）人工全髋关节置换术的康复护理

全髋关节置换手术通常需较长时间卧床,影响到患者功能的恢复,因此,全髋关节置换术后康复训练的目的在于指导患者术后早期开始康复训练,促进患者早日康复。

1. 术前指导　行全髋关节置换术的患者大部分为股骨颈骨折及股骨头病变,术前向患者解释手术的一般情况,如手术的方法及预后、可能出现的问题、康复的时间等,指导患者进行术前适应性训练、掌握术后体位摆放、康复训练的内容及方法,为术后康复打下基础。

（1）术前适应性训练:①训练患者使用便盆,嘱患者拉住牵引床上的吊手环,健肢撑床用力,协助将骨盆整体托起,从健侧置入便盆,同时应注意保护患者髋关节,防止外旋和内收动作。②练习使用拐杖或助行器进行不负重触地式步行,为术后持拐步行做准备。

（2）肢体功能锻炼:指导患者术前进行股四头肌收缩、踝泵运动、抬臀运动等训练。股四头肌收缩维持或增进大腿前方肌肉力量,踝泵运动促进下肢的血液循环和淋巴回流,抬臀运动训练臀部及腰部肌肉力量,预防压疮。

（3）肥胖者术前注意控制体重,以减轻患髋的承重压力。

2. 术后第一阶段（第1～3天）　此期疼痛比较严重,患者以休息、止痛为主,主要做肌肉静力收缩运动和除患髋以外的关节运动。

（1）维持患髋中立位:术后搬动患者及护理操作、协助排便时,小心抬臀、托住髋部,防止假体脱位和伤口出血。术后给予平卧位,两腿间置楔形枕以保持患髋外展15°～30°,若患者不能自行保持髋中立位,可穿防旋鞋。

（2）踝关节运动:包括踝泵、踝部旋转运动。①踝泵运动:仰卧、保持膝关节伸直,足尽量向上勾,勾到不能再勾时保持该姿势5 s;然后放松10 s,继续往下踩,踩到不能再踩时保持5 s。每隔2 h重复20次。②踝部旋转运动:活动踝关节,跖面向另一只脚内翻,然后背向另一只脚外翻,每个方向重复5次,每天3～4次。

（3）肌力训练:①股四头肌等张收缩训练:仰卧位,主动下压膝关节,保持大腿肌肉收缩状态约10 s,放松,重复操作。②臀肌训练:仰卧伸腿位,上肢放于体侧,收缩臀部肌肉,双手用力撑,做抬臀动作并保持8～10 s,重复操作。③腓肠肌训练:保持膝关节伸直,踝关节跖屈,足跟向后拉,然后踝关节背屈,再将足跟向前推。

3. 术后第二阶段（第4～7天）　髋、膝关节活动度锻炼,肌力增强训练。

（1）髋、膝关节活动度训练:①直腿抬高运动:以主动运动为主,辅以被动运动,患肢抬高在30°以内,保持时间由短到长,以患者无不适为宜。②仰卧位屈髋屈膝运动:一手托膝下,一手托足跟,在不引起异常疼痛的情况下屈髋（小于90°）,禁内收内旋。③仰卧位患肢外展运动:两腿间夹一软枕,主动夹腿内收、外展,重复操作。④侧卧位外展:协助患者翻身,一手托臀部,一手托膝部,将患肢与身体同时转为侧卧,并在两腿间垫软枕,禁内收内旋。

（2）肌力训练:在无痛范围内加强患侧髋关节周围肌群力量的训练,包括股内收肌训练、股外展肌训练。

（3）体位转移训练:用习步架、拐杖等辅助支具进行卧位到坐位、坐位水平转移、坐位-站立位转移、站立位-坐位转移、站立位练习。

4. 术后第三阶段（第7～14天）　下地站立、行走锻炼。

（1）卧位到坐位:协助患者双手支撑坐起,屈健腿、伸患腿,利用双手和健腿支撑力将患腿移至小腿能自然垂于床边（如果是双髋置换术的患者,则以臀部为中心转动,转动时双下肢应保持外展位）。

（2）坐位到站立位训练:患者移至床边,健腿着地,患腿在前触地不负重,患侧上肢挂拐或助行器,利用健腿和双手的支撑力挺髋站立,注意保护以防患者站立不稳摔倒。

（3）站立到行走训练:拄拐,健腿先向前迈进,患腿随后,拐杖随后或同时,患腿由不负重到部分负重,从小步幅开始,无不适时逐渐增加患腿的负重和加大步幅,过渡到完全负重。

5. 术后第四阶段（第14天后）　改善患髋的活动范围,增加患髋的负重能力。

（1）患者在扶助器下练习下蹲,扩大关节活动度。

（2）上下楼梯训练:上楼时健腿先上、患腿后上,拐杖随后或同时;下楼时拐杖先下,患腿随后,健腿最后,以减少患髋负重屈曲。

（3）12周后可进行简单活动,如散步、游泳、骑车等。

（二）人工全膝关节置换术的康复护理

人工全膝关节置换术后康复的目标是减轻或消除患者的焦虑,减轻疼痛,增加关节活动度,改善步态,提高平衡能力和日常生活活动能力。

1. 术前指导 术前告知患者手术方式、术后康复目标、康复训练计划,熟悉持续性被动运动(continuous passive motion,CPM)装置的使用、早期训练方案以及助行器的使用方法,消除患者的心理负担,有术后接受严格康复训练的准备。

2. 术后第一阶段(第1～5天) 控制疼痛、肿胀,预防感染及血栓形成,争取达到无辅助转移,利用器械平地行走,膝主动屈曲≥80°,伸直≤10°。

(1)维持患膝伸直位:术后给予平卧位,患肢抬高至略高于右心房水平,患肢用弹力长袜,患膝须置于伸直位,以防膝关节屈曲挛缩。

(2)改善膝关节活动度:手术后根据患者的疼痛、手术后膝部引流管的渗出情况尽早使用CPM装置,早期范围设定在10°～40°,以后根据伤口愈合情况逐渐增加运动角度,直至达到膝关节活动120°。

(3)膝关节完全伸直练习:患者平卧位,自行压腿并用力伸膝。

(4)直腿抬高练习:患者平卧位,勾脚尖,伸直膝关节抬高下肢距创面20 cm,保持5 s,慢慢放下,锻炼股四头肌肌肉力量。

3. 术后第二阶段(第2～8周) 尽量恢复关节活动度,主动辅助屈膝≥105°,主动辅助伸膝＝0°。

(1)膝关节屈曲练习:患者取坐位,自行抱腿屈膝,足跟紧贴床面。

(2)辅助行走练习:协助患者扶助行器练习平路行走,膝关节负重约10 kg,先原地高抬腿踏步,再高抬腿行走,每天练习3～4次,每次10～20 min。注意先向前移动助行器,迈出患肢注意伸直膝关节使足跟首先着地,身体向前弯曲膝关节和踝关节使整个脚平稳着地,最后用前足蹬地向前迈步。

4. 术后第三阶段(第9～16周) 最大限度地恢复关节活动度及负重能力,使患者能完成更高级的功能活动,如上下更高的台阶和正常完成日常生活活动。膝关节至少屈曲117°才能下蹲举起物品。在训练过程中注意保护膝关节,防止二次损伤。

四、康复护理指导

让患者了解关节置换术后的注意事项以及康复措施,以利于患者的积极配合,取得更满意的治疗效果。

(1)术后注意禁忌动作,如THA术后8周内的禁忌动作为髋关节屈曲大于90°、髋关节内收超过中线、髋关节内旋超过中立位,以防造成人工关节的移动或脱位。

(2)术后使用弹力细带或弹力袜等控制手术肢体的肿胀。

(3)术后在治疗师的指导下,逐步进行康复训练,即床上活动、床上转移;患侧肢体的肌力训练;患侧肢体关节活动度的被动、主动运动的训练;穿衣、如厕、坐、站、行走等日常生活活动能力训练。

(4)采用能量保存技术以减少患者过多的能量消耗,保存体力,防止继发损伤和劳损,例如,利用推车移动物体尽量避免自己搬动物体;制订合理的日常活动程序,尽量避免不必要的重复动作;尽量采用高脚椅凳坐位下操作而避免长时间的站立。

(5)如有下列情况立即就诊:手术关节进展性疼痛;手术周围组织肿胀或疼痛;伤口红、肿或渗出;呼吸困难或胸痛。

(王艳波)

第十一节　截肢后的康复护理

情境导入

患者,女,35 岁,因车祸后左小腿碾压伤 10 h 收住入院,查体发现左小腿部软组织损伤严重,胫腓骨粉碎性骨折,难以保留肢体,与患者家属谈话后决定行左膝下截肢术。

请思考:
1. 患者截肢后可能会有哪些功能障碍?
2. 患者佩戴假肢前期的康复护理措施有哪些?

一、概述

截肢(amputation)是指通过手术将失去生存能力、没有生理功能、威胁人体生命的部分或全部肢体切除,包括截骨(将肢体截除)和关节离断(从关节分离)。

截肢的原因主要有创伤、肿瘤、周围血管疾病和感染,常见的原因是动脉闭塞性疾病和糖尿病并发症。在我国,外伤是截肢的主要原因。目前,因血管疾病而截肢者逐渐增加。

截肢平面的名称主要是依据解剖学来区分,如上臂截肢(或称为肘上截肢)、前臂截肢(或称为肘下截肢)、大腿截肢(或称为膝上截肢)、小腿截肢(或称为膝下截肢)等。

手术中应尽可能保留肢体的长度,正确处理皮肤、血管、神经、骨骼、肌肉等。截肢不单是一个破坏性手术,应视为重建与修复性手术,截肢手术是为患者回归家庭和社会进行康复的第一步,截肢手术要为安装假肢做准备,为残肢创造良好的条件,安装较为理想的假肢,发挥更好的代偿功能,给患者生活和工作以积极的补偿。

二、主要功能障碍及评定

(一) 主要功能障碍

1. 残端出血和血肿　术中止血不彻底,组织处理不当,血管结扎线脱落等均可造成残端大出血或血肿。

2. 残端感染　多见于开放性损伤、糖尿病患者,术后伤口延迟愈合或手术过程中发生污染以及佩戴假肢后残端皮肤没及时清洁等也可引起残端感染。

3. 残端窦道和溃疡　残端血液循环不佳、佩戴假肢时局部受压过久或压力过大、伤口愈合不良、局部瘢痕组织过多、伤口局部残留异物等是造成残端窦道和溃疡的主要原因。

4. 残端骨突出、外形不良　多由于术中骨残端处理不当所致。

5. 残肢关节挛缩　术后残肢没有合理固定,长期处于不合适的体位,残留的关节没有进行功能训练,另外术后疼痛、瘢痕、肌肉痉挛、手术后残肢原动肌和拮抗肌肌力不平衡等原因均可造成残肢关节挛缩。

6. 残肢疼痛 早期可能与局部出血、感染、包扎过紧有关,后期则主要由骨质增生、瘢痕形成、神经残端组织再生形成神经瘤等引起。

7. 幻肢痛和幻肢觉 主观感觉已切除的肢体仍然存在,并有不同程度、不同性质疼痛的幻觉现象,该幻肢发生的疼痛称为幻肢痛。研究显示75%患者截肢后数天可出现幻肢痛,但也有少数患者在截肢后数月或数年后才开始出现。截肢平面愈高,幻肢痛发生率愈高;上肢幻肢痛的发生率比较高;6岁之前的儿童截肢后未见术后幻肢痛。

（二）康复护理评定

1. 全身状态的评定 评估患者的身高、体重、职业,截肢的原因、部位、是否安装假肢及安装假肢的时间、其他肢体有无残缺或功能障碍等。评估患者的心肺功能是否适合佩戴假肢,评估患者是否有学习和记忆能力以便学习使用假肢,评估有无足够的视力看清肢体位置,合理训练残肢并能正确使用假肢。

2. 残肢的评估

（1）残肢皮肤情况:观察残肢皮肤的颜色、温度、松紧度、弹性,有无瘢痕、粘连、溃疡、水肿、感染等,这些皮肤情况都影响假肢的佩戴。

（2）残肢外形:观察残端有无骨突出、外形不良、残留关节有无挛缩畸形、残端与接受腔的匹配情况等。为适应全面接触、全面负重接受腔的安装,残端以圆柱形为佳。

（3）残肢长度:包括骨的长度和软组织的长度。残肢的长度对假肢的选择、安装和功能的发挥、稳定性、控制能力等均有非常大的影响。上臂残肢长度测量点从腋窝前缘到残肢末端,前臂残肢长度测量点从尺骨鹰嘴到残肢末端,大腿残肢长度测量点从坐骨结节沿大腿后面到残肢末端,小腿残肢长度测量点从膝关节外侧关节间隙到残肢末端。

（4）残肢周径:每周测量残肢周径1次,判断残肢是否定型以及与接受腔的合适程度。上肢从腋窝至末端每隔2.5 cm测量1次,小腿从膝关节外侧关节间隙直至末端每隔5 cm测量1次。残肢周径连续2周无变化即可判定为残肢定型,可佩戴永久性假肢。

（5）关节活动度:上肢包括肩、肘关节,下肢包括髋、膝关节,评估有无关节挛缩、关节活动受限。

（6）肌力:上肢主要是对假肢的控制能力进行评估,下肢评估维持站立和行走的主要肌群的力量。若主要肌力小于3级,则不宜安装假肢。

（7）疼痛:对于残肢痛或幻肢痛可运用相关量表评估疼痛的程度、性质、诱因等。

3. 临时假肢的评定 临时假肢也叫训练用临时接受腔,是在截肢术后,残肢尚未良好定型,为穿着训练制作的接受腔。多用石膏或高分子材料制作而成。主要评估临时假肢接受腔适合程度、假肢悬吊能力、假肢对线、穿戴假肢后的残肢情况等。

4. 正式假肢的评定 包括假肢佩戴后残肢情况及日常生活活动能力等。上肢假肢评定重点是其协助正常手动作的能力,下肢假肢评定重点为步态及行走能力评定。

三、康复护理措施

（一）心理护理

截肢初期应通过各种方式,让患者克服沮丧与痛苦,接受现实,使他了解肢体丧失后,必然造成不同程度的残疾。同时,根据患者的年龄、文化水平、职业、家庭背景等制订一套康复训练计划,指导患者积极配合进行康复训练、安装假肢,争取达到最佳的功能恢复,从而重返社会。

（二）术前训练

1. 患侧肢体准备　有开放性伤口、溃疡、感染病灶者加强换药,防止术后残肢感染。对皮肤进行适当的牵引,增加术后残端皮肤的耐磨性,适应假肢的穿戴。对于截肢侧,为保持和增强残端的功能,须进行增强肌力和有关的关节活动度的训练。

2. 健侧肢体训练

（1）下肢:对下肢截肢者（以单侧为例）,如全身状态允许,要进行单（健）足站立平衡训练或持拐训练,为术后早日康复打好基础。为更好地使用拐杖,可进行俯卧撑、健肢抗阻训练,使上下肢有足够的肌力;教会患者迈至步、迈越步、三点步等持拐行走的技术。

（2）上肢:对上肢截肢者,如截肢侧为利手,需进行将利手改变到对侧手的"利手交换训练",以便术后健手能完成利手的功能,这种训练常由身边的日常生活动作开始,逐渐进行手指精细动作的训练。

（三）装配假肢前期的康复护理

装配假肢前期是指从截肢术后到患者接受永久性假肢这段时间,是患者情感和身体愈合的准备期。通过训练,促进残肢定型,增强肌力,防止肌肉萎缩、关节僵直和畸形,改善关节活动度,为装配假肢做好准备。

1. 保持合理的残肢体位　由于残端肌肉力量不平衡,患者往往不自觉采取不良体位,易导致关节屈曲位挛缩;同时由于肢体失平衡,会引起骨盆倾斜和脊柱侧弯。这些变形一旦固定,对假肢的设计、安装及步态、行走能力带来严重影响。膝下截肢者残肢的膝关节在任何体位尤其是坐位时应尽量处于伸直位;膝上截肢者髋关节应保持伸直位,且不要外展;肘下截肢者静止时肘关节保持在屈曲45°位。

2. 术后即装临时假肢　截肢1周后,不等疼痛消除或切口愈合,即开始安装临时假肢,对残肢定型、早期离床功能训练、减少幻肢痛、防止肌肉萎缩和关节挛缩等有积极作用。

3. 残肢的皱缩和定型　为了改善远端静脉回流,减轻肿胀,且能将残端固定在合理体位,拆除缝线后即用弹力绷带包扎,预防和减少过多的脂肪组织,促进残肢成熟定型。包扎从远端向近端包扎,远端紧近端松,以不影响远端血液循环为宜。保持每4h重新包扎一次,夜间也不解掉绷带。

4. 残肢脱敏　通过残端在不同的表面负重和按摩、拍打等方法消除残端痛觉过敏,使残肢能适应外界的触摸和压力,为安装假肢接受腔做准备。

5. 关节活动度训练　上臂截肢应及早进行肩关节活动训练,以防止肩关节挛缩,进而影响肩关节外展;前臂截肢后应加强肩、肘关节活动训练,防止肘关节僵直。大腿截肢患者常发生髋关节屈曲、外展、外旋位挛缩,影响行走和站立功能,应加强髋关节的内收和后伸运动训练;小腿截肢者易发生膝关节屈曲挛缩,因此膝关节的屈伸运动训练很重要,尤其是膝关节伸展的运动。

6. 肌力训练　截肢后在残肢关节活动度训练时,注意增加肩胛带肌、上肢残存各肌群,髋内收内旋后伸肌群,膝伸肌群的肌力训练,防止关节挛缩和肌肉萎缩;另外,还需进行腹背肌训练、躯干旋转、侧向移动及骨盆提举训练。

7. 平衡训练　下肢截肢者,需进行坐位平衡、跪位平衡、佩戴假肢后站立位平衡训练。

（四）假肢佩戴后的康复护理

1. 穿脱假肢的训练 不同部位的假肢以及不同类型的假肢有各自的基本操作技术。根据患者具体情况，教会其正确穿脱假肢。

2. 使用假肢的训练 一般训练在佩戴临时假肢时已完成，此阶段主要是加强假肢应用的训练，提高假肢的协调性与灵活性等。假手在身体各部位的开闭、日常生活活动能力训练、利手交换等。下肢假肢训练重点为矫正各种异常步态及进行特殊路面的适应性训练、灵活性训练、倒地后站起训练、搬动物体训练等。

3. 站立位平衡训练 佩戴假肢后，让患者站立在平衡杠内，手扶双杠，反复训练重心转移，体会假肢承重的感觉和学会利用假肢支撑体重的控制方法。然后练习离开平衡杠后患肢单腿负重平衡练习。当患者取得较好的静态平衡后，进行动态平衡训练，如抛接球训练、平衡板上训练等。

4. 步行训练 先在平衡杠内进行，后逐步使用助行器、双拐、单拐、双手杖、单手杖并训练，最终脱离拐杖。

5. 假肢佩戴后的残端护理 每次佩戴假肢训练尽量不超过 1 h，训练后脱下假肢，观察残肢有无皮肤磨损、颜色变化、感觉改变等，做好残肢的卫生清洁工作，保持残端干燥、清洁。

（五）常见残肢并发症的护理

1. 残肢痛 对症处理，可做物理治疗或选用镇痛药处理。更重要的是根据残肢痛的病因进行治疗，如残端骨刺，可将骨刺切除修整残端。

2. 幻肢痛 目前尚没有通用的、非常有效的治疗方法。护理人员应做好解释，让患者有充分的思想准备，接受截肢的事实；采用心理支持技术、放松技术、催眠术等心理治疗，可有效预防幻肢痛；对疼痛病史较长者，可采用经皮电刺激、超声波、蜡疗、针灸等物理治疗；对顽固性疼痛，可行神经阻滞治疗、神经毁损手术治疗等。对幻肢痛多不主张进行药物治疗，药物治疗虽有止痛和暗示作用，但并不解决根本问题，且易形成药物依赖性。必要时可联合使用三环类抗抑郁药和抗癫痫药。

3. 皮肤合并症

（1）湿疹：应暂停穿戴假肢并积极治疗，否则可能蔓延及继发感染。

（2）皮肤擦伤、起疱：应予以消毒，并涂抹含有抗生素的药膏，同时也要改进接受腔。

（3）过敏性皮炎：多因接受腔的塑胶材料或黏合剂引起，如经治疗无好转，需更换材料。

四、康复护理指导

1. 保持适当的体重 现代假肢的接受腔形状、容量十分精确，体重每增减 3 kg 就会导致接受腔过紧或过松，所以需保持适当的体重。

2. 防止残肢肌肉萎缩 继续进行肌肉力量训练防止肌肉萎缩，避免残端周径变小导致残端与接受腔不匹配，同时残肢肌肉力量训练，也使得残肢的操控更准确、灵活。

3. 防止残肢肿胀或脂肪沉积 脱掉假肢后，尤其是夜间或一段时间不能穿戴假肢时，残肢应该用弹力绷带包扎，防止残肢肿胀、脂肪沉积，促进残端定型。包扎时愈靠近残端末梢压力愈大。

4. 保持残肢皮肤清洁 嘱咐患者做好残肢、接受腔、袜套、弹力绷带等的清洁工作，防止残肢皮肤发生红肿、溃疡、毛囊炎、皮炎、过敏等。

5. 定期保养假肢　脱下假肢后注意观察接受腔的完整性,有无破损和裂缝,以免皮肤损伤。同时定期保养假肢,包括连接部位和外装饰套等。

6. 注意安全　合理安排训练和休息时间,既要积极投入到康复训练中去,又要不急于求成,循序渐进,训练中避免跌倒等意外事件的发生。

(王艳波)

第十二节　冠心病的康复护理

情境导入

患者,张某,男,68 岁。患者走路快或稍用力则出现心前区闷痛,不伴有左上肢放射痛,休息后好转,疼痛持续时间 5 min 左右,有高血压病史 10 余年,口服卡托普利、硝苯地平片治疗,血压控制不详,吸烟、饮酒史 20 余年,体型偏胖,到医院就诊。诊断:冠状动脉粥样硬化性心脏病。

请思考:

1. 请结合上述病例分析该患者目前具有哪些方面的功能障碍?

2. 请结合该患者目前的功能障碍制订一个合理的康复护理计划。

一、概述

冠状动脉粥样硬化性心脏病(CHD)简称冠心病,是指因冠状动脉粥样硬化使血管狭窄、闭塞或冠状动脉功能性改变(痉挛),导致冠状动脉供血不足而引起的心肌缺血、缺氧或坏死而引起的心脏病,也称缺血性心脏病。冠心病是动脉粥样硬化导致器官病变的最常见类型,也是严重危害人类健康的常见病。本病多发于 40 岁以上成年人,男性发病早于女性,其危险因素主要有年龄、性别、高脂血症、吸烟、糖尿病、肥胖、家族史等。

1979 年,世界卫生组织将冠心病分为五型:①隐匿型或无症状型冠心病:患者无活动后胸痛、胸闷的临床症状,心电图有明显心肌缺血表现。②心绞痛:患者有发作性胸骨后疼痛,为一过性心肌供血不足引起。③心肌梗死:由冠状动脉闭塞导致心肌急性缺血性坏死。④缺血性心肌病:表现为心脏增大、心力衰竭和心律失常,为长期心肌缺血或坏死导致心肌纤维化而引起,临床表现与扩张型心肌病类似。⑤猝死:因原发性心搏骤停而猝然死亡,多为缺血心肌局部发生电生理紊乱,引起严重的室性心律失常所致。根据临床特点可分为:慢性冠心病,包括隐匿型冠心病、稳定型冠心病和冠脉正常的心绞痛(如 X 综合征);急性冠脉综合征(acute coronary syndrome,ACS)包括不稳定型心绞痛、非 ST 段抬高型心肌梗死、ST 段抬高型心肌梗死和猝死。

二、主要功能障碍及评定

(一) 主要功能障碍

冠心病患者除了由冠状动脉狭窄导致的心肌缺血、缺氧直接引起的心脏功能障碍外,还有以下一系列继发性身体和心理等功能障碍。

1. 循环功能障碍 冠心病患者因缺乏体力活动而导致心血管系统适应性降低,导致循环功能降低,要改善患者循环功能,需要进行适当的运动训练。

2. 呼吸功能障碍 冠心病患者因长期心血管功能障碍导致肺循环功能障碍、肺血管和肺泡气体交换效率降低,从而诱发或加重缺氧症状,需要加强呼吸功能的训练。

3. 运动功能障碍 冠心病患者由于缺乏体力活动可导致机体吸氧能力减退,肌肉萎缩和氧代谢能力下降,从而使全身运动耐力降低。提高运动训练的适应性是提高运动功能和耐力的重要环节。

知识链接

加拿大心脏病学会的劳力型心绞痛分级标准

Ⅰ级:一般日常生活活动,如走路、上楼等,不引起心绞痛,心绞痛发生在剧烈、速度快或长时间的体力活动或活动时。

Ⅱ级:日常生活活动轻度受限。心绞痛发生在快步行走、上楼、餐后行走、冷空气中行走、逆风行走或情绪波动后活动。

Ⅲ级:日常生活活动明显受限,心绞痛发生在平常一般速度行走时。

Ⅳ级:轻微活动即可诱发心绞痛,患者不能做任何体力活动,但休息时无心绞痛发作。

4. 代谢功能障碍 缺乏运动可导致脂质代谢障碍和血糖代谢障碍,出现血胆固醇和甘油三酯增高,低密度脂蛋白增高和高密度胆固醇降低。

5. 行为障碍 冠心病患者往往有不良的生活习惯、心理障碍等,其不良生活习惯和心理、情绪等严重影响其日常生活活动和治疗。

(二) 康复护理评定

1. 健康状况

(1) 患者一般情况:包括姓名、性别、年龄、身高、体重、职业等。

(2) 家族史与既往史:是否有高血压、冠心病等心血管疾病及糖尿病家族史。

(3) 吸烟史:是否吸烟,包括吸烟的量及持续时间,是否戒烟等。

(4) 心绞痛的评估:如心绞痛的诱因、部位、性质、强度、持续时间、缓解方式、近期服用的药物等。

(5) 药物的疗效及副作用评估:评估以前治疗心绞痛药物的疗效和副作用。

(6) 运动状况评估:评估其运动耐力情况。

2. 心电图负荷试验 心电图负荷试验是最常用的运动负荷试验,运动可增加心肌耗氧量,加重心脏负荷以激发心肌缺血,心电图表现为 ST 段水平型或下斜型压低,是一种简便、实用、可靠的检查方法。

3. 动态心电图监测 通过 24 h 动态心电图监测,记录 24 h 心电活动,关键记录 ST 段、T 波及各种心律失常,将结果与患者的症状、活动情况对照分析。

4. 冠状动脉造影　冠状动脉(简称冠脉)造影是诊断冠心病最可靠指标,可直观显示病变部位和狭窄程度。根据冠脉直径变窄百分率可将冠脉狭窄分为四级:Ⅰ级:25%～49%;Ⅱ级:50%～74%;Ⅲ级:75%～99%;Ⅳ级:100%(完全闭塞)。一般认为,70%～75%的狭窄会严重影响冠状动脉血液供应,部分50%～70%的狭窄也有缺血意义。

三、康复护理措施

(一)康复护理原则及目标

1. 康复护理原则　通过康复护理对冠心病的危险因素进行积极干预,改变患者不良的生活方式,保持良好的情绪,阻止或延缓疾病的发展进程;进行积极主动的身体和社会适应能力训练能改善心血管功能,增强活动耐力,提高生活质量。

2. 康复护理目标　通过康复护理措施的运用防止心绞痛的发作,并创造良好的生活和训练环境,通过心理护理,促进患者身心的全面发展,提高康复疗效;通过康复护理,使患者自觉改变不良的生活习惯,控制危险因素,提高体力活动能力和心血管功能,恢复发病前的生活和工作。

(二)康复护理措施

1. 体能训练　一般从床上的肢体活动开始,先活动远端肢体的小关节,逐步过渡到近端肢体的大关节;从不抗阻活动训练开始,逐步过渡到抗阻活动,抗阻活动训练可以捏气球、皮球、拉橡皮筋等,一般不需要专用器械;吃饭、洗脸、刷牙、穿衣等日常生活活动也可以早期进行。训练时要注意保持一定的活动量,但日常生活和工作时应采用能量节约策略,制订合理的日常活动或工作程序,减少不必要的动作和体力消耗等,尽可能提高工作和体能效率。选择适当运动,避免竞技性活动,避免过度训练。

2. 呼吸训练　主要指腹式呼吸。腹式呼吸的要点是在吸气时腹部隆起,让膈肌尽可能下降;呼气时腹部收缩,把肺的气体尽量排出。呼气与吸气之间要均匀连贯,可以比较慢但不可憋气。

3. 坐位训练　坐位是重要的康复起始点,应该从第1天就开始。开始时要有依托,可将床头抬高,将头或被子放在背后,在这样依托情况下的坐位的能量消耗与卧位相同,但心脏负荷实际上低于卧位,因上身直立体位使回心血量减少,同时射血阻力降低。应让患者逐步从有依托逐步过渡到无依托独立坐位。

4. 步行训练　首先练习床边站立,在站立无问题后,开始练习床边步行,以便在疲劳或不适时能够及时上床休息。此阶段患者的活动范围明显增大,一定要加强监护。有上肢超过心脏平面的活动均为高强度运动,如患者自己手举补液盐水瓶上厕所,此类活动的心脏负荷增加,易发生意外。

5. 肠道护理　保持大便通畅,可以在床旁放置简易坐便器,让患者坐位解大便,如果出现便秘,应该使用通便剂。患者有腹泻时也需要密切观察,过多的肠道活动可以诱发迷走神经反射,导致心律失常或心电不稳。

6. 上下楼梯　可以缓慢上下楼梯,下楼的运动负荷不大,而上楼的运动负荷主要取决于上楼的速度;上楼速度必须缓慢,每上一级台阶可以稍事休息,以保证没有任何症状,训练要循序渐进,逐步提高。

7. 家务活动　可以从洗碗筷、蔬菜,铺床,提2 kg左右重物,再到可以洗衣服、擦桌子、提5 kg重物,逐步过渡到可以自己清洗浴缸、窗户、提9 kg重物(无任何症状)。

8. 娱乐　可以从打扑克、下棋、看电视、阅读等开始,接着可以进行有轻微体力活动的娱乐，如室内外散步、园艺活动、室外打扫等，但要避免气喘和疲劳症状。

9. 康复方案调整与监护 如果患者在训练过程中没有不良反应，运动或活动时心率增加<10次/分，次日训练时可进入下一阶段；如运动中心率增加在20次/分左右，则需要继续同一级别的运动；如心率增加超过20次/分，或出现任何不良反应，则应该返回到前一阶段的运动级别，或暂时停止运动训练。为了保证活动的安全性，所有的新活动要在医生或心电监护下开始。一般患者在持续步行200 m无症状和心电图无异常情况下可以出院。出院后每周需要门诊随访一次。任何不适均应暂停运动，及时就诊。

四、康复护理指导

1. 疾病常识指导 向患者及家属介绍冠心病的病因、诱因，药物治疗的作用及运动的重要性；避免竞技性活动。

2. 危险因素指导 向患者及家属介绍冠心病的危险因素：年龄、性别、高脂血症、吸烟、糖尿病、肥胖、家族史及生活行为等对冠心病的影响。

3. 饮食指导 估测患者每天热量摄入量，给予低盐低脂、低胆固醇、易消化饮食，戒烟酒，多吃蔬菜水果。

4. 心理健康指导 了解患者心理障碍程度，如抑郁、焦虑、孤独、生气、情绪易激动等。通过心理健康指导使患者改变不正确的生活方式，树立健康行为，教会患者处理应激的技巧和放松方法等。

5. 日常活动及周围环境指导 注意周围环境对运动反应的影响，包括：寒冷和炎热气候要相对降低运动量和运动强度，避免在阳光下和炎热气温时剧烈运动；穿宽松、舒适、透气的衣服和鞋子；上坡时要减慢速度；避免在饭后立即做剧烈运动；感冒或发热症状和体征消失2天以上再恢复运动。训练必须持之以恒，如间隔4天以上，再开始运动时宜稍降低强度。

6. 药物治疗指导 掌握硝酸甘油的使用注意事项并随身携带，保证药物有效，避光保存；如发生心绞痛立即舌下含服，如无效可连服3次；服用后应取坐位或卧位；若服用3次仍无效则高度怀疑心肌梗死，应立即送医院诊治；硝酸甘油不要与酒精、咖啡、浓茶同时服用。

（薛　礼）

第十三节　慢性阻塞性肺疾病的康复护理

情 境 导 入

患者，王某，男，76岁。系反复发作咳嗽、咳痰30年，胸闷、气喘12余年，加重1周入院。患者既往有吸烟史20余年，平均每日15支。体检：神志清楚，慢性病容，口唇轻度发绀，桶状胸，双肺叩诊过清音，听诊两肺呼吸音减弱，可闻及干啰音。胸片示两肺纹理增粗。诊断为慢性阻塞性肺疾病。

请思考：

1. 请结合上述病例分析该患者目前具有哪些方面的功能障碍？

2. 请结合该患者目前的功能障碍制订一个合理的康复护理计划。

一、概述

慢性阻塞性肺疾病（chronic obstructive pulmonary disease，COPD）简称慢阻肺，是一组以气流受限为特征的可以预防和治疗的肺部疾病，其气流受限不完全可逆呈进行性发展，导致肺功能逐渐减退，严重影响患者的劳动能力及生活质量。临床表现主要为慢性咳嗽、咳痰、气短或呼吸困难、严重时因缺氧并发呼吸衰竭、肺心病、肺性脑病等。

知识链接

世界慢性阻塞性肺疾病日

据世界卫生组织估计，在世界致死原因排位中，COPD 仅次于心脏病、脑血管疾病和急性肺部感染，与艾滋病一起并列第 4 位，至 2020 年可能上升为世界第三大致死原因。为此，全球慢性阻塞性肺疾病创议组织（GOLD）倡议设立世界慢性阻塞性肺疾病日。经多国呼吸病专家的积极倡议，2002 年的 11 月 20 日正式成为首个世界慢性阻塞性肺疾病（简称"慢阻肺"）日。自 2002 年起，将在每年 11 月第三周的周三举行世界慢性阻塞性肺疾病日纪念活动。首个世界慢性阻塞性肺疾病日的主题为"提高疾病知晓度"，并提出了"为生命呼吸"的口号，目的在于提高公众对慢性阻塞性肺疾病作为全球性的健康问题的了解和重视程度。

COPD 的病因尚不完全清楚，目前认为本病的发生是多种环境因素与机体自身因素长期相互作用的结果。如吸烟、环境污染、职业性粉尘和化学物质、感染因素、蛋白酶-抗蛋白酶失衡及其他因素，其中吸烟是 COPD 最重要的环境发病因素。

二、主要功能障碍及评定

（一）主要功能障碍

COPD 患者主要表现为呼吸功能障碍。

1. 临床症状

（1）慢性咳嗽：随着病情进展可终身不愈，晨间起床咳嗽明显，白天较轻，夜间有阵咳。

（2）咳痰：咳痰一般为白色黏液或泡沫痰，偶可带血丝，清晨较多。

（3）气短或呼吸困难：COPD 的标准性症状。早期剧烈活动时出现，后逐渐加重，日常活动甚至休息状态下也气短。

（4）喘息和胸闷：重度患者或急性加重出现喘息。

（5）其他：患者可有消瘦、食欲减退等。

2. 体征　早期可无任何体征，随着病情进展可出现以下体征。

（1）视诊：胸廓的前后径增大，肋间隙增宽，胸骨下角增宽，称桶状胸。

（2）触诊：双侧语颤减弱。

(3) 叩诊:叩诊呈过清音,心浊音界缩小,肺下界下移。

(4) 听诊:双肺呼吸音减弱,呼气时间延长。

(二) 康复护理评定

1. 一般情况 患者有无吸烟史和慢性支气管炎史;是否有接触职业粉尘和化学物质史;有无反复的感染史;有无大气污染、变态反应因素的慢性刺激;是否有气短或呼吸困难症状及呼吸困难的程度。评定患者的家族史、既往史以及症状、体征、辅助检查结果等。

2. 呼吸功能评定

(1) 根据有无气短、气急分级 1级:无气短、气急;2级:稍感气短、气急;3级:轻度气短、气急;4级:明显气短、气急;5级:气短、气急严重,不能耐受。

(2) 根据呼吸功能改善或恶化程度分级 可以用以下分值量化。-5:明显改善;-3:中等改善;-1:轻改善;0:不变;1:加重;3:中等加重;5:明显加重。

(3) 气流受限程度 按照肺功能严重程度分级(GOLD分级),即根据 FEV_1 占预计值的80%、50%、30%分级。GOLD 1:轻度 $FEV_1/FVC<70\%$,$FEV_1\geq80\%$预计值。GOLD 2:中度 $FEV_1/FVC<70\%$,$50\%\leq FEV_1<80\%$预计值。GOLD 3:重度 $FEV_1/FVC<70\%$,$30\%\leq FEV_1<50\%$预计值。GOLD 4:极重度 $FEV_1/FVC<70\%$,$FEV_1<30\%$预计值。

3. 运动能力评定

(1) 活动平板或功率自行车试验:在活动平板或功率自行车上运动,运动量按一定程序递增,通过心电图仪和气体分析仪,对运动中的心肺功能和体力情况进行动态分析。常用的指标有最大吸氧量、最大心率、最大代谢当量值、运动时间等,可以通过相关量化指标来评定患者运动能力。

(2) 步行距离评定:采用 6 min 或 12 min 步行,记录行走距离。试验结束后,记录患者行走总距离、暂停和吸氧的次数及时间,以判断患者的运动能力及运动中发生低氧血症的可能性。这种方法容易掌握,不需要特殊仪器,一般用于身体状况差、体能低下的患者,或不具备运动负荷试验条件的情况。

4. 日常生活活动能力评定 可分为0~5级。

(1) 0级:虽存在不同程度的肺气肿,但活动如常人,对日常生活无影响,活动时无气短。

(2) 1级:一般劳动时出现气短。

(3) 2级:平地步行无气短,较快行走、上坡或上下楼梯时气短。

(4) 3级:慢走不及百步即有气短。

(5) 4级:讲话或穿衣等轻微动作时即有气短。

(6) 5级:安静时出现气短、无法平卧。

5. 精神心理评定 COPD患者由于病程长、疗效差、长期治疗会增加家庭经济负担,极易出现焦虑、抑郁、失落、否认、发怒和孤独的心理状况。家属对患者的关怀和支持不够以及医疗费用保障不足,都会使患者产生悲观、绝望、失去自信自尊、躲避生活和退出社会等心理。此外,由于COPD患者慢性缺氧,引起器质性脑损害,表现出认知等障碍。因此,需对COPD患者进行相应的心理评估。

三、康复护理措施

（一）康复护理原则及目标

1. 康复护理原则　COPD 患者的康复护理应遵循个体化、整体化、循序渐进、持之以恒的原则。

2. 康复护理目标　改善胸廓活动，获得正常的呼吸方式，改善心肺功能；改善或维持体力，提高患者对运动和活动的耐力；改善心理状况，缓解焦虑、抑郁、紧张、暴躁等心理障碍；通过物理医学手段治疗和预防并发症，消除后遗症；提高机体免疫力，改善全身状况，增加日常生活活动能力，提高生命质量。

（二）康复护理措施

1. 保持和改善呼吸道通畅

（1）体位：指导患者正确的体位，患者采取坐位或半卧位时，有利于肺扩张，增加肺活量。

（2）指导患者有效咳嗽：COPD 患者必须配合用力呼气技术进行有效咳嗽，避免持续性、反射性咳嗽。进行有效咳嗽时，气道内痰液必须有一定的量；当气道内没有或仅有少量稀薄分泌物时，不必用力咳嗽，此时咳嗽是无效的，有时还会导致胸痛、呼吸困难和支气管痉挛等。因此，应让患者学会和掌握有效咳嗽的方法和时机。

（3）胸部叩击与胸壁震荡：适用于久病体弱、长期卧床、痰液不易排出的患者。临床上通过胸部叩击，可使黏附在支气管内的分泌物脱落并移至较大的支气管使其较易排出。叩击时，应持续一段时间或直到患者需要改变体位想要咳嗽为止，操作者应保持肩、肘和腕部灵活和松弛的操作。此操作不应引起患者身体不适或者疼痛。

2. 呼吸训练

（1）放松训练：采用前倾依靠位、椅后依靠位或者前倾站立位体位放松肩部和腹部肌群，用辅助呼吸肌群减少呼吸肌耗氧量，缓解呼吸困难。

（2）缩唇呼吸法：此方法可增加呼气时的阻力，使支气管内保持一定的压力，防止支气管和小支气管被增高的肺内压过早压瘪，促进肺泡内气体排出，减少肺内残气量，缓解缺氧症状。具体做法：经鼻腔吸气，呼气时嘴唇紧缩，如吹口哨样。

（3）暗示呼吸法：通过触觉诱导腹式呼吸，常用的方法有双手置上腹部法、两手分置胸腹法、下胸季肋部布带束胸法、抬臂呼吸法等。

（4）缓慢呼吸法：这一呼吸方法有助于减少解剖无效腔，提高肺泡通气量。如果过度缓慢呼吸反而增加呼吸功，增加耗氧量，因此呼吸频率控制在每分钟 10 次左右。

3. 排痰训练

（1）体位引流：主要利用重力促进各个肺段内积聚的分泌物的排出，不同的病变采取不同的体位引流。引流应在饭前 1 h，或饭后 2 h 内进行，否则易致呕吐。引流体位不宜刻板执行，必要时采用患者能接受且易于排痰的体位；引流频率视痰量而定：痰少者，每天 2 次，痰多者，每天引流 3～4 次；每次引流时间 5～10 min，每次一个部位，如有数个部位，则总时间不超过 30～45 min，以免患者疲劳。

（2）手法排痰：治疗者通过手法促使患者气道内的分泌物移动，有利于黏稠的痰液脱离支气管壁，便于排出。常用方法有叩击法、震颤法和挤压法等。

（3）咳嗽训练：指导患者取坐位或立位，上身略前倾，深吸气末屏气几秒后，继而咳嗽

2～3 次,咳嗽时收缩腹肌或用自己的手按压上腹部,帮助咳嗽,连续做 2～3 次,休息几分钟后可再做。

(4)物理因子治疗:如超声波治疗、超声雾化治疗等有助于消炎、抗痉挛、有利于痰液排出。

4.运动训练

(1)上肢训练:可以加强辅助呼吸肌群的力量,如胸大肌、胸小肌、背阔肌、前锯肌、斜方肌等。可以让患者做高度超过肩部的各个方向的练习,还可让患者手持重物(0.5～3 kg)做高于肩部的活动,每活动 1～2 min,休息 2～3 min,每日 2 次。

(2)下肢训练:可以增加患者的活动耐力、减轻呼吸困难的症状、改善整体功能和精神状态。所有患者均应使用步行训练,推荐骑自行车训练,骑自行车训练和步行锻炼是训练耐力时最常用的训练方法。

(3)其他运动训练:户外步行(走平路)是一种简单易行又有效的方法。游泳、骑车、上下楼梯、爬山、做呼吸操、气功、广场舞等也是有效的锻炼方法。通常可先做最简单的 12 min 行走距离测定,了解患者的活动能力,再结合测试结果选择适当的运动方式。

5.营养支持 营养状态是 COPD 患者症状、残疾和预后重要的决定因素。合理的膳食安排、食品调配、科学的烹饪方法、正确的饮食制度,可以改善代谢功能,增强机体抵抗力,促进疾病的康复。营养不良的主要原因是进食不足,能量消耗过大。营养过剩是由于进食过度和缺乏体力活动造成的,表现为肥胖,加剧了 COPD 患者的症状。

6.心理康复护理 COPD 患者由于严重的咳嗽咳痰、气短、胸闷等,不能正常工作、生活和学习。患者心理常感到无望、抑郁、焦虑、失落、否认、发怒和孤独。心理康复可以帮助患者改善异常的心理状况,有助于患者进行康复治疗,提高疗效。

四、康复护理指导

1.戒烟指导 在 COPD 的任何阶段戒烟,均可以延缓病情进展。应对吸烟者采取多种宣传措施劝其戒烟,同时 COPD 患者避免粉尘和刺激性气体的吸入,避免到人群密集的公共场所。

2.疾病知识指导 向患者及家属解释疾病的发生、发展过程及导致疾病加重的因素;叮嘱患者注意防寒、保暖,防治各种呼吸道感染;告知患者戒烟是防治本病的重要措施;改善环境卫生,加强劳动保护,在呼吸道传染病流行期间,尽量少去公共场所。

3.康复训练指导 根据患者心肺功能和体力情况,为患者制订康复锻炼计划,如慢跑、快走、打太极拳等,提高机体抵抗力。指导患者进行放松练习、腹式呼吸、缩唇呼吸、以主动呼气的习惯代替主动吸气的习惯等呼吸训练。

4.家庭氧疗指导 让患者及家属了解吸氧的必要性。长期持续低流量(小于 2 L/min)吸氧可提高患者生活质量,使 COPD 患者生存率提高 2 倍。告知患者吸氧时注意安全,远离火源、高温,搬运时要轻拿轻放,防止火灾和爆炸。吸氧过程中禁止吸烟。氧疗装置要定期更换、清洁和消毒。

(薛 礼)

第十四节　糖尿病的康复护理

情境导入

　　患者,李某,男,66岁,因"口渴、多饮、多尿15年余,视物模糊1月余"入院。患者15年前无明显诱因出现多饮、多食、多尿,伴体重下降,在当地医院就诊,诊断为"2型糖尿病",给予二甲双胍片和格列齐特治疗(具体剂量不详),患者多年来未监测血糖,血糖水平不详,1年前出现下肢麻木,未予重视,1个月前出现视物模糊不清症状。

　　请思考:

　　1. 该患者目前存在哪些护理问题?

　　2. 针对患者目前的情况,你将采取哪些康复护理措施?

一、概述

　　糖尿病(diabetes mellitus,DM)是一组由多病因引起的以慢性高血糖为特征的代谢性疾病,是由于胰岛素分泌和(或)作用缺陷引起。机体长期碳水化合物以及脂肪、蛋白质代谢紊乱可引起多系统损害,可导致眼、肾、神经、心脏、血管等组织器官慢性进行性病变,导致患者残疾或者死亡。

(一)糖尿病临床分型

　　目前,国际上通用的是 WHO 糖尿病专家委员会(1999)提出的分型标准,将糖尿病分为四型。

　　1. 1型糖尿病　包括免疫介导的1型糖尿病和病因、发病机制不清楚的特发性1型糖尿病两种亚型。

　　2. 2型糖尿病　2型糖尿病是由遗传和环境因素共同作用形成的多基因遗传性复杂性疾病,其病因及发病机制目前不明确,占糖尿病总数的90%以上。

　　3. 其他特殊类型糖尿病　不同水平病因学相对明确的一些高血糖状态,如线粒体突变型糖尿病、脂肪萎缩型糖尿病,以及胰腺炎、库欣综合征等引起的高血糖状态。

　　4. 妊娠期糖尿病　在妊娠期间发生的不同程度的糖代谢异常。不包括已经被诊断的糖尿病患者妊娠时的高血糖状态。

(二)糖尿病诊断标准

　　我国目前采用 WHO 糖尿病专家委员会(1999)提出的诊断标准,将糖尿病分为四型。其依据是糖尿病典型症状、空腹血糖、随机血糖或口服葡萄糖耐量试验、2 h 血糖值(表5-14-1)。糖尿病典型症状包括多饮、多尿、多食、体重下降等。糖尿病诊断需要依据静脉血浆葡萄糖(简称血糖)测定。

　　1. 血糖测定　静脉血糖值是诊断糖尿病的主要依据,也是监测病情变化和治疗效果的主要指标。

2. 葡萄糖耐量试验 对于血糖偏高而未达到糖尿病诊断标准的患者,需进行葡萄糖耐量试验,包括口服葡萄糖耐量试验(OGTT)和静脉葡萄糖耐量试验(IVGTT),临床上常采用口服葡萄糖耐量试验。试验方法:OGTT 应在清晨进行,禁食 8～10 h;试验前 3 天进食碳水化合物量不可少于 150 g/d,患者无恶心、呕吐、发热;试验当日早晨空腹抽取静脉血后,将 75 g 无水葡萄糖粉溶于 250～300 mL 饮用水中,5 min 内饮完,从口服葡萄糖时开始计时,分别于服葡萄糖后 30 min、1 h、2 h 和 3 h 抽取静脉血,测血糖值。

> **知识链接**
>
> ### 馒头餐试验
>
> 已确诊为糖尿病且血糖值较高者,为了解胰岛素的储备情况,可以用 100 g 面粉做成的馒头代替葡萄糖行馒头餐试验。
>
> 试验方法:试验在清晨进行,禁食 8～10 h。试验前 3 天进食碳水化合物量不可少于 150 g/d,患者无恶心呕吐,无发热,无酮体阳性。试验当日早晨空腹抽取静脉血后将馒头于 10 min 内吃完,从进食的第一口开始计时,分别于餐后 60 min、120 min 和 180 min 静脉取血。

表 5-14-1 糖尿病诊断标准

诊断标准	静脉血浆葡萄糖水平/(mmol/L)
糖尿病症状 + 随机血糖	≥11.1
空腹血糖	≥7.0
OGTT 2 h 血糖	≥11.1

二、主要功能障碍及评定

(一) 主要功能障碍

1. 慢性并发症 糖尿病病程长,长期血糖控制不佳可导致心、脑、肾脏、血管及神经等慢性并发症,导致患者功能障碍,是糖尿病致残致死的主要原因。

(1) 糖尿病心血管病变:糖尿病微血管病变累及心肌组织,引起心肌广泛性坏死损害,可诱发心力衰竭、心律失常、心源性休克和猝死。糖尿病大中动脉粥样病变,可引起冠状动脉粥样硬化性心脏病。

(2) 糖尿病脑血管病变:临床以脑梗死最多见,主要表现为运动障碍(偏瘫)、言语障碍(失语)和认知功能障碍等。

(3) 糖尿病肾病:毛细血管间质肾小球硬化症,又称肾小球硬化症,是 1 型糖尿病患者主要死亡原因,常见于糖尿病病史超过 10 年以上者。

(4) 大血管病变:因多数糖尿病患者同时存在肥胖、脂质代谢异常等常并发大、中动脉粥样硬化,主要侵犯主动脉、冠状动脉、脑动脉等,临床易引起冠心病、脑血管疾病等。

(5) 糖尿病视网膜病变:糖尿病最常见的微血管并发症,是导致成人失明的主要原因。病程超过 10 年以上,大部分患者合并不同程度的视网膜病变,轻者由于血管渗出导致视物模糊,严重者可发生继发性视网膜脱离而失明。

(6) 糖尿病神经病变:主要原因是糖代谢异常所致细胞内果糖和山梨酯醇浓度增高,

肌醇浓度降低及神经营养小血管动脉硬化。

①中枢神经系统并发症：伴随严重糖尿病酮症酸中毒 DKA、高渗高血糖状态或低血糖症出现的神志改变；缺血性脑卒中；脑老化加速及老年痴呆等。

②周围神经病变：多发性周围神经病变最常见。通常是对称性的，下肢较上肢严重，感觉神经较易受累，病情进展缓慢。患者常先出现肢端感觉异常，如袜子或手套状分布，伴麻木、烧灼、针刺感等。

③自主神经病变：可较早出现，临床表现为瞳孔缩小、排汗异常、胃排空延迟、腹泻或便秘等胃肠功能紊乱，也可引起膀胱功能障碍，持续性心动过速和体位性低血压等。

（7）糖尿病下肢动脉血管病变：常与心脑血管疾病共存，表现为下肢动脉狭窄或闭塞。大多数患者无症状，10％～20％有间歇性跛行，严重者会因下肢缺血性坏死而导致截肢。

2. 日常生活活动能力障碍　糖尿病患者可出现的全身症状有乏力、易疲劳等，患者的日常生活活动能力受到一定限制。若发生心、脑、肾、大血管和神经并发症，日常生活活动会严重受限。

3. 心理功能障碍　糖尿病是一种慢性疾病，长期饮食控制、运动调节以及口服药物或者注射胰岛素给患者的生活带来极大的不便，且加重患者的医疗经济负担，对慢性并发症的担心更是给患者带来极大的精神心理负担。糖尿病患者心理障碍发生率可达30％～50％，主要表现为抑郁症、焦虑症、强迫症等。

4. 社会参与能力障碍　糖尿病患者的慢性并发症所导致的生理功能障碍，或严重的心理障碍，不同程度地影响了患者的生活质量以及劳动、就业和社会交往等能力。

（二）康复护理评定

1. 生理功能评定

（1）生化指标测定：包括血糖、糖化血红蛋白、糖尿病抗体、血脂、肝肾功能、尿糖及水电解质检测等。

（2）损害程度的评定：①眼：每半年查一次视力及眼底情况，评估有无糖尿病视网膜病变；对于可疑眼底病变者或者增殖前期、增殖期视网膜病变者，可行眼底荧光血管造影及眼底光学断层扫描等检查。②肾脏：每半年应做肾脏病变的筛查；最基本的检查是尿常规、24 h 微量蛋白尿、血肌酐和尿素氮。③神经系统：每半年到一年复查肌电图，进行神经传导速度和痛觉测定；进行保护性感觉测试、振动觉、两点辨别觉、轻触觉、温度觉、跟腱反射等测试。定期评定足背动脉、胫后动脉搏动情况和缺血表现，皮肤色泽、是否有破溃、感染等；也可每年进行一次双下肢血管超声检测，或采用 Wagner 分级法对糖尿病足的严重程度进行分级。④肝肾功能：建议每半年复查一次肝肾功能，观察有无药物对肝肾功能的损伤，必要时调整药物。

2. 心理功能评定　糖尿病患者的心理改变，主要指由于疾病知识缺乏而产生的焦虑、抑郁、睡眠障碍等。一般用相应的量表测试进行评定，如汉密尔顿焦虑量表、汉密尔顿抑郁量表、简明精神病评定量表、症状自评量表等。

3. 日常生活活动能力评定　糖尿病患者的日常生活活动能力评定可采用改良Barthel 指数评定，高级日常生活活动能力的评估可采用功能独立性评定表（FIM）。

4. 社会参与能力评定　糖尿病患者由于慢性并发症导致生理和心理功能障碍，不同程度地影响生活质量和职业能力。社会参与能力评定主要进行生活质量评定、劳动能力评定和职业能力评定等。

三、康复护理措施

（一）康复护理原则及目标

1. 康复护理原则　糖尿病患者的康复护理应遵循早期诊治、综合康复、个体化方案及持之以恒的原则。

2. 康复护理目标　糖尿病的主要康复目标：使血糖达到或接近正常水平，纠正各种代谢紊乱，促进糖、蛋白质、脂肪代谢功能的正常化，减轻或消除临床症状；防治和延缓并发症的发生，减轻各种并发症所致的功能障碍程度，降低患者的致残率和病死率；改善糖尿病患者的生活质量，使之正常参与社会劳动和社交活动，享有正常人的心理和体魄状态。

（二）康复护理措施

康复护理措施主要包括营养、运动、药物治疗、血糖监测及心理治疗等。

1. 营养　营养措施包括对患者进行个体化营养评估、营养诊断、制订相应的营养干预计划并在一定时期内实施及监测血糖。糖尿病及糖尿病前期患者均需要接受个体化医学营养治疗。糖尿病患者应限盐和忌酒，每日摄盐量不应超过 6 g，合并高血压患者更应严格限制入量。根据患者病情、饮食习惯、生活方式等调整营养分配，做到比例合理和个体化。可以将三餐热量分布为 1/5、2/5、2/5 或 1/3、1/3、1/3，或分成四餐（1/7、2/7、2/7、2/7）。

2. 运动　运动可以增加机体能量的消耗，促进机体新陈代谢，减轻精神紧张及焦虑情绪，增加机体抵抗力，对预防糖尿病的慢性并发症有一定作用。适用于轻度和中度的 2 型糖尿病患者、肥胖的 2 型糖尿病患者、1 型糖尿病患者病情稳定且血糖控制良好者。运动应在医护人员指导下进行。

（1）运动处方：①运动方式：适用于糖尿病患者的运动方式是低至中等强度的有氧运动，通常采用有较多肌群参与的持续性周期性运动。一般选择患者感兴趣、简单、易坚持的项目，如步行、慢跑、游泳、划船、体操、球类活动等运动方式，也可利用活动平板、功率自行车等器械来进行。②运动强度：运动量是运动疗法的核心，运动量的大小由运动强度、运动持续时间和运动频率决定。临床上将能获得较好运动效果，并能保证安全的心率称为靶心率。靶心率的确定最好通过运动试验获得，如无条件做运动试验，靶心率可通过以下公式获得：靶心率＝[220－年龄（岁）]×（60%～80%）或靶心率＝（最高心率－安静心率）×（60%～80%）＋安静心率。③运动时间：运动时间包括准备活动、运动训练和放松活动三个部分的时间总和。每次运动一般为 40 min，其中达到靶心率的运动训练时间以 20～30 min 为宜。④运动频率：运动频率以每天 1 次或每周 3～4 次为宜。⑤运动训练的实施：包括准备活动、运动训练和放松活动三个部分。准备活动：通常包括 5～10 min 四肢和全身缓和伸展运动，多为缓慢步行等低强度运动；运动训练为达到靶心率的中等强度或略低于中等强度的有氧运动；放松活动：包括 5～10 min 的慢走，自我按摩或其他低强度活动。

（2）运动注意事项：①制订运动方案前，应对患者进行全面的检查，详细询问病史及体格检查，并进行血糖、血压、血脂、肝肾功能、心电图、运动负荷试验、胸片、关节和足等的检查。②运动训练前后必须做热身活动或放松活动，以免发生肌肉损伤。③避免空腹运动，餐后运动时避免药物高峰期，如果患者正在接受胰岛素治疗，应避免在胰岛素作用的高峰期运动，防止发生低血糖。运动中应适当补充糖水或甜饮料，预防低血糖的发生。

④运动时应密切监测心率、血压、心电图等,如有不适及时采取措施,调整运动方案及运动量。

3. 药物治疗　主要指口服降糖药物和胰岛素的应用。目前常用口服降糖药大致分三类:促胰岛素分泌剂、胰岛素增敏剂和α-葡萄糖苷酶抑制剂。胰岛素分为短效胰岛素、中效胰岛素、长效胰岛素和预混胰岛素。用法:在餐前30 min进行皮下注射。监测血糖,根据血糖情况调整胰岛素用量。

4. 血糖监测　糖尿病管理中的重要组成部分,可为糖尿病患者和医务人员提供动态数据,为调整药物剂量提供依据。患者可采用便携式血糖仪在家中进行自我血糖监测,监测频率取决于治疗方法、治疗目标、病情和个人的经济条件。

5. 心理治疗　糖尿病是一种慢性疾病,病程长,患者常会出现各种心理障碍,从而影响患者的情绪,不利于病情稳定。常用的心理护理方法:①精神分析法:通过与患者进行有计划、有目的的交谈,帮助患者认识糖尿病,建立战胜疾病的信心。②生物反馈疗法:借助肌电或血压等反馈训练,放松肌肉,消除患者紧张情绪,以有利于血糖控制。③音乐疗法:通过欣赏轻松、愉快的音乐,消除患者的烦恼和焦虑。④其他:举办形式多样的糖尿病教育、生活指导座谈会和观光旅游等活动,帮助患者消除心理障碍。

四、康复护理指导

1. 用药指导　患者可根据病情选用一种或两种药物联合治疗。向胰岛素使用者详细讲解胰岛素的名称、剂量、给药方法及时间,掌握正确注射方法、不良反应观察和低血糖反应的处理。

2. 饮食指导　指导患者掌握并执行饮食治疗的具体要求和措施,准备常用食物营养素含量表和替换表,使其学会自我饮食调节。

3. 运动指导　使患者了解运动疗法的重要性,掌握运动疗法的具体方法和注意事项。运动时随身携带病情卡片和甜食,以备急需。如出现头晕、心悸等症状,应立即终止运动。

4. 自我监测指导　指导患者学习监测血糖、血压、体重指数的方法,了解糖尿病的控制目标。体重每1～3个月监测1次,以了解疾病控制情况,及时调整药物剂量;每2～3个月复诊糖化血红蛋白A1;每年全身检查1次,以尽早发现慢性并发症。

(薛　礼)

第十五节　阿尔茨海默病的康复护理

情境导入

　　患者,张某,男,68岁,3年前出现记忆力衰退、注意力下降。近2个月有明显"记忆障碍",表现为东西错放、对做过的事情遗忘,遂来医院就诊。诊断:阿尔茨海默病。

请思考：
1. 该患者目前存在哪些护理问题？
2. 针对患者目前的情况，你将采取哪些护理措施？

一、概述

阿尔茨海默病(Alzheimer's disease,AD)即老年前期痴呆，是一种原因未明的进行性发展的神经系统退行性疾病，临床表现以记忆减退和其他认知功能不断恶化为特征，常伴有日常生活活动能力呈进行性减退，并伴有精神症状和行为障碍。阿尔茨海默病发病年龄在 40～49 岁，大部分在 65 岁以后，女性高于男性，年龄越高，发病率也越高，85 岁老人患病率达 30%。

本病病因及其发病机制目前尚不完全清楚，但年龄增高是最重要的危险因素，多项研究显示慢性疾病、遗传因素、人文因素等均与本病的发生有关。阿尔茨海默病具有家族聚集性，40%的患者有阳性家族史，呈常染色体显性遗传及多基因遗传，在第 21 对染色体上有淀粉样变性基因。

二、主要功能障碍及评定

(一) 主要功能障碍

主要表现在两个方面，即认知功能障碍和非认知性精神症状。认知功能障碍主要表现为记忆力减退、定向力下降，常伴有失语、失认或失用；非认知性精神症状主要包括焦虑、抑郁等。根据病程进展和认知功能损害的严重程度，可分为早期、中期和晚期。

1. 认知功能障碍

(1) 早期阶段：突出症状是记忆力逐渐减退，其中以近期记忆力减退为主，远期记忆力可保留，注意力下降，运动系统功能正常。患者主要表现为经常丢失物品、记不住新认识人的姓名等。

(2) 中期阶段：远近记忆力均明显减退，接着出现智力下降，判断力及理解力下降，计算力丧失，重复语言及无意义的动作，独立生活出现困难。患者主要表现为丢三落四，甚至忘记贵重物品；不能回忆自己的工作经历，严重的甚至忘记自己的生日等；定向障碍加重，出门找不到回家的路，在家找不到自己的房间等；言语功能障碍明显，讲话无序、语言空洞，理解障碍；部分患者有认知功能障碍，不认识自己的熟人和朋友；有失用性表现，不能完成日常熟悉的动作，如刷牙、洗脸等。

(3) 晚期阶段：患者记忆力、思维能力及其他认知功能均严重受损。患者主要表现为忘记自己的姓名和年龄，不认识自己的亲人；言语障碍进一步加重，甚至丧失言语功能；患者活动逐渐减少，甚至不能直立，最终长期卧床，大小便失禁。

2. 非认知性精神症状 早期患者可出现人格改变，多表现为缺乏主动性、活动减少、多疑、孤独、自私、情绪不稳定、易激惹、对人冷淡，甚至对亲人漠不关心。中期患者可有情绪障碍和人格减退，表现为易激怒、抑郁、焦虑等，可出现妄想、幻觉等；多伴有睡眠习惯障碍，生活习惯改变，行为紊乱，乱拿别人东西，有时会出现攻击性行为。晚期多发展为淡漠性痴呆。

(二) 康复护理评定

1. 简易精神状态检查(MMSE) 神经内科和康复科普遍采用的一种简易精神状态

测定量表,是痴呆筛查的首选量表。该量表内容包括时间定向力、地点定向力、即刻记忆、注意力及计算力、延迟记忆、言语、视空间等七个方面。该量表共 30 项内容,每项回答正确得 1 分,回答错误或答不知道得 0 分,量表总分范围为 0～30 分,分数在 27～30 分为正常,分数小于 27 分提示认知功能障碍。分数越低,损害越严重。判定痴呆:小于或等于 17 分为文盲,大于 17 分且小于或等于 20 分为小学,大于 20 分且小于或等于 22 分为中学,大于 22 分且小于或等于 23 分为大学。

2. 蒙特利尔认知评估(MoCA)　对认知功能异常进行快速筛查的评定工具。它评定的认知领域包括注意力与集中、执行能力、记忆、言语、视空间结构技能、抽象思维、计算力和定向力等八个认知领域的十一个检查项目。本量表总分为 30 分,受教育小于 12 年加 1 分,总分大于或等于 26 分为正常。

3. 临床痴呆评定量表(CDR)　目前常用的对痴呆程度进行评定的量表,包括记忆力、定向力、判断及解决问题能力、社会活动能力、家庭生活及爱好、个人自理能力等六个方面的内容,根据以上量表内容进行综合判断:CDR 0 分为无痴呆,CDR 0.5 分为可疑痴呆,CDR 1 分为轻度痴呆,CDR 2 分为中度痴呆,CDR 3 分为重度痴呆。

4. 画钟试验　画钟试验有两种方式:一种是让受试者在空白纸上画一幅几点几分的时钟,反映执行功能;另一种要求受试者模仿画一幅已经画好的钟,反映结构能力。该试验操作简便,受文化程度、种族、社会经济状况等影响小,对痴呆患者检测的灵敏度和特异性高达 90%。

5. 阿尔茨海默病评定量表(ADAS)　阿尔茨海默病评定量表是综合认知筛查表,包括认知行为测验(ADAS-cog)和非认知行为测验。认知行为测验适用于轻中度阿尔茨海默病的疗效评估,由十二个条目组成,包括词语回忆、命令、执行口头命令、结构性练习、意向性练习、定向力、词语辨认、回忆测验指令、言语能力、找词困难、口头语言理解能力及注意力,总分为 0 分(无错误或无损害)至 75 分(严重损害),得分越高,认知功能损害越严重。

6. 日常生活活动能力评定(ADL)　最常用的 ADL 评估量表为 Barthel 指数量表。阿尔茨海默病协作研究日常能力量表(ADCS-ADL)、Barthel 指数量表、Lawton 工具性日常能力量表和社会功能问卷常用于临床评定。

三、康复护理措施

(一) 康复护理原则及目标

1. 健康教育　加强对老人和家属进行阿尔茨海默病的健康教育,积极预防和延缓阿尔茨海默病的发生与发展。

2. 早期筛查　早期筛选出阿尔茨海默病患者,并遵医嘱对症治疗,以延缓疾病的进程。

3. 康复治疗　对生活自理能力存在障碍的阿尔茨海默病患者应予以积极对症的康复治疗,改善生活自理能力,提高生存质量。

(二) 康复护理措施

通过训练提高患者智力,以改善或延缓痴呆患者的认知功能,提高其日常生活活动能力。

1. 记忆力训练　通过训练,以正常功能代偿受损的功能或以受损较轻的功能代偿受损较重的功能,从而达到改善生活能力的目的,主要有内辅助法、外辅助法和环境适应三个方面。

（1）内辅助法：利用并强化仍保留在记忆里的信息，还要考虑记忆障碍的特异性。内辅助法包括助记法、无错误性学习、书面材料的学习等。助记法是利用残留的外显记忆进行康复训练的方法。例如，将患者最喜欢的环境或人物做成图片，每次训练由两张图片开始，让患者观察 1～4 s，立刻或在一定时间内再确认（30 min、1 h、2 h、4 h、8 h），连续 3 天正确率达 90% 以上，可以再加一张图片进行训练，将电话号码等数字分段法：记忆电话号码 1×××××××××× 可分为 1××、××××、×××× 来记忆。无错误性学习是消除学习中不正确反应的康复训练技术，贯穿于整个学习过程的始终；最好让患者从容易辨认的作业项目开始，逐渐增加作业难度，避免其经历失败。书面材料的学习，主要是 PQRST 法，P：预习要记忆内容；Q：向自己提问和问题有关的问题；R：仔细阅读材料；S：反复陈述阅读过的材料；T：用回答问题的方式来检验自己的记忆。

（2）外辅助法：利用身体外部的辅助物来帮助记忆的方法，主要辅助物包括储存类工具、提醒类工具、电子辅助记忆设备等，如笔记本、计算机、定时器、闹钟、简易无线电寻呼系统等。

（3）环境适应：通过尽量简化环境，满足日常生活的需要，主要包括安排环境、改造家居物品或环境等，如房间贴标签、物品分类摆放、钥匙用链子拴在腰带上等。

2. 注意力训练　包括注意广度训练、注意维持与注意警觉训练（视觉、听觉、反应时训练）、注意选择训练（视觉注意选择或听觉注意选择）、注意转移训练、注意分配训练和对策训练等。

3. 失用训练　阿尔茨海默病患者失用训练的原则是先粗大再精细，先分解再连贯，先简单后困难。

（1）结构性失用训练：可以让患者进行简单抄写或模仿练习，如抄写文字，模仿他人搭积木、拼图等。

（2）运动性失用训练：加强精细动作的训练，如按步骤分解倒水动作，先演示让患者跟着学，反复训练直到患者能独立完成这一动作为止。

（3）意念性失用训练：此类患者不能按顺序完成动作。训练者可选择一些日常生活中的家务对患者进行训练，例如，要求患者先摆放餐具后吃饭、餐后收拾餐具、打扫卫生等。训练者应将分解的动作逐个训练（如患者不能完成下一个动作，训练者要给予提醒或协助），若患者无法完成一套完整的动作，训练者还要对分解动作中的某个独立动作进行训练，这样做可以集中改善某种单项技能。

4. 思维训练　最复杂的心理活动，包括推理、分析、综合、比较、抽象、概括等过程。根据患者智力评测结果，可选择难易程度适当的智力拼图或编制图案训练，此外还可让患者进行单词卡片、图片和物品的分类，提高患者的理解能力和表达能力；训练患者的理解能力和表达能力可以让患者听或阅读报纸并讲述或指出相关内容等。

四、康复护理指导

1. 饮食起居　指导患者饮食、起居规律，不能变化无常。一般应早睡早起，定时进食，定时排便。饮食可多样化，但不能过饱。

2. 智力训练　鼓励患者多动脑，在护士和家属的指导下进行适当的益智活动，如下棋、打麻将或做算数游戏等，以活跃大脑细胞，防止大脑老化。

3. 运动训练　指导家属让患者做适当运动，如散步、打太极拳、做保健操或练气功，运动量要循序渐进。

4. 心理护理　鼓励患者积极参加社会活动,与家人建立良好的亲情关系。指导家属关心患者,保证患者安全和舒适。平时注意观察患者的言谈举止,督促按时服药,按时复诊。

5. 家庭支持　基本护理原则:①回答患者问题时,语言要简明扼要;②患者生气和发怒时,不要与其争执;③患者吵闹时应冷静并予以阻止;④不要经常变换对待患者的方式;⑤患者功能明显减退或出现新症状时,及时找医生诊治;⑥尽可能提供有利于患者定向和记忆的提示或线索,如日历,物品固定标注,厕所、卧室给予明显指示图;⑦给患者佩戴写有住址、联系人姓名及电话的腕带或卡片。

（薛　礼）

直通护考

参考答案

A1 型题

1. 脑卒中痉挛期是指发病后（　　）。

A. 1 周　　　　B. 1～2 周　　　　C. 2～3 周　　　　D. 3～4 周　　　　E. 不能确定

2. 脑卒中后最常见、最严重的功能障碍是（　　）。

A. 言语功能障碍　　　　　　B. 运动功能障碍　　　　　　C. 感觉功能障碍

D. 认知功能障碍　　　　　　E. 摄食和吞咽功能障碍

3. 脑卒中患者的肢体典型痉挛模式是指（　　）。

A. 上肢屈曲,下肢屈曲　　　　　　B. 上肢屈曲,下肢伸直

C. 上肢伸直,下肢伸直　　　　　　D. 上肢伸直,下肢屈曲

E. 全部都不是

4. 上肢可随意发起协同运动,Brunnstrom 评级是（　　）。

A. 1 级　　　　B. 2 级　　　　C. 3 级　　　　D. 4 级　　　　E. 5 级

5. 对于急性期脑卒中患者进行肢体功能被动运动时,不正确的方法是（　　）。

A. 在正常关节活动度内进行　　　　　　B. 动作轻柔、缓慢

C. 每个关节活动 3～5 次,每日 2 次　　　D. 仅对患侧肢体进行被动运动

E. 活动顺序应由近端关节到远端关节

6. 脑卒中患者软瘫期,下列哪种情况会强化痉挛模式?（　　）

A. 摆患侧卧位　　　　　　B. 摆健侧卧位　　　　　　C. 取仰卧位

D. 取半坐卧位　　　　　　E. 在患手放毛巾卷让患者抓握

7. 良肢位摆放的目的错误的是（　　）。

A. 防止或对抗痉挛模式的出现　　　　　　B. 保护肩关节,防止肩关节半脱位

C. 防止骨盆前倾和髋关节内收、内旋　　　D. 早期诱发分离运动

E. 是一种治疗性体位

8. 桥式运动摆放的目的错误的是（　　）。

A. 进行骨盆及下肢的控制训练　　　　　　B. 可抑制下肢屈肌痉挛

C. 促进下肢分离运动的产生　　　　　　　D. 避免患者今后行走时出现偏瘫步态

E. 预防压疮的发生

9. 脑卒中患者进行上下楼梯训练时应遵守的原则正确的是（　　）。

A. 遵照健腿先上、患腿先下的原则　　　　　　B. 遵照健腿上下的原则

C. 遵照患腿上下的原则　　　　　　　　　　　D. 遵照患腿先上、健腿先下的原则

E. 哪条腿上下都没问题

10. 关于脑卒中患者肩关节半脱位的预防及护理措施错误的是（　　）。

A. 预防为主　　　　　　　　　　B. 仰卧位时需在患侧肩胛下垫一软枕

C. 加强关节被动运动　　　　　　D. 经常用健手帮助患手做充分的上举运动

E. 坐位时患上肢可放在轮椅扶手上

11. 脊髓损伤按照神经损伤的程度可分为完全性脊髓损伤和（　　）。

A. 不完全性脊髓损伤　　　　　B. 脊髓震荡　　　　　　　　　C. 脊髓休克

D. 马尾综合征　　　　　　　　E. 圆锥综合征

12. 脊髓损伤的病因主要有（　　）。

A. 外伤性　　　　B. 糖尿病　　　　C. 高血压　　　　D. 家族史　　　　E. 代谢性疾病

13. 脊髓被阻断，与高级中枢失去联系后，平面以下的脊髓暂时丧失反射活动，处于无反应状态，此现象称为（　　）。

A. 脊髓震荡　　　　　　　　　B. 脊髓休克　　　　　　　　　C. 马尾综合征

D. 圆锥综合征　　　　　　　　E. 不完全性脊髓损伤

14. ASIA 损伤分级中，正常是（　　）。

A. A 级　　　　B. B 级　　　　C. C 级　　　　D. D 级　　　　E. E 级

15. 脊髓损伤的急性期一般是指（　　）。

A. 1 个月　　　　B. 6～8 周　　　　C. 半个月　　　　D. 24 h　　　　E. 8～12 周

16. 脊髓损伤患者体位变换的时间为（　　）。

A. 1 h　　　　B. 2 h　　　　C. 3 h　　　　D. 适当延长　　　　E. 2～3 h

17. 残余尿量少于（　　）时，可以停止间歇性导尿。

A. 200 mL　　　　B. 100 mL　　　　C. 60 mL　　　　D. 300 mL　　　　E. 150 mL

18. 留置导尿期间，一般每（　　）开放一次。

A. 1～2 h　　　　B. 2～3 h　　　　C. 3～4 h　　　　D. 4～5 h　　　　E. 5～6 h

19. 确定 C_5 平面损伤的关键肌，下列描述正确的是（　　）。

A. 肱三头肌　　　　B. 屈腕肌　　　　C. 膈肌　　　　D. 肱二头肌　　　　E. 髂腰肌

20. 脊髓损伤患者自主神经反射异常见于（　　）。

A. C_5 以上　　　　B. C_6 以上　　　　C. T_2 以上　　　　D. T_6 以上　　　　E. C_2 以上

21. 小儿脑瘫最常发生的类型是（　　）。

A. 痉挛型　　　　　　　　　　B. 不随意运动型　　　　　　　C. 共济失调型

D. 强直型　　　　　　　　　　E. 肌张力低下型

22. 下列关于脑瘫患儿的康复护理措施不正确的是（　　）。

A. 避免灯光直接刺激眼睛

B. 抱持不随意运动型患儿时，最重要的是给患儿很好的依靠

C. 抱持痉挛型患儿时，注意将患儿双下肢分开置于抱者腰部，以降低下肢肌张力

D. 指导脑瘫患儿穿裤子时，先穿功能较差的一侧，再穿另一侧

E. 要注意脑瘫患儿及其家长的心理状况

23. 患者在进行康复训练时，护士要求其关节活动要达到最大范围，其主要的目的是（　　）。

A. 防止关节强直　　　　　　　B. 防止肌肉萎缩　　　　　　　C. 防止关节挛缩

D. 提高平衡能力　　　　　　　　E. 减轻不自主震颤

24. 下列关于帕金森病患者静止性震颤描述不正确的是(　　)。

A. 下肢重于上肢　　　　　　B. 静止时明显　　　　　C. 运动时减轻或停止

D. 情绪激动时加重　　　　　E. 睡眠时停止

25. 颈椎病最常见的类型是(　　)。

A. 神经根型　　B. 脊髓型　　C. 椎动脉型　　D. 交感神经型　E. 混合型

26. 下列关于颈椎病患者的康复护理措施,描述不正确的是(　　)。

A. 颈椎病患者睡眠应以侧卧为主

B. 颈椎病患者应选择合适的枕头高度及硬度

C. 颈椎病患者应避免长时间静止姿势

D. 颈椎病患者应注意纠正不良的坐姿、站姿

E. 颈椎病患者应加强自我锻炼,但不适合倒行锻炼

27. 下列哪项不是肩周炎的易感因素?(　　)

A. 肩关节骨折后　　　　　　B. 颈椎病　　　　　　C. 肩部韧带撕裂

D. 肩部肌肉拉伤　　　　　　E. 细菌感染

28. 下列关于肩周炎病情的叙述,不正确的是(　　)。

A. 能自愈　　　　　　　　　B. 肩痛　　　　　　　C. 关节活动受限

D. 常伴有手指麻木感　　　　E. 中老年人好发

29. 下列关于腰椎间盘突出症的说法不正确的是(　　)。

A. 为常见的腰腿痛疾病

B. 多见于 50 岁以上的年长者,以从事体力劳动者居多

C. 以 $L_4 \sim L_5$、$L_5 \sim S_1$ 腰椎间盘突出多见

D. 在腰椎间盘退行性变的基础上,由急性或慢性损伤引起

E. 影响腰椎的稳定性,是腰痛迁延难愈的主要原因之一

30. 腰椎间盘突出好发于 $L_4 \sim L_5$、$L_5 \sim S_1$ 是因为该部位(　　)。

A. 椎间盘较厚　　B. 韧带松弛　　C. 血液供应差　　D. 活动度大　　E. 肌肉松弛

31. 腰椎间盘突出症最早出现的症状是(　　)。

A. 肢体麻木　　B. 下肢发凉　　C. 腰痛　　　　D. 下肢水肿　　E. 肢体瘫痪

32. 预防腰椎间盘突出症的发作最重要的是禁止患者(　　)。

A. 腰部受凉　　　　　　　　B. 便秘　　　　　　　C. 睡硬板床

D. 急剧弯腰拿重物　　　　　E. 情绪激动

33. 腰椎间盘突出症的康复原则不包括(　　)。

A. 卧床休息　　　　　　　　B. 骨盆牵引　　　　　C. 运动疗法

D. 物理疗法　　　　　　　　E. 为减轻疼痛应睡软床

34. 下列哪一项不是对腰椎间盘突出症患者进行运动疗法的主要目的?(　　)

A. 减轻疼痛　　　　　　　　B. 增强脊柱稳定性　　C. 提高腰背肌力

D. 矫正不良姿势　　　　　　E. 增强韧带的稳定性

35. 腰椎间盘突出症急性期的基本治疗方法是(　　)。

A. 推拿按摩　　　　　　　　B. 服用止痛药　　　　C. 物理疗法

D. 完全卧床休息　　　　　　E. 腰背肌训练

36. 下列关于腰椎间盘突出症健康教育的内容不正确的是(　　)。

A. 下蹲搬物,腰部挺直　　　　B. 腰部劳动强度过大的工人,佩戴腰围保护腰部

C. 指导腰部柔韧性训练　　　　　　D. 与日常习惯姿势无关

E. 搬运重物时,宁推勿拉

37. 下列关于坐骨神经痛的叙述正确的是( )。

A. 下肢放射痛伴麻木感　　　　　　B. 伴有鞍区感觉迟钝

C. 伴有大小便功能障碍　　　　　　D. 可为急性剧痛或慢性隐痛

E. 是腰椎间盘突出症最常见的表现

38. 为避免诱发下肢放射疼痛,腰椎间盘突出症患者直腿抬高一般不超过( )。

A. 60° 　　　B. 50° 　　　C. 40° 　　　D. 30° 　　　E. 20°

39. 可能出现骨折特有体征的骨折是( )。

A. 青枝骨折　　B. 裂缝骨折　　C. 螺旋骨折　　D. 嵌插骨折　　E. 椎体压缩骨折

40. 以下关于骨折早期的康复护理措施正确的是( )。

A. 固定部位可进行等长收缩训练　　　　　B. 非固定部位无须行康复训练

C. 由于石膏固定无法进行康复训练　　　　D. 固定部位可早期行抗阻力训练

E. 患肢严格制动

41. 下列哪项不是骨折后制动引起的功能障碍?( )

A. 肌肉萎缩　　B. 肢体肿胀　　C. 关节粘连　　D. 骨质疏松　　E. 肌力下降

42. 骨折康复评定内容不包括( )。

A. 局部改变、包括骨折对位对线,骨痂形成情况、局部其他改变

B. 测定肌力、关节活动度　　　　　　C. 肢体长度与周径

D. 内科疾病　　　　　　　　　　　　E. 心理测试

43. 关于骨折康复的注意事项,下列选项错误的是( )。

A. 熟知患者的全部病情,定期进行肌力和 ROM 评定

B. 康复治疗必须循序渐进,逐渐加量

C. 密切观察骨折局部的情况

D. 训练时可以使用暴力,争取训练效果最大化

E. ROM 练习应与肌力练习同步进行

44. 股骨颈骨折患者行皮牵引时应采取的体位是( )。

A. 30°外展中立位　　　　　B. 30°内收中立位　　　　　C. 30°外展、外旋位

D. 30°内收、内旋位　　　　E. 双腿并拢中立位

45. 股骨颈骨折后伤肢强迫体位为( )。

A. 髋关节屈曲　　　　　　　B. 髋关节外展、外旋　　　　　C. 膝关节屈曲

D. 踝背屈、内翻　　　　　　E. 趾背屈

46. 与成人下肢骨折长时间制动无关的是( )。

A. 肌肉萎缩　　　　　　　　B. 伤肢与健肢不等长　　　　　C. 关节挛缩

D. 全身器官功能下降　　　　E. 骨质疏松

47. 骨折患者功能锻炼的原则正确的是( )。

A. 伤后 1～2 周以患肢肌肉的舒缩运动为主

B. 伤后 1～2 周以骨折处远近侧关节运动为主

C. 伤后 2～3 周以重点关节为主的全身活动

D. 伤后 2～3 周以患肢肌肉的舒缩运动为主

E. 伤后 6～8 周以骨折处远近侧关节运动为主

48. 骨折刚达到临床愈合,此时骨折的愈合过程正处于哪一阶段?( )

A. 血肿机化演进期　　　　　B. 骨折后 2 周以内　　　　　C. 原始骨痂形成期

D. 骨痂改造塑形期　　　　　E. 永久骨痂形成期

49. 关节置换术常见并发症应除（　　）外。

A. 疼痛　　　　　　　　　　B. 下肢深静脉栓塞　　　　　C. 假体异物反应

D. 感染　　　　　　　　　　E. 关节挛缩

50. 人工全髋关节置换术后的早期运动不包括（　　）。

A. 踝关节主动屈伸练习　　　B. 股四头肌等张练习　　　　C. 深呼吸练习

D. 步态训练　　　　　　　　E. 髋、膝关节屈曲练习

51. 髋关节置换术后早期康复训练，不正确的是（　　）。

A. 避免上身向术侧倾斜　　　　　　　　B. 保持术侧肢体外展

C. 避免术侧髋关节置于外旋伸展位　　　D. 保持术侧肢体内收位

E. 保持术侧髋关节主动伸直动作

52. 下列关于关节置换术后下列说法错误的是（　　）。

A. 关节置换术康复教育，始于术前，贯穿于康复过程是康复计划顺利完成的必要准备

B. 关节置换术后为防止脱位，注意髋关节屈曲小于 90°，内收不超过中线，避免髋关节屈曲、内收、内旋位

C. 关节置换术术后即进行股四头肌、腘绳肌、臀部肌肉的等长收缩练习

D. 关节置换术后日常生活中，采用能量保存技术，以减少患者过多能量的消耗

E. 关节置换术后 1 个月即可跑步、跳跃和举重物

53. 全髋关节置换术后肌力训练不正确的是（　　）。

A. 术后即进行股四头肌、腘绳肌、臀部肌肉的等长收缩练习

B. 术后第 5 天开始主动助力运动，此时应注意患侧肢体重量的支持

C. 第 3 周开始髋屈、伸、外展肌力渐进抗阻训练，肌力的训练要重视髋外展肌

D. 术后第 1 天即可做患侧直腿抬高训练

E. 术后 2～3 周可采用固定自行车练习

54. 关节置换术前康复指导的内容不包括（　　）。

A. 不负重触地式步行　　　　B. 维持肢体中立位　　　　　C. 肌力训练

D. 改善关节活动度　　　　　E. 佩戴髋膝踝矫形器步行

55. 全髋关节置换术后患者的健康教育内容不包括（　　）。

A. 禁止患者转向手术侧取物　　　　　　B. 禁止使用足底静脉泵或弹力袜

C. 禁止跷腿动作　　　　　　　　　　　D. 避免坐凳过低

E. 髋关节内收不得超过中线

56. 下列膝关节置换术后对患者的护理要点，错误的是（　　）。

A. 患肢抬高

B. 术后早期膝关节被动运动

C. 辅助行走练习，先高抬腿行走，再原地高抬腿踏步

D. 睡眠时膝关节固定在伸直位

E. 助行器辅助行走练习时，先向前移动助行器，再迈出患肢使足跟先着地

57. 膝关节置换患者膝关节屈曲的最大角度在术后 1 周一般可达（　　）。

A. 80°　　　　B. 100°　　　　C. 120°　　　　D. 140°　　　　E. 150°

58. 髋关节置换术后患髋外展（　　）。

Note

A. 10°～15°　　B. 15°～30°　　C. 30°～40°　　D. 40°～50°　　E. 50°～60°

59. 下列哪项不是人工全膝关节置换术的并发症？（　　）

A. 深静脉血栓形成　　　　　　　B. 感染　　　　　　　　　　C. 腓总神经麻痹

D. 假体无菌性松动　　　　　E. 骨性关节炎

60. 临时假肢评定的内容不包括（　　）。

A. 接受腔适合程度　　　　　　　　　　B. 假肢悬吊能力

C. 穿戴假肢后日常生活活动能力完成情况

D. 假肢对线情况　　　　　　　　　　E. 穿戴假肢后的残肢情况

61. 下列哪项不是截肢前的康复护理措施？（　　）

A. 心理疏导　　　　　　　　　　　　B. 下肢截肢者训练拐杖使用

C. 上肢截肢者进行利手交换训练　　　D. 弹力绷带包扎塑形

E. 肌力训练

62. 下列下肢截肢患者的体位摆放中哪个选项是正确的？（　　）

A. 仰卧位残肢下垫枕　　　　　　　　B. 将残肢搁置在拐杖上

C. 侧卧位患肢在上方　　　　　　　　D. 仰卧位残肢保持外展

E. 膝关节屈曲位

63. 截肢后进行残肢站立与步行训练时，错误的是（　　）。

A. 残肢端站立负重训练　　　　　　　B. 单腿站立及单腿跳训练

C. 双拐步行训练　　　　　　　　　　D. 鼓励只用健腿行走

E. 特殊路面行走训练

64. 下列哪项不属于理想残肢的要求？（　　）

A. 残端形状为四方形　　　　　　　　B. 残肢有一定长度

C. 残端皮肤及软组织条件良好　　　　D. 无幻肢痛及残肢痛

E. 局部无肿胀

65. 关于截肢的描述下列哪个选项不正确？（　　）

A. 动脉闭塞性疾病和糖尿病的并发症是发达国家截肢的常见原因

B. 截肢仅仅是一个破坏性手术

C. 截肢是重建与修复性手术

D. 截肢手术是为患者回归到家庭和社会进行康复的第一步

E. 截肢手术要为安装假肢做准备，为残肢创造良好的条件

66. 以下关于截肢描述不正确的是（　　）。

A. 截肢是为了解除患者病痛，挽救生命

B. 应严格掌握戴肢的适应证，慎重决定

C. 在必须截肢的情况下截肢晚比截肢早好

D. 截肢后如能安装一副满意的假肢，则可不同程度地修复该肢体的功能

E. 患者的恢复程度具有个体差异性

67. 现代截肢的具体方法不断创新，与传统相比已有根本变化，以下选项中正确的是（　　）。

A. 术后接受腔全面接触重点承重式　　B. 术后所留残端是圆锥形

C. 术后接受腔为开放式　　　　　　　D. 皮瓣设计来自残端后方

E. 术后所留残端是方形

68. 截肢后患者出院康复教育要保持适当的体重，体重增减应控制在（　　）。

A. ≥3 kg　　　B. >3 kg　　　C. <3 kg　　　D. ≤3 kg　　　E. <2 kg

69. 截肢术后及时安装临时假肢的意义正确的是(　　)。

A. 防治幻肢痛　　　　　　B. 防治残肢溃疡　　　　　　C. 防治残端痛

D. 防治残端挛缩　　　　　E. 保持外观完整

70. 冠心病患者的主要功能障碍是(　　)。

A. 心脏功能障碍　　　　　B. 心理功能障碍　　　　　　C. 躯体功能障碍

D. 脑部功能障碍　　　　　E. 以上都是

71. 冠心病直接的全身表现是(　　)。

A. 缺氧　　　B. 心衰　　　C. 呼吸衰竭　　　D. 肾衰　　　E. 胸痛

72. 长期心功能障碍可导致(　　)。

A. 心脏循环功能障碍　　　B. 肺循环功能障碍　　　　　C. 肾循环功能障碍

D. 体循环功能障碍　　　　E. 以上都是

73. 心电运动试验是通过(　　)来判断心肺功能的。

A. 心脏反应　　　B. 呼吸反应　　　C. 脑供血反应　　　D. 体征反应　　　E. 思维反应

74. 步行训练应从(　　)开始。

A. 床边站立　　　B. 床边步行　　　C. 室外步行　　　D. 室外慢跑　　　E. 室内步行

75. 上楼时,一般每上(　　)台阶可以稍事休息。

A. 一级　　　B. 二级　　　C. 三级　　　D. 四级　　　E. 五级

76. 慢性阻塞性肺疾病患者常用呼吸肌训练为(　　)。

A. 膈肌抗阻训练　　　　　B. 吹蜡烛训练　　　　　　C. 持续性最大吸气训练

D. 抗阻吸气训练　　　　　E. 以上都是

77. 最适合 COPD 患者进行坐位康复放松训练的体位是(　　)。

A. 前倾依靠位　　B. 后倾依靠位　　C. 左倾依靠位　　D. 椅后依靠位　　E. 以上都是

78. 糖尿病患者运动治疗时,确定运动强度最佳指标是(　　)。

A. 靶心率　　　　　　　　B. 最大吸氧百分数　　　　　C. 血糖

D. 乳酸　　　　　　　　　E. 糖化血红蛋白

A2 型题

1. 患者,李某,男,60 岁,突然发生左侧偏瘫,失语,左鼻唇沟浅,伸舌偏左,左侧肌张力低,肌力 0 级;查体:血压 180/100 mmHg,心肺功能正常。该患者应采取的体位是(　　)。

A. 患侧卧位　　B. 俯卧位　　C. 半坐卧位　　D. 中凹卧位　　E. 头低足高位

2. 患者,男,63 岁,脑卒中后,护士用 Brunnstrom 6 阶段评定法对其进行评定,发现患者健腿站立时,患腿可先屈膝,后伸髋,伸膝下,踝可背屈,此患者的 Brunnstrom 评级达(　　)。

A. Ⅱ级　　　　B. Ⅲ级　　　　C. Ⅳ级　　　　D. Ⅴ级　　　　E. Ⅵ级

3. 患者,赵某,女,60 岁,脑卒中后遗症入院进行进一步康复训练,查体:患者右侧肌张力较高,上下肢肌力为 3 级,左侧肌力肌张力正常,入院后护士指导患者穿脱衣服训练,护理要点中错误的是(　　)。

A. 帮助患者选择大小、松紧、厚薄适宜的衣物

B. 穿衣服时应先穿健侧后穿患侧

C. 脱衣服时先脱健侧后脱患侧

D. 鞋袜放在患者身边容易够到的地方且位置固定

E. 为操作方便,将衣服上的纽扣换成尼龙搭扣,裤带换成松紧带

4. 患者,王某,男,62岁,脑卒中入院治疗,今天突然发生手部肿痛,水肿以手背最为明显,皮肤皱纹消失,手的颜色呈粉色,触之有温热感,患手指甲变白,掌指关节、腕关节活动受限。该脑卒中患者出现了什么并发症?(　　)

A. 手部压疮　　　　　　　　B. 肩关节半脱位　　　　　　　C. 肩-手综合征

D. 上肢废用综合征　　　　　　E. 上肢腕关节受损

5. 患者,王某,男,62岁,脑卒中入院治疗,今天突然发生手部肿痛,水肿以手背最为明显,皮肤皱纹消失,手的颜色呈粉色,触之有温热感,患手指甲变白,掌指关节、腕关节活动受限。针对该脑卒中患者的并发症护理措施错误的是(　　)。

A. 预防为主　　　　　　　　　　B. 避免长时间手下垂

C. 加强手的被动运动和主动运动　　D. 肿胀的手指可采用向心性压迫缠绕法

E. 为促进患肢感觉,可在患手输液

6. 患者,女,58岁,因车祸导致双下肢运动功能障碍。查体:患者神清,留置导尿管,该患者的健康教育中,不正确的是(　　)。

A. 导尿管应持续开放,直至拔除

B. 引流袋应位于耻骨膀胱水平以下

C. 留置导尿期间每日摄水量应为 2500～3000 mL

D. 膀胱容量小于 100 mL 时禁用间歇性导尿

E. 残余尿量小于 100 mL 时,可停止间歇性导尿

7. 患者,男,35岁,C_5～C_6骨折合并四肢瘫痪,患者突然出现大汗淋漓、面色潮红、头痛,血压 170/110 mmHg,该患者可能出现(　　)。

A. 脊髓休克　　　　　　　B. 自主神经过反射　　　　　　C. 下肢深静脉血栓

D. 异位骨化　　　　　　　E. 痉挛

8. 脊髓损伤患者伴有神经源性直肠功能障碍时,应建议患者每日早餐后(　　)进行腹部按摩,以促进排便。

A. 10 min　　　B. 30 min　　　C. 50 min　　　D. 2 h　　　E. 3 h

9. 患者,男,52岁,因摔伤致四肢活动受限 2 h 入院,入院时患者双上肢肌力 3 级,双下肢肌力 0 级。搬运该患者的方法正确的是(　　)。

A. 一个人背起患者　　　　　　　　B. 一个人抬头一人抬腿搬起

C. 两个人用床单将患者搬运　　　　D. 三个人将患者平托至木板上

E. 以上方法均可

10. 患者,女,50岁,因高处坠落致 T_6 椎体爆裂性骨折 2 月余。针刺觉和轻触觉检查:双侧 T_6 减退,T_7 及以下消失。运动检查:双上肢关键肌力 5 级,双下肢肌群肌力均 0 级,球-肛门反射阳性,骶部感觉运动消失。下列描述不正确的是(　　)。

A. 该患者的神经平面以感觉平面来确定　B. 神经平面为 T_6

C. 该患者的脊髓休克期已过　　　　　　D. 该患者的神经平面以运动平面来确定

E. 该患者 ASIS 分级是 A

11. 患者,男,35岁,近日劳累后突发腰椎间盘突出症,被建议回家卧床休息。护士对其卧床期间健康教育内容中正确的是(　　)。

A. 必须平卧位　　　B. 必须卧硬板床　　　C 下床时不需要戴围腰

D. 可以做扫地、擦桌子等家务　　　　　E. 卧床期间四肢不可活动

12. 某患者因腰椎间盘突出症接受腰椎间盘摘除术,手术后第 1 天护士指导其进行

直腿抬高练习,目的是为了预防(　　)。

　　A. 骨质疏松　　B. 血肿形成　　C. 肌肉萎缩　　D. 伤口感染　　E. 神经根粘连

　　13. 患者,男,33 岁,因腰椎间盘突出症急性发作入院,接受骨盆牵引治疗,护理措施不正确的是(　　)。

　　A. 牵引总重量为 4 kg

　　B. 取仰卧位,垫高双下肢,使髋关节与膝关节分别屈曲 60°

　　C. 牵引可增大腰椎间隙,减轻对腰椎间盘的压力和对神经的压迫

　　D. 牵引带分别固定患者胸部及骨盆部对抗牵引

　　E. 有较严重的高血压、心脏病者和孕妇禁用

　　14. 某护士在急诊科工作 13 年,由于工作长期处于紧张状态,在患者行动不便时还协助搬运患者,劳动强度较大,经常感到身心疲惫。近期腰部不适加重,检查为腰椎间盘突出。导致其损伤的职业因素属于(　　)。

　　A. 化学性因素　　B. 生物性因素　　C. 放射性因素　　D. 机械性因素　　E. 心理因素

　　15. 患者,男,30 岁,司机,既往体健,2 个月前无明显诱因出现腰背部疼痛,休息时症状减轻,劳累时加重。3 天前腰部扭伤后疼痛加剧并向左下肢放射。检查:腰部外观正常,弯腰活动受限,第 4、5 腰椎棘突上和棘突间有压痛。初步诊断为腰椎间盘突出症,该患者还可能出现的典型体征是(　　)。

　　A. 托马斯试验阳性　　　　　　　　B. Burger 试验阳性　　　　　　　　C. 浮髌试验阳性

　　D. 拾物试验阳性　　　　　　　　　E. 直腿抬高试验阳性

　　16. 患者,20 岁,因踢球造成左胫骨骨折,行石膏固定复位。关于骨折后功能锻炼陈述不正确的是(　　)。

　　A. 锻炼应贯穿骨折愈合的全过程　　　　　　　B. 范围由小到大

　　C. 包括固定范围内肌肉的原位收缩

　　D. 包括被动运动和主动运动　　　　　　　　　E. 受伤肢体禁止活动

　　17. 患者,男,77 岁,不慎跌倒时以手掌撑地,造成 Colles 骨折。该患者在石膏绷带固定 1 h 后,出现手指疼痛、苍白、发凉,桡动脉搏动减弱。应警惕其发生了(　　)。

　　A. 肱动脉出血　　　　　　　　　　B. 桡神经损伤　　　　　　　　　　C. 尺神经损伤

　　D. 正中神经损伤　　　　　　　　　E. 骨筋膜室综合征

　　18. 患者,男,外伤致脊柱骨折,骨科治疗好转入康复科,以下康复护理措施正确的是(　　)。

　　A. 仰卧硬板床,骨折处垫软枕,使脊柱过伸

　　B. 躯干肌肌力训练时,避免脊柱前屈与旋转

　　C. 卧床期间翻身时,腰部保持伸展位

　　D. 及早加强脊柱活动度和腰背肌肌力的训练

　　E. 起床活动时,进行脊柱后伸、侧弯和旋转练习,避免脊柱前屈

　　19. 患者,男,40 岁,左股骨干骨折切开复位内固定术后 2 月余,在制订康复治疗计划时,肌力训练以下列哪个肌肉的锻炼最重要?(　　)

　　A. 股薄肌　　B. 缝匠肌　　C. 半膜肌　　D. 半腱肌　　E. 股四头肌

　　20. 王女士在回家路上看见一人躺在路上,询问得知,此人骨折。若此人为脊柱骨折,急救时应特别注意(　　)。

　　A. 仔细检查患者　　　　　　　　B. 及时给予止痛药物　　　　　　　　C. 立即送往医院

　　D. 搬运时勿使患者脊柱弯曲　　　E. 用硬板抬送

21. 患者,女,65岁,在腰硬联合麻醉下行双侧膝关节置换,术后第3天突感胸痛并伴咳嗽及呼吸困难,心率、血压下降,SPO$_2$从99%下降至75%。最可能的原因是（　　）。

　　A. 全脊麻　　　　　　　　　　B. 肺栓塞　　　　　　　　　　C. 肺水肿

　　D. 急性肺炎发作　　　　　　　E. 急性心肌梗死

22. 患者,女,65岁,因双膝关节疼痛10余年,加重2个月入院,入院经充分准备后行双膝关节置换术,下列关于术后体位摆放,不正确的是（　　）。

　　A. 患肢抬高至略高于右心房水平　　　　　B. 患膝需置于伸直位

　　C. 患膝需置于屈曲位　　　　　　　　　　D. 平卧位可以转换为侧卧位

　　E. 平卧位可以转换为坐位

23. 患者,男,58岁,双膝关节置换术后,下列关于术后指导步行训练,正确的是（　　）。

　　A. 鼓励患者长久站立、行走　　　B. 鼓励患者尽早远距离行走

　　C. 鼓励患者尽早增快步行频率　　D. 根据患者的身体反应和主观耐受程度而定

　　E. 根据患者的期望和满意度而定

24. 患者,男,58岁,行膝关节置换术后,使用CPM的开始时间是（　　）。

　　A. 术后第1～3天　　　　　　　B. 术后第3～5天　　　　　　C. 术后第5～7天

　　D. 术后1周后　　　　　　　　　E. 术后2周后

25. 患者,男,60岁,行人工膝关节置换术后,患者当日首选哪项运动?（　　）

　　A. 下肢关节主动屈伸运动　　　B. 下肢关节被动旋转运动　　C. 桥氏运动

　　D. 空踩自行车运动　　　　　　E. 持续性被动运动

26. 患者,男,42岁,膝上截肢后出现幻肢痛。针对其疼痛的干预措施不包括（　　）。

　　A. 心理支持　　　　　　　　　　B. 催眠术　　　　　　　　　　C. 针灸

　　D. 经皮神经电刺激　　　　　　　E. 长期使用毒麻药品

27. 患者,男,31岁,因车祸致右上肢碾压伤行右肘上截肢,术后早期康复中应注意预防以下哪种肩关节挛缩畸形?（　　）

　　A. 内收　　　　　B. 外展　　　　　C. 前屈　　　　　D. 后伸　　　　　E. 内旋

28. 患者,男,78岁,因糖尿病足行右小腿截肢后2天,在康复护理中,下列哪项是错误的?（　　）

　　A. 患肢抬高　　　　　　　　　　B. 股四头肌肌力训练　　　　　C. 弹力绷带包扎

　　D. 膝下垫枕　　　　　　　　　　E. 膝关节主动屈曲训练

29. 患者,青年男,因外伤致膝下截肢,半年后其膝关节挛缩是（　　）。

　　A. 不可避免　　　　　　　　　　B. 继发于腘绳肌与股四头肌的不平衡

　　C. 最常见于膝外展　　　　　　　D. 因不适当体位造成　　　E. 成人较儿童少见

30. 患者,女,35岁,因车祸后右小腿碾压行右膝下截肢术。佩戴假肢前期的康复护理中关于弹力绷带包扎的表述不正确的是（　　）。

　　A. 拆除缝合线后即用弹力绷带包扎　　　　B. 包扎时从远端向近端包扎

　　C. 远端松,近端紧　　　　　　　　　　　D. 保持每4h重新包扎1次

　　E. 夜间也不松掉绷带

参 考 文 献
CANKAOWENXIAN

[1] 柯洁.脑卒中康复护理评定表的设计与临床应用探析[J].实用临床护理学电子杂志,2017,2(26):33.

[2] 吴胜梅,张桂萍.神经外科开展康复护理知识培训的探讨[J].按摩与康复医学,2013,4(1):161-162.

[3] 何建华,夏翠云.康复护理学教学模式探讨[J].中国科技信息,2007(14):223-225.

[4] 樊慧雨,张钦廷,汤涛,等.道路交通事故中脑外伤所致人格改变与精神伤残评定[J].法医学杂志,2016,32(2):100-104.

[5] 鲍秀芹,王明弘.康复护理学[M].2版.北京:人民卫生出版社,2015.

[6] 陈建尔,甄德江.中国传统康复技术[M].北京:人民卫生出版社,2014.

[7] 纪树荣.运动疗法技术学[M].2版.北京:华夏出版社,2011.

[8] 史艳莉,徐国莲,徐玲琳.康复护理学[M].北京:教育科学出版社,2015.

[9] 王玉龙,张秀花.康复评定技术[M].2版.北京:人民卫生出版社,2014.

[10] 燕铁斌.康复护理学[M].3版.北京:人民卫生出版社,2012.

[11] 毕军,陈玉中,朱成,等.疼痛评定与测量方法的研究[J].中国医疗器械信息,2017,23(2):6-8.

[12] 刘娜.开胸术后患者疼痛自我评估与护理评估的差异比较[J].中西医结合护理(中英文),2016,2(11):72-73.

[13] 刘仁群,贺德华.面部表情评定法在患儿术后疼痛护理中的应用[J].循证护理,2017,3(2):171-172.

[14] 肖农,陈艳妮.重视我国早产儿及危重新生儿的发育行为及心理评定[J].中国实用儿科杂志,2017,32(11):807-812.

[15] 姜林芬,吴红梅,张晓燕,等.心理评估在临床护理中应用的调查分析[J].卫生职业教育,2017,35(10):130-131.

[16] 张来春.学生心理需要的评定与分析——基于一所寄宿制高中的调查分析[J].中小学心理健康教育,2016(15):34-36.

[17] 黄晓琳,燕铁斌.康复医学[M].5版.北京:人民卫生出版社,2013.

[18] 潘敏.康复护理学[M].2版.北京:人民卫生出版社,2011.

[19] 燕铁斌.物理治疗学[M].3版.北京:人民卫生出版社,2018.

[20] 倪朝民.神经康复学[M].3版.北京:人民卫生出版社,2018.

[21] 张绍岚,何小花.疾病康复[M].2版.北京:人民卫生出版社,2014.

[22] 卢红云,黄昭鸣.口部运动治疗学[M].上海:华东师范大学出版社,2010.

[23] 王左生,王丽梅.言语治疗技术[M].2版.北京:人民卫生出版社,2014.

［24］ 张济川.康复工程和辅助技术的发展历程、内涵和理论基础［J］.中国康复理论与实践,2011,17(6):581-582.

［25］ 朱图陵.康复工程与辅助技术的基本概念与展望［J］.中国康复理论与实践,2017,23(11):1330-1335.

［26］ 朱红华,温优良.康复心理学［M］.2版.上海:复旦大学出版社,2017.

［27］ 周郁秋,张渝成.康复心理学［M］.2版.北京:人民卫生出版社,2014.

［28］ 刘小芳.康复护理［M］.广州:广东科技出版社,2009.

［29］ 岳寿伟.肌肉骨骼康复学［M］.3版.北京:人民卫生出版社,2018.

［30］ 刘碧梅,邱玉霞,李丹丹.帕金森病的康复护理新进展［J］.饮食保健,2016,3(18):100-101.

［31］ 张文琴,陈赛莲,张丽香.老年帕金森病患者康复护理的效果分析［J］.蛇志,2017,29(2):200-201.

［32］ 金山虎,刘仁强,胡亚哲.功能锻炼对神经根型颈椎病康复的疗效分析［J］.临床医学研究与实践,2017,2(24):154-156.

［33］ 于岩,马光宇,齐宏革.运动疗法结合心理干预对颈型颈椎病康复疗效的研究［J］.中国医药指南,2017,15(21):162-163.

［34］ 刘丽华,殷琼,宋丽良,等.椎动脉型颈椎病的护理进展［J］.中国临床护理,2010,2(4):361-364.

［35］ 孙莹,花佳佳,施加加.作业活动训练对慢性肩周炎患者运动功能及日常活动能力恢复的影响［J］.中华物理医学与康复杂志.2019,41(2):135-138.

［36］ 李玉飞.综合理疗治疗肩周炎63例［J］.中国老年学杂志,2013,33(16):4043-4044.

［37］ 叶任高,陆再英.内科学［M］.6版.北京:人民卫生出版社,2004.

［38］ 陈锦绣,刘芳.康复护理技术全书［M］.北京:科学出版社,2019.

［39］ 纪树荣.康复医学［M］.2版.北京:高等教育出版社,2010.